● 闫 宁 张忠锋 著

中国蒜米

功能成分研究

中国农业科学技术出版社

图书在版编目（CIP）数据

中国菰米功能成分研究 / 闫宁，张忠锋著 . — 北京：中国农业科学技术出版社，2021.5

ISBN 978-7-5116-5213-3

Ⅰ.①中… Ⅱ.①闫… ②张… Ⅲ.①谷物－营养成分－研究－中国 Ⅳ.① R151.3

中国版本图书馆 CIP 数据核字（2021）第 041496 号

责任编辑　周　朋
责任校对　李向荣
责任印制　姜义伟　王思文

出 版 者　中国农业科学技术出版社
　　　　　北京市中关村南大街 12 号　邮编：100081
电　　话　（010）82106643（编辑室）（010）82109704（发行部）
　　　　　（010）82109702（读者服务部）
传　　真　（010）82106631
网　　址　http://www.castp.cn
经 销 者　各地新华书店
印 刷 者　北京建宏印刷有限公司
开　　本　185 毫米 ×260 毫米　1 /16
印　　张　17.5
字　　数　393 千字
版　　次　2021 年 5 月第 1 版　2021 年 5 月第 1 次印刷
定　　价　298.00 元

《中国菰米功能成分研究》
著者名单

主　著　闫　宁　　　张忠锋

副主著　于秀婷　　　刘新民　　　杜咏梅　　　袁晓龙　　　褚　程
　　　　　　楚美俊

著　者　（按姓氏笔画排序）

丁安明	于秀婷	付秋臻	申国明	田　田
刘艳华	刘新民	祁倩倩	任　杰	许立峰
许发辉	闫　宁	杜咏梅	孟　霖	杨　婷
张　宇	张　鹏	张广雨	张怀宝	张忠锋
张洪博	罗自生	尚宪超	邹　平	侯小东
荆常亮	高　林	高丽伟	徐方正	徐建华
徐宗昌	袁　源	袁晓龙	绪　扩	褚　程
曾　佳	楚美俊	窦玉青	谭家能	薄国栋

序

中国菰属于禾本科稻族菰亚族菰属，其颖果即为中国菰米，在我国古代是重要的"六谷"（稻、黍、稷、粱、麦、菰）之一。中国菰米属于全谷物，不仅含有丰富的蛋白质、氨基酸、维生素和矿物质等营养成分，而且含有大量的抗性淀粉、膳食纤维、植物甾醇、花青素和原花青素等生物活性物质。明代李时珍《本草纲目》记载，中国菰米可作为中药用于治疗消渴症和胃肠疾病。对中国菰米功能成分的系统研究，不仅有助于阐明中国菰米保健作用的物质基础，而且有助于促进中国菰米的深度开发利用和产业化进程。

除了营养价值高以外，作为水稻近缘属的一个禾本科作物物种，中国菰还具有水稻所缺乏的很多优良性状，如高蛋白、高赖氨酸、高生物量、耐深水、耐低温、耐稻瘟病、抗纹枯病和灌浆速度异常快等，为克服水稻育种遗传资源狭窄瓶颈提供了重要的优异性状基因供体材料。因此，对于如何将中国菰的这些优良性状应用到水稻育种工作中，许多学者已做了较多的探索研究。自20世纪60年代起，为了选育适宜低洼地区种植的耐涝性强的优良水稻品种，便有学者尝试进行中国菰与水稻的有性杂交。但由于中国菰与水稻存在生殖隔离，有性杂交不亲和，这些努力未能取得理想结果。1976年，吉林省通化地区农业科学研究所朴亨茂研究员采用一种被称为"非精卵结合"的远缘杂交技术将中国菰的基因导入到水稻品种"松前"中，得到了性状变异丰富的后代材料；随即对后代材料进行鉴定，选择性状互补材料进行杂交，经过多代选择鉴定，培育出优质、多抗、高产的大穗水稻品种，在吉林省得到大面积推广。随后，东北师范大学刘宝教授实验室对上述中国菰DNA导入水稻的机制和诱发变异的机理做了一系列的研究，从分子水平上证实了这些水稻材料中含有极少量的中国菰物种专属DNA序列，而且推测这些外源DNA片段导入水稻基因组导致的广泛的胞嘧啶甲基化变异、转座子激活，以及由此导致的序列变异可能是渐渗杂交系中一些性状变异的主要原因。

近年来，中国农业科学院烟草研究所（暨青岛特种作物研究中心）烟草功能成分与综合利用创新团队分别调研了江苏淮安、湖北荆州、安徽宣城、江西南昌和黑龙江牡丹江等地中国菰的生长环境、分布区域、生物学特性、繁殖方法和食用历史；进行了中国菰米抗氧化酚类化合物的富集纯化、结构鉴定、含量测定及其绿色提取技术研究，发现中国菰米具有抗氧化、降糖和降脂活性；阐明了中国菰米和北美菰米次生代谢产物组成类型与含量，以及中国菰米酚类化合物含量及其活性高于稻米的机制，揭示了中国菰米发芽过程中的生物活性物质变化规律与机制；通过饲喂试验发现中国菰米具有调节高脂膳食小鼠肠道菌群，以及改善其脂肪肝变性、炎症反应和胰岛素抵抗等方面的保健作用。

《中国菰米功能成分研究》是一部系统阐述中国菰米功能成分研究进展的专著。该书系统总结了菰属植物的营养成分、植物化学物质、抗氧化活性和保健作用，具体研究内容涉及中国菰米中的抗氧化酚类化合物、原花青素类化合物及酚类化合物绿色提取技术；中国菰米与北美菰米的次级代谢组比较，以及稻米和中国菰米酚类化合物含量与抗氧化活性比较；中国菰米发芽过程中生物活性物质与抗氧化活性变化规律；中国菰米发芽过程中生物活性物质积累机制的蛋白质组和代谢组学；中国菰米调节肠道菌群和预防代谢性脂肪肝的作用。许多文献均是出自烟草功能成分与综合利用创新团队，是他们长期潜心研究成果的集中体现。全书既注重知识的系统性，又侧重特征性代谢产物；既强调新的技术和方法，又兼顾与产业的结合；既突出理论的严谨性，又力求理论与实践相结合，是一部不可多得的基础研究力作。本书对作物科学、食品科学、植物次生代谢和天然产物化学等领域的研究人员和广大师生具有重要的参考价值。

中国科学院院士

中国水稻研究所研究员

2021 年 1 月 28 日

前 言
PREFACE

近年来，中国农业科学院烟草研究所（暨青岛特种作物研究中心）以服务农业供给侧结构性改革和乡村振兴战略实施为主线，以解决烟草和特种作物产业发展中的关键问题为引领，认真凝练研究方向，做大做强优势学科，挖掘拓展新兴学科；以推进实施科技创新工程实施为抓手，以"一主体两拓展"发展定位为导向，做精做强烟草主业，稳步向农业关键共性技术和功能农业领域拓展，在实践中落实好"四个面向"重要指示精神。

中国菰属于禾本科稻族菰亚族菰属，是与水稻属亲缘关系除假稻属外最近的一个重要作物。中国菰的颖果即为中国菰米，它在我国作为粮食食用已经有3 000多年的历史，在古代是供帝王食用的重要的"六谷"（稻、黍、稷、粱、麦、菰）之一。中国菰资源极其丰富，除西藏外，全国各地的湖泊、沟塘、河溪和湿地均有生长，尤其以长江中下游和淮河流域的一些水面最为常见。为挖掘、保护和利用丰富的中国菰资源，烟草功能成分与综合利用创新团队分别调研了江苏淮安、湖北荆州、安徽宣城、江西南昌和黑龙江牡丹江等地中国菰的生长环境、分布区域、生物学特性、繁殖方法和食用历史，并在淮安、荆州和宣城开展了中国菰的驯化育种和人工栽培研究。

中国菰米属于全谷物，具有很高的营养价值，不仅含有丰富的蛋白质、氨基酸、维生素和矿物质等营养成分，而且含有大量的抗性淀粉、膳食纤维、植物甾醇、花青素和原花青素等生物活性物质。使用中国菰米蒸出的米饭软糯香甜、营养丰富，又被称为"谷物中的鱼子酱"。唐代以后，中国菰米逐渐作为中药利用，明代李时珍《本草纲目》等著作有将其用于治疗消渴症和胃肠疾病的记载，现今其已经很少被人作为粮食食用。已有的食品学研究证实中国菰米中的砷、镉、铅等含量很低，动物实验和人群调查证明其食用安全。"十三五"

期间，烟草功能成分与综合利用创新团队进行了中国菰米抗氧化酚类化合物的富集纯化、结构鉴定、含量测定及绿色提取技术研究，发现中国菰米具有抗氧化和降糖、降脂活性；阐明了中国菰米和北美菰米次生代谢产物组成类型与含量，以及中国菰米酚类化合物含量及活性高于稻米的机制，揭示了中国菰米发芽过程中的生物活性物质变化的规律与机制；通过饲喂试验发现，中国菰米具有调节高脂膳食小鼠肠道菌群，以及改善其脂肪肝变性、炎症反应和胰岛素抵抗等方面的保健作用。

《中国菰米功能成分研究》即为烟草功能成分与综合利用创新团队"十三五"期间中国菰米主要研究成果的阶段性总结。全书分为 10 章，前言主要由闫宁和张忠锋著写，第 1 章主要由于秀婷、楚美俊和闫宁著写，第 2 章主要由楚美俊、闫宁、杜咏梅、刘新民和张忠锋著写，第 3 章主要由楚美俊、闫宁、杜咏梅、刘新民和张忠锋著写，第 4 章主要由曾佳、闫宁、谭家能和张怀宝著写，第 5 章主要由闫宁、楚美俊、于秀婷和张忠锋著写，第 6 章由于秀婷、杨婷、祁倩倩和闫宁著写，第 7 章主要由褚程、闫宁和张忠锋著写，第 8 章主要由褚程、闫宁和张忠锋著写，第 9 章主要由褚程、闫宁和张忠锋著写，第 10 章主要由袁晓龙、闫宁和侯小东著写。全书由闫宁和张忠锋主著，于秀婷、刘新民、杜咏梅、袁晓龙、褚程和楚美俊副主著。其他参著人员各有贡献，在此不一一列举。

本书在写作过程中，得到了中国农业科学院科技创新工程、中央级公益性科研院所基本科研业务费专项和烟草研究所青年科学基金项目等的大力支持，在此一并深表感谢！

由于著者水平有限，不足之处在所难免，望广大读者批评、指正。

著　者

2021 年 1 月 8 日

目 录
CONTENTS

7 中国菰米发芽过程中生物活性物质与抗氧化活性变化规律 ……… 175

1

菰属植物的营养成分、植物化学物质、抗氧化活性和保健作用

菰（*Zizania* spp.）是北美和东亚地区重要的水生谷类作物，目前其抗氧化活性和保健作用已受到世界各国消费者和研究人员的关注。菰米富含蛋白质、矿物质和维生素等营养物质及植物甾醇、γ-谷维素、γ-氨基丁酸（γ-aminobutyric，GABA）、酚酸和类黄酮等植物化学物质，且脂肪含量较低，在功能性食品开发方面具有较大潜力。菰属植物中的酚酸、类黄酮和其他植物化学物质具有显著的抗氧化特性，已有证据证明这些特性与预防慢性疾病相关。菰属植物保健作用主要包括减轻胰岛素抵抗、降低脂毒性、预防动脉粥样硬化、抗炎、抗过敏、抗高血压和免疫调节作用等。本章介绍菰米化学成分及功能的相关研究概况，内容主要集中在菰属植物概况及其营养成分、植物化学物质、抗氧化活性和保健作用等方面。

1.1 菰属植物概况

菰属（*Zizania* spp.）植物属禾本科（Gramineae），稻族（Oryzeae Dumort），菰亚族（Zizaniinae Benth），包括 4 个种，即东亚的中国菰（*Zizania latifolia*）以及北美的水生菰（*Zizania aquatica*）、沼生菰（*Zizania palustris*）和得克萨斯菰（*Zizania texana*）。菰属植物收获后经人工或机械方法去壳得到的颖果，称为菰米（wild rice）。常见的北美菰米和中国菰米分别产自一年生的沼生菰和多年生的中国菰。生物地理学分析表明，菰通过白令陆桥从北美扩散到了东亚。与北美菰相比，中国菰遗传多样性相对较低，这可能是由于中国菰种群内的基因漂变、自交和种群间基因流动受限导致的。为了保护中国菰的遗传资源，Chen 等（2017）提出要重视有关中国菰野生种群的保护。

中国菰起源于中国，分布于日本、韩国、印度和东南亚中南半岛国家。除新疆和西藏之外，中国各地尤其是长江流域的河流、湖泊、沟渠、池塘、稻田周围中都有中国菰的分布。研究表明，来自长江中下游的野生中国菰是一种良好的禾谷类作物驯化候选品种。中

国菰米作为一种有着悠久历史的特色作物，在《周礼》中就有记载，是我国古代的"六谷"[稻、黍、稷、粱、麦、苽（菰）]之一。唐代之后，随着人口数量的大幅度增长、围湖造田等各种农事活动增多，以及水稻种植技术的推广，再加上菰米采收和脱壳较为困难，菰米渐渐淡出人们的视线。随后，菰米逐渐作为中药材使用，明代李时珍《本草纲目》等著作有将菰米用于治疗消渴症（糖尿病）和胃肠疾病的记载。当菰植株受到菰白黑粉菌（Ustilago esculenta）的侵染时，其茎基部不断膨大，逐渐被驯化成为我国第二大水生蔬菜茭白。目前，收获水生蔬菜茭白是我国菰资源利用的主要形式，而原产于我国的中国菰米已鲜为人知。作为采集菰米食用的中国菰种群主要分布在野外，而作为采集膨大肉质茎食用的水生蔬菜茭白则主要是由人工栽培。目前，中国菰的生物活性和保健作用已被中国和韩国等东亚科学家广泛关注。

水生菰又称南方菰米，主要生长于美国东部和南部的圣劳伦斯河沿岸。它有两个变种，Z. aquatica var. aquatica 和 Z. aquatica var. brevis，前者比后者的分布更广泛。沼生菰也叫北方菰米，有两个变种 Z. palustris var. interior (Fassett) Dore 和 Z. palustris var. palustris。沼生菰广泛分布于美国和加拿大五大湖地区的浅水湖泊和河流，其籽粒大且产量高，已在北美地区作为传统食品数百年，目前主要在明尼苏达州和加利福尼亚州种植。得克萨斯菰主要生长于美国得克萨斯州的圣马可斯河，目前已被美国联邦政府列为濒危物种。在早期，北美菰米只是被原土著居民印第安人当作主食食用，20 世纪 60 年代后，美国开始对菰米进行品种改良和商业化；70 年代，随着明尼苏达州的菰米新品种的开发，菰米产量迅速提高；80 年代，加拿大萨斯喀彻温省开始菰米产业化，目前已经形成了成熟、特色的北美菰产业。2006 年，美国食品药品监督管理局（Food and Drug Administration，FDA）认定菰米为全谷物，由于其较高的营养价值以及独特的风味，菰米开始广泛出现在餐桌、商店里，受到越来越多人的欢迎。目前，沼生菰不落粒品种的培育使其实现了人工栽培，而一年生水生菰和多年生得克萨斯菰主要生长于野外。同时，北美菰米的抗氧化活性和预防动脉粥样硬化的作用已得到广泛报道。

菰米的抗氧化活性和保健作用已经引起了世界各国消费者和研究人员的关注，Surendiran 等（2014）对菰米的营养成分和保健效果进行了综述，但是并没有系统地总结菰米所含的植物化学物质及其抗氧化活性。此外，2014—2021 年，还陆续有关于菰米化学物质、抗氧化活性和保健作用的一系列研究。因此，本章节分析讨论了已有研究中有关菰属植物的营养成分、植物化学物质以及其抗氧化活性和保健作用的内容，以期为菰米作为功能性食品和医药资源的研究和开发提供参考。

1.2 菰属植物的营养成分

菰属植物营养成分的研究主要集中在其种子即菰米当中，涉及碳水化合物、蛋白质、脂质、维生素和矿物质（图1-1）。与北美菰米相比，中国菰米的长度和直径更小。与大米相比，菰米是一种高蛋白、低脂的健康食品。由于是菰米是一种无麸质食物，所以研究人员对菰米可用于食品强化等的潜在利用价值有很大兴趣，如将其制成热水冲泡即食的菰米片。

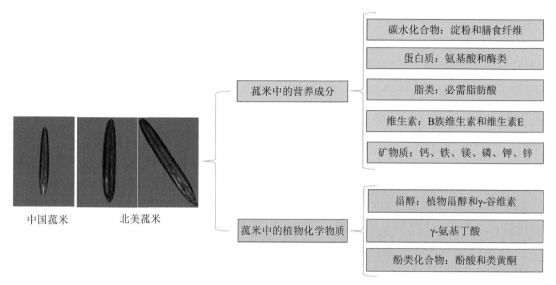

图1-1 菰米的营养成分和植物化学成分

1.2.1 碳水化合物

碳水化合物是菰米的主要储能物质，约占菰米宏量营养素的71%～84%。菰米中淀粉含量占全部宏量营养素的60%～65%，其快速消化淀粉含量高于大米，且淀粉的溶解度和膨胀力也高于大米中的淀粉。菰米淀粉支链结构丰富，β-淀粉酶酶解极限要低于大米。食物血糖生成指数（GI）是根据食物对人体血糖水平升高的影响大小来对食物中的碳水化合物进行分级的指标。血糖生成指数越低，食物摄入后体内的血糖水平升高越慢。低GI食品是指GI值小于55的食品，而高GI食品是指GI值大于70的食品。菰米的GI值为53.27，低于馒头（88.10）、小麦面（81.60）和玉米面（68.00），因此菰米是一种低GI食物，这可能是由于它富含蛋白质和膳食纤维。食用低GI值食物，葡萄糖进入血液的速度慢，血糖水平只小幅上升和缓慢下降，从而可防止餐后高血糖。

膳食纤维指不能被人体小肠消化吸收，但能在人体大肠内全部或部分发酵的食用植物源纤维素、半纤维素、木质素、多糖等，可分为可溶性膳食纤维和不可溶性膳食纤维。膳食纤维有很多生理功能，如防止肥胖、缓解便秘，因此被广泛地应用于食品行业。菰米富含膳食纤维，中国菰米总膳食纤维含量为5.2%，其中有0.8%的可溶性膳食纤维和3.3%的不可溶性膳食纤维。

1.2.2 蛋白质

菰米富含蛋白质和必需氨基酸。翟成凯等（2000）对中国菰米的氨基酸含量进行了分析测定，结果表明：以100g菰米计，其含有丙氨酸0.69g、精氨酸1.13g、天门冬氨酸1.19g、胱氨酸0.37g、谷氨酸2.40g、甘氨酸0.59g、组氨酸0.38g、异亮氨酸0.50g、亮氨酸0.95g、赖氨酸0.62g、甲硫氨酸0.28g、苯丙氨酸0.65g、脯氨酸0.38g、丝氨酸0.66g、苏氨酸0.44g、色氨酸0.21g、酪氨酸0.44g、缬氨酸0.70g，菰米中8种必需氨基酸齐全，且含量较高，特别是甲硫氨酸、胱氨酸和赖氨酸的含量远远超过大米和小麦粉。Zhai等（2001）对2份北美菰米和5份中国菰米蛋白质含量评估的结果显示，菰米蛋白质含量为12.00～15.15g/100g，是大米的2倍。Chu等（2019a）利用同位素标记相对和绝对定量分析发现，中国菰米发芽过程中存在7 031种蛋白质，在本项研究之前，菰米中只鉴定出了多酚氧化酶、脱水素、谷蛋白等少量蛋白质。

蛋白质功效比值（protein efficiency ratio，PER）是指动物在特定实验期内每摄入1g蛋白质所增加的体重克数，用于评价蛋白质的营养价值。中国菰米的蛋白质功效比值为2.75，显著高于小麦（0.9）、黑麦（1.3）、玉米（1.4）和大麦（1.6）。Wang等（1978）在文献中指出北美菰米的蛋白质功效比值为1.75，远低于中国菰米的2.75。与大麦、玉米和大米相比，菰米样品中含有更多的必需氨基酸，且氨基酸组成更合理。菰米第一限制氨基酸和第二限制氨基酸分别是苏氨酸和赖氨酸，而烘干后第一限制性氨基酸和第二限制性氨基酸分别是赖氨酸和苏氨酸，这是因为烘烤过程中美拉德反应产物的生成导致赖氨酸含量减少。发芽的中国菰米中检测到的必需氨基酸包括亮氨酸、异亮氨酸、赖氨酸、甲硫氨酸、苯丙氨酸、苏氨酸和缬氨酸；其他游离氨基酸（free amino acids，FAAs）为精氨酸、丙氨酸、天冬氨酸、半胱氨酸、甘氨酸、谷氨酸、组氨酸、丝氨酸、脯氨酸和酪氨酸。在中国菰米的发芽过程中，这些氨基酸逐渐积累，发芽120h的中国菰米中亮氨酸、丙氨酸、缬氨酸和精氨酸水平分别为2 101.20μg/g、2 127.57μg/g、2 227.74μg/g和2 899.51μg/g。

1.2.3 脂类

菰米是一种低脂食品，脂肪含量在0.7%～1.1%，显著低于糙米的2.7%。Zhai等（2001）的研究也表明，北美菰米和中国菰米的脂肪含量分别为0.83%和1.07%。传统的白米或糙米的脂肪含量（2.6%～2.8%）是菰米的3倍，但是菰米必需脂肪酸含量（55.6%～66.5%）显著高于糙米（36.9%～39.1%）。菰米所含的主要脂肪酸是亚油酸（35%～37%）、亚麻酸（20%～31%）、棕榈酸（14.1%～18.4%）、硬脂酸（1.1%～1.3%）和油酸（12.8%～16.2%）。北美菰米中ω-3脂肪酸含量是糙米的18倍，ω-3脂肪酸具有良好的保健作用，如降低心血管疾病风险、抗炎和增强认知机能。北美菰米中的ω-6脂肪酸与ω-3脂肪酸比值为1.1～1.8，显著低于普通稻米的20.2～22.4，这对预防心血管疾病、癌症、自身免疫疾病和炎症性疾病有益。

1.2.4 维生素

1.2.4.1 B族维生素

B族维生素是维持体内正常代谢不可或缺的化合物，在谷物和豆制品中含量较为丰富。菰米和其加工食品菰米片富含水溶性维生素，如硫胺素和核黄素（表1–1）。大米的B族维生素和其他生物活性物质含量在碾米过程中都会降低，而菰米是不经过碾磨完整食用的，因此北美菰米的硫胺素含量（0.36～0.50mg/100g）和中国菰米的硫胺素含量（0.52～0.63mg/100g）显著高于白米（0.12mg/100g）。同样，北美菰米的核黄素含量（0.20mg/100g）和中国菰米的核黄素含量（0.07～0.15mg/100g）也显著高于白米（0.05mg/100g）。Sumczynski等（2018）的研究指出菰米片中硫胺素、核黄素、烟酸、泛酸、吡哆醇和叶酸的含量分别为0.20～0.34mg/100g、0.12～0.20mg/100g、3.41～3.98mg/100g、2.06～2.79mg/100g、0.61～2.21mg/100g和0.09～0.17mg/100g。因此，菰米片可作为叶酸、烟酸、吡哆醇、泛酸和硫胺素等维生素的重要膳食摄入来源。

1.2.4.2 维生素E

维生素E是一种脂溶性维生素，是菰米中的主要抗氧化物质之一。维生素E包括生育酚和生育三烯酚，即α-、β-、γ-和δ-生育酚以及α-、β-、γ-和δ-生育三烯酚。北美菰米的维生素E含量（0.2mg/100g）和中国菰米的维生素E含量（0.48mg/100g）显著高于精米（0.1mg/100g），这与白米碾米过程中维生素E损失有关。据报道，加拿大安大略省西北部菰米所含的生育酚含量（3 682mg/kg脂类）和生育三烯酚含量（9 378mg/kg脂类）最高，艾伯塔阿萨巴斯卡河流域菰米含量（251mg/kg脂类）和普通长粒糙米含量（224mg/kg脂类）最低，中粒稻米的总生育三烯酚和生育酚含量分别为4 478mg/kg脂类和2 565mg/kg脂类。α-生育酚作为维生素E中生物活性最高的成分，是菰米中主要的维生素E种类。最近Sumczynski等（2018）的研究指出，菰米片中的α-生育酚含量为0.20～0.73mg/100g。

1.2.5 矿物质

菰米含有多种矿物质，如钙（21.96～24.22mg/100g）、铁（1.53～3.17mg/100g）、镁（106.41～120.91mg/100g）、磷（236.61～384.73mg/100g）、钾（145.59～244.91mg/100g）和锌（1.25～2.83mg/100g），多种矿物质含量均高于白米（表1–1）。Sumczynski等（2018）发现菰米片的钙、铁、镁、磷、钾和锌含量分别为16.8～29.0mg/100g、3.34～5.85mg/100g、62.2～333.3mg/100g、233～445mg/100g、99.3～115.8mg/100g和1.81～4.67mg/100g。此外，菰米片对满足铬、铜、铁、镁、锰、钼、磷和锌的基本膳食摄入量也有重要贡献。菰米片的铝、镉、汞和锡含量低于这些重金属有毒饮食摄入量的33%；这些水平符合联合国粮农组织和世界卫生组织规定的成年人有毒食物摄入量值限制，但是菰米片中汞的浓度

（3.67～12.20μg/100g）超过了欧盟谷物中的平均汞值（0.27～1.90μg/100g），这在今后的菰米片功能食品开发中值得关注。

表1-1 菰米、菰米片与白米维生素、矿物质含量 单位：mg/100g

	成分	中国菰米	北美菰米	菰米片	白米
维生素	硫胺素	0.52～0.63	0.36～0.50	0.20～0.34	0.12
	核黄素	0.07～0.15	0.20	0.12～0.20	0.05
	烟酸	—	—	3.41～3.98	
	泛酸	—	—	2.06～2.79	—
	吡哆醇	—	—	0.61～2.21	—
	叶酸	—	—	0.09～0.17	
	α-生育酚	—	—	0.20～0.73	—
矿物质	钙	23.26～24.22	21.96～22.81	16.8～29.0	19.25
	铬	0.09～0.14	0.11～0.14	0.031～0.064	0.03
	钴	0.04～0.11	0.05	0.006～0.070	0.02
	铜	0.10～0.35	0.34～0.41	0.124～0.382	0.10
	铁	2.25～3.17	1.53～1.60	3.34～5.85	1.02
	锂	0.02～0.04	0.03～0.04	0.004～0.012	0.01
	镁	106.41～120.91	110.90～119.14	62.2～333.3	47.44
	锰	0.99～1.45	0.93～0.95	1.37～1.67	0.61
	镍	0.02～0.03	0.02～0.03	0.019～0.180	0.01
	磷	236.61～316.63	295.46～384.73	233～445	95.95
	钾	145.59～232.91	237.48～244.91	99.3～115.8	65.18
	钠	1.34～5.32	5.75～5.86	0.45～1.84	2.38
	锌	1.25～1.98	2.51～2.83	1.81～4.67	0.83

资料来源：Sumczynski et al., 2018；Zhai et al., 2001。

1.3 菰属植物的植物化学物质

植物化学物质是在蔬菜、水果和全谷物中发现的具有生物活性的植物源非营养化合物。近年来，人们越来越重视食品中植物化学物质的研究，特别是这些成分在开发功能食品以及预防慢性病等方面的应用。目前，对菰属植物的植物化学成分研究主要集中在其种子即菰米中，涉及固醇、γ-氨基丁酸和酚类化合物。

1.3.1 固醇

1.3.1.1 植物甾醇

植物甾醇是一种天然甾体化合物，广泛存在于植物的根、茎、叶、花、种子和果实中，是植物细胞膜的重要组成部分。植物甾醇不能由人或动物合成，主要从植物源性食品中获得。植物油中的植物甾醇含量最高，其次是豆类、坚果和谷类，蔬菜和水果中的含量最少。菰米脂类中的总植物甾醇含量在 70～145g/kg 脂类，明显高于糙米（27g/kg 脂类）。在菰米中已经鉴定出 11 种不同的植物甾醇，其中 β-谷甾醇（19%～33%）、菜油甾醇（14%～52%）、环阿屯醇（5%～12%）和 Δ^5-燕麦甾醇（5%～12%）是菰米中的主要植物甾醇，其他甾醇包括 24-亚甲基环阿屯醇、豆甾醇、赤桐甾醇、23-脱氢谷甾醇、禾本甾醇、枸橼固二烯醇和 Δ^7-燕麦甾醇等。

1.3.1.2　γ-谷维素

γ-谷维素是三萜醇和阿魏酸植物甾醇酯的混合物，具有多种保健作用，包括抗癌、抗高脂血症、抗炎和保护神经等。在常规水稻中，γ-谷维素单体组分含量及其组成受环境和遗传因素的影响。γ-谷维素也存在于黑麦粉和小麦粉及水稻的米糠和稻壳部分。米糠油含有丰富的 γ-谷维素，而菰米脂类物质中的 γ-谷维素含量为 459～730mg/kg，明显高于米糠油中的 359mg/kg。Aladedunye 等（2013）分析了商业化菰米样品中的 23 种 γ-谷维素衍生物：菜油甾醇反式阿魏酸酯、环阿屯醇反式阿魏酸酯、谷甾醇反式阿魏酸酯、24-亚甲基环阿屯醇反式阿魏酸酯是其中的主要成分，占总 γ-谷维素含量的 75%；而环阿屯醇阿魏酸酯是 γ-谷维素最丰富的形式，占菰米总 γ-谷维素含量的 48%。

1.3.2　γ-氨基丁酸

γ-氨基丁酸是一种非蛋白质氨基酸，是哺乳动物中枢神经系统中一种重要的神经递质抑制剂，在维持心理健康方面发挥着关键作用，在动物和人体实验中表现出显著降压作用。以含 γ-氨基丁酸的发酵乳饲喂自发性高血压和正常血压的 Wistar-Kyoto 大鼠，γ-氨基丁酸含量在 0.05～5.00μg/g 时，大鼠血压与 γ-氨基丁酸含量呈现剂量相关。许多食用种子发芽可导致 γ-氨基丁酸的积累，已有研究证明中国菰米从发芽 0 h（G0）到 120 h（G120）阶段，γ-氨基丁酸含量逐渐由 75.82μg/g 增加到 1 465.21μg/g，并在 G120 阶段达到最大值。以磷酸吡哆醛为辅酶的谷氨酸脱羧酶（glutamate decarboxylase，GAD）催化 L-谷氨酸生成 γ-氨基丁酸，谷氨酸的逐渐积累和谷氨酸脱羧酶的高表达最终导致了 γ-氨基丁酸在中国菰米发芽过程中的积累。

1.3.3　酚类化合物

酚类化合物包括酚酸和类黄酮，是全谷物中研究最多的植物化学物质。作为一种全谷物，菰米含有多种酚类化合物。北美菰米总酚含量（total phenolic content，TPC）以阿魏酸当量（ferulic acid equivalents，FAE）计算为 2 472～4 072mg FAE/kg，以没食子酸当量（gallic acid equivalents，GAE）计算为 419～588mg GAE/kg，明显高于水稻的 279mg FAE/kg 和 46mg GAE/kg。菰米乙醇和丙酮 / 水提取物中的游离酚含量分别在 30.56 和

310.97mg GAE/100g。α- 淀粉酶预处理菰米滤渣可以显著提高结合酚类的提取效率。加工过的速食菰米总酚含量为 2 076mg FAE/kg，显著低于未加工菰米的 2 472～4 072mg FAE/kg，即快速烹饪菰米会导致酚类化合物的损失。在发芽过程中，中国菰米总酚含量先下降后上升，其中对羟基苯甲醛（p-hydroxybenzaldehyde）、对香豆酸（p-coumaric acid）、对羟基苯甲酸（p-hydroxybenzoic acid）、香草醛（vanillin）、表没食子儿茶素（epigallocatechin）和阿魏酸（ferulic acid）的含量均显著增加。北美菰米和中国菰米差异代谢物代谢通路分析显示，苯丙烷生物合成途径明显富集，这是酚类化合物的重要生物合成途径。最近，Yu 等（2021）研究发现，中国菰米的总酚含量（TPC）、总黄酮含量（total flavonoid content，TFC）和总原花青素含量（total proanthocyanidins，TPAC）高于粳稻、籼稻以及红米；中国菰米和水稻之间差异的 78 个类黄酮化合物主要与花青素的生物合成有关。

1.3.3.1 酚酸

酚酸广泛存在于植物性食品中，根据其结构可分为羟基苯甲酸和羟基肉桂酸。目前，酚酸及其衍生物的种类鉴定主要在北美水生菰和中国菰两种菰米中进行（表 1–2）。菰属植物中鉴定出的主要的羟基苯甲酸、羟基肉桂酸以及其衍生物的化学结构分别如图 1–2A和图 1–2B 所示。酚酸的抗氧化活性和潜在的保健作用引起了研究人员的普遍关注。不同形态的籽粒中酚酸的含量差异较大，例如在水稻中，酚酸含量与籽粒颜色、粒径和百粒重有关。阿魏酸（241.58～355.41mg/kg）和芥子酸（sinapic acid）（55.13～96.94mg/kg）是菰米中主要的酚酸，主要以不溶形式存在，菰米中的其他酚酸包括对羟基苯甲醛、对香豆酸、对羟基苯甲酸、丁香酸（syringic acid）、香草酸（vanillic acid）和香草醛。在游离态酚酸中，阿魏酸、鞣花酸（ellagic acid）、芥子酸、丁香酸和香草酸是菰米抗氧化活性的主要贡献者；肉桂酸（cinnamic acid）、咖啡酸（caffeic acid）、邻香豆酸（o-coumaric acid）、对羟基苯甲酸、没食子酸（gallic acid）、原儿茶酸（protocatechuic acid）、丁香酸、芥子酸和香草酸是菰米结合态酚酸抗氧化活性的主要贡献者。Chu 等（2018）鉴定出了中国菰米中 12 种酚酸及其衍生物，其中阿魏酸（121.1～189.7μg/g）和没食子酸（64.6～167.1μg/g）是中国菰米中所含的主要酚酸。

除了与细胞壁直接结合外，酚酸还能以酚酸二聚体的形式与阿拉伯木聚糖链交联，以进一步巩固细胞壁的机械性能。谷物中发现的第一个酚酸脱氢二聚体是 5-5' 阿魏酸二聚体，它存在于小麦的戊聚糖中。菰米中不溶性膳食纤维的总脱氢双阿魏酸含量（2 840μg/g）低于水稻（4 042μg/g）和爆米花（12 596μg/g）中的含量。菰米不溶性膳食纤维中的 3 种主要酚酸是阿魏酸（3 942μg/g）、反式芥子酸（518μg/g）和反式对香豆酸（142μg/g），菰米中至少有 3 种芥子酸阿魏酸异二聚体和 2 种 8-8 偶联芥子酸脱氢二聚体是可溶性和不可溶性膳食纤维的皂化产物。菰米不溶性膳食纤维总脱氢双芥子酸含量（481μg/g）显著高于水稻（44μg/g）和小麦（33μg/g），不溶性膳食纤维中 8-8 偶联芥子酸脱氢二聚体含量分别是小麦和水稻的 3.82 倍和 2.86 倍。在菰米膳食纤维的碱性水解产物中，鉴定出了完全耦合的松柏醇和阿魏酸交叉耦合产物。在菰米结合酚酸中，双阿魏酸的化学结构包括8-8'、5-5'、8-O-4'、8-5'（苯并呋喃型）二聚体，以 8-O-4' 为主（高达 34mg/kg）；二聚芥子酸仅以 8-8' 偶联产物的形式出现，大多数为线性异构体（高达 19mg/kg）。此外，菰米中还鉴定出了阿魏酸三聚体（8-O-4/8-O-4- 三阿魏酸和 5-5/8-O-4- 三阿魏酸）。

1.3.3.2 类黄酮

类黄酮化合物是由两个芳香环和一个杂环 C3 结构（C6-C3-C6）组成的化合物。根据杂环结构的不同，可以分为黄烷 -3- 醇、黄酮醇、花青素、异黄酮、黄烷酮和黄酮。类黄酮化合物由于其抗癌、抗氧化、抗炎和抗诱变等作用，在将来有望成为各种化妆品、保健品和药物中的重要成分。稻米中的大多数活性化合物，尤其是酚类化合物，主要存在于米糠和胚芽中。此外，谷物颜色与类黄酮含量密切相关，有色谷物比无色谷物含有更多的酚类化合物。与无色米相比，红米中的特征性类黄酮化合物是原花青素（proanthocyanidins），黑米中的特征性类黄酮化合物包括花青素和原花青素。目前已经在水生菰的雄蕊小花和叶鞘中证实了矢车菊素 -3- 鼠李葡萄糖苷和矢车菊素 -3-O- 葡萄糖苷两种花青素的存在，但北美菰米萃取物的液相色谱检测中还未发现花青素相关峰。最近研究发现，中国菰米中的类黄酮化合物有 159 个，其中与稻米相比，中国菰米中上调和下调的类黄酮化合物分别有 72 个、6 个，72 个上调类黄酮化合物可能与中国菰米种子的棕黑色种皮有关。水生菰、沼生菰和中国菰 3 种菰属植物中已鉴定出的类黄酮化合物及其衍生物见表 1–2。

原花青素和黄酮苷是菰米中类黄酮化合物的主要类型。菰属植物中主要的原花青素的化学结构如图 1–3 所示。Chu 等（2018）发现类黄酮化合物经 D101 大孔树脂纯化后，可在 20%～30% 乙醇洗脱组分中大量富集，并从中鉴定出中了中国菰米所含的 22 种类黄酮化合物（包括 12 种原花青素、6 种黄酮苷和 4 种其他类黄酮化合物）。原花青素，也称为浓缩单宁，存在于许多水果（如葡萄）、蔬菜（如茄子）和谷物（如红米）中，在果皮和种子中的含量特别高。就化学结构而言，原花青素是黄烷 -3- 醇［儿茶素（catechin）、表儿茶素（epicatechin）、表没食子儿茶素等］聚合产生的酚类化合物。原花青素有 A 型和 B 型两种类型，B 型比 A 型更常见。原花青素亚基通过 C4-C6 或 C4-C8 黄烷共价键形成原花青素，A 型原花青素与 B 型原花青素具有相同的基本结构，但 A 型原花青素在 C2 和 C5 或 C2 和 C7 之间具有额外的醚键。Chu 等（2018）经正丁醇萃取、大孔树脂层析、葡聚糖凝胶树脂进一步分离得到了 6 个菰米原花青素（WRPs）组分（WRP-1～WRP-6），其含量超过（524.19±3.56）mg/g，这也是首次制备平均聚合度（mDP）在 2.66±0.04 到 10.30±0.46 之间的 WRP 组分；原花青素的聚合度与其生物活性密切相关。通过比较这些组分的生物活性时发现，组分 WRPs-1～WRPs-5 具有显著的 1,1- 二苯基 -2- 苦基肼（DPPH）自由基清除活性，而具有高聚合度的组分 WRPs-6 具有更好的 α- 葡萄糖苷酶和胰脂肪酶抑制作用。DPPH 自由基清除活性以 WRP-6（最高聚合度）最低，WRP-1（聚合度

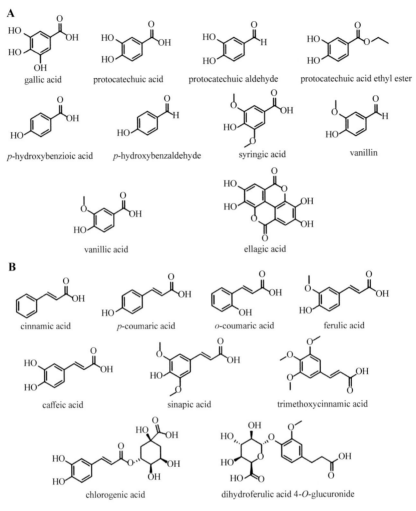

图 1-2 菰属植物中主要酚酸及其衍生物的化学结构

A. 羟基苯甲酸及其衍生物；B. 羟基肉桂酸及其衍生物

最低）次之，说明随着原花青素聚合度的增加，DPPH 自由基清除能力呈现先升高后降低的趋势。

天然类黄酮化合物通常与糖结合，以 *O*- 糖苷或 *C*- 糖苷的形式存在。黄酮苷类化合物对人类健康有益，广泛存在于植物中。菰属植物中主要黄酮苷类化合物化学结构如图 1-4 所示。Qiu 等（2009）指出北美菰米中，黄酮 *C*- 糖苷（6-*C*- 葡萄糖 -8-*C*- 阿拉伯糖芹菜素、6,8- 二 -*C*- 葡萄糖芹菜素和 6,8- 二 -*C*- 阿拉伯糖芹菜素）是重要的抗氧化剂。目前，已有 5 种麦黄酮 *O*- 糖苷从中国菰的叶和茎中被鉴定出来。最近，Chu 等（2018）从中国菰米的抗氧化部位中检测出了芦丁、圣草酚 -7-*O*- 葡萄糖苷和 6-*C*- 戊糖 -8-*C*- 己糖芹菜素成分。

表 1-2 菰属植物中的酚酸及其衍生物和类黄酮化合物

菰属植物	酚酸及其衍生物	类黄酮	参考文献
Z. aquatica	not identified	cyanidin 3-glucoside and cyanidin 3-rhamnoglucoside	Gutek et al., 1981
Z. aquatica	m-hydroxybenzaldehyde, vanillin, and syringaldehyde	not identified	Asamarai et al., 1996
Z. aquatica	8-5', 8-8', 5-5', 8-O-4'- and 4-O-5'-coupled dehydrodiferulic acids	not identified	Bunzel et al., 2001
Z. aquatica	trans-ferulic acid, trans-p-coumaric acid, trans-sinapic acid, cis-ferulic acid, cis-p-coumaric acid, p-hydroxybenzoic acid, p-hydroxybenzaldehyde, protocatechuic acid, protocatechuic aldehyde, vanillic acid, vanillin, syringic acid, {[5-O-(trans-feruloyl)][O-β-D-xylopyranosyl-(1→2)]-O-α-L-arabinofuranosyl-(1→3)}-O-β-D-xylopyranosyl-(1→4)-D-xylopyranose, O-β-D-xylopyranosyl-(1→4)-O-[5-O-(trans-feruloyl)-α-L-arabinofuranosyl-(1→3)]-O-β-D-xylopyranosyl-(1→4)-D-xylopyranose, d-xylopyranosyl-(1→2)-[5-O-(trans-feruloyl)-L-arabinofuranose 5-O-(trans-feruloyl)-L-arabinofuranose, and O-[5-O-(trans-feruloyl)-α-L-arabinofuranosyl]-(1→3)-O-β-D-xylopyranosyl-(1→4)-D-xylopyranose	not identified	Bunzel et al., 2002
Z. aquatica	cyclic form of 8-8-coupled dehydrodiferulic acid, cyclic form of 8-8-coupled dehydrodisinapic acid, cyclic form of 8-5-coupled dehydrodiferulic acid, noncyclic form of 8-8-coupled dehydrodiferulic acid, noncyclic form of 8-8/7-O-7-coupled dehydrodiferulic acid, noncyclic form of 8-5-coupled dehydrodiferulic acid, noncyclic form of 8-8-coupled dehydrodisinapic acid, 8-O-4-coupled dehydrodiferulic acid, 5-5-coupled dehydrodiferulic acid, and decarboxylated noncyclic form of 8-5-coupled dehydrodiferulic acid	not identified	Bunzel et al., 2003
Z. aquatica	threo- and erythro- stereoisomers of 4-O-β-coupled ferulate-coniferyl alcohol cross-products	not identified	Bunzel et al., 2004

（续表）

菰属植物	酚酸及其衍生物	类黄酮	参考文献
Z. aquatica	not identified	6-*C*-glucosyl-8-*C*-arabinosyl apigenin, 6,8-di-*C*-glucosyl apigenin, 6,8-di-*C*-arabinosyl apigenin, procyanidin dimer, procyanidin trimer, procyanidin tetramer, procyanidin pentamer, catechin, and epicatechin	Qiu et al., 2009
Z. aquatica	5-5/8-*O*-4- and 8-*O*-4/8-*O*-4-dehydrotriferulic acids	not identified	Dobberstein et al., 2010
Z. aquatica and *Z. palustris*	ferulic acid, sinapic acid, syringic acid, *p*-coumaric acid, *p*-hydroxybenzoic acid, *p*-hydroxybenzaldehyde, vanillic acid, vanillin, cyclic form of 8-8-coupled dehydrodisinapic acid, cyclic form of 8-5-coupled dehydrodiferulic acid, noncyclic form of 8-8-coupled dehydrodiferulic acid, noncyclic form of 8-8-coupled dehydrodisinapic acid, 8-*O*-4-coupled dehydrodiferulic acid, and 5-5-coupled dehydrodiferulic acid	not identified	Qiu et al., 2010
Z. latifolia	not identified	tricin-7-*O*-β-*D*-glucopyranose, tricin-4'-*O*-(*erythro*-β-guaiacylglyceryl)ether 7-*O*-β-*D*-glucopyranose, tricin-4'-*O*-(*threo*-β-guaiacylglyceryl)ether 7-*O*-β-*D*-glucopyranose, tricin-4'-*O*-(*erythro*-β-guaiacylglyceryl)ether 7''-*O*-β-*D*-glucopyranose, and tricin-4'-*O*-(*threo*-β-guaiacylglyceryl)ether 7''-*O*-β-*D*-glucopyranose	Lee et al., 2015a

（续表）

菰属植物	酚酸及其衍生物	类黄酮	参考文献
Z. latifolia	not identified	tricin, salcolin A, salcolin B, salcolin C, and salcolin D	Lee et al., 2015b
Z. aquatica	ferulic acid, caffeic acid, chlorogenic acid, cinnamic acid, ellagic acid, gallic acid, o-coumaric acid, p-coumaric acid, p-hydroxybenzoic acid, protocatechuic acid, protocatechuic acid ethyl ester, sinapic acid, syringic acid, and vanillic acid	catechin, epicatechin, epigallocatechin, rutin, quercetin, and kaempferol	Sumczynski et al., 2017
Z. latifolia	ferulic acid, o-coumaric acid, p-coumaric acid, gallic acid, p-hydroxybenzoic acid, p-hydroxybenzaldehyde, protocatechuic acid, protocatechuic acid ethyl ester, sinapic acid, syringic acid, vanillic acid, vanillin, dihydroferulic acid 4-O-glucuronide, and trimethoxycinnamic acid	procyanidin B1, procyanidin B2, procyanidin B3, epigallocatechin, catechin, epicatechin, A-type procyanidin dimer, A-type procyanidin trimer, A-type procyanidin tetramer, B-type procyanidin tetramer, procyanidin C1, rutin, eriodictyol 7-O-hexoside, 6-C-hexosyl-8-C-pentosyl apigenin, 6-C-pentosyl-8-C-hexosyl apigenin, 6,8-di-C-hexosyl apigenin, 6,8-di-C-pentosyl apigenin, quercetin, and tricin	Chu et al., 2018
Z. latifolia	ferulic acid, coumaric acid, p-hydroxybenzoic acid, p-protocatechuic acid, p-hydroxybenzaldehyde, sinapic acid, syringic acid, vanillic acid, and vanillin	catechin, procyanidin B1, and quercetin	Zeng et al., 2019
Z. latifolia	p-hydroxybenzoic acid, p-hydroxybenzaldehyde, vanillin, protocatechuic acid, p-coumaric acid, vanillic acid, protocatechuic acid ethyl ester, ferulic acid, syringic acid, and sinapic acid	catechin, epicatechin, epigallocatechin, quercetin, rutin, procyanidin B1, and procyanidin B2	Chu et al., 2020

注：not identified，未检测到。

在菰属植物中发现的其他类黄酮的化学结构如图 1-5 所示。其中，4 种麦黄酮衍生物（salcolins A、B、C 和 D）表现出明显高于麦黄酮的抗过敏和抗炎活性。最近，菰米中的结合酚和游离酚中还鉴定出了槲皮素和山奈酚。

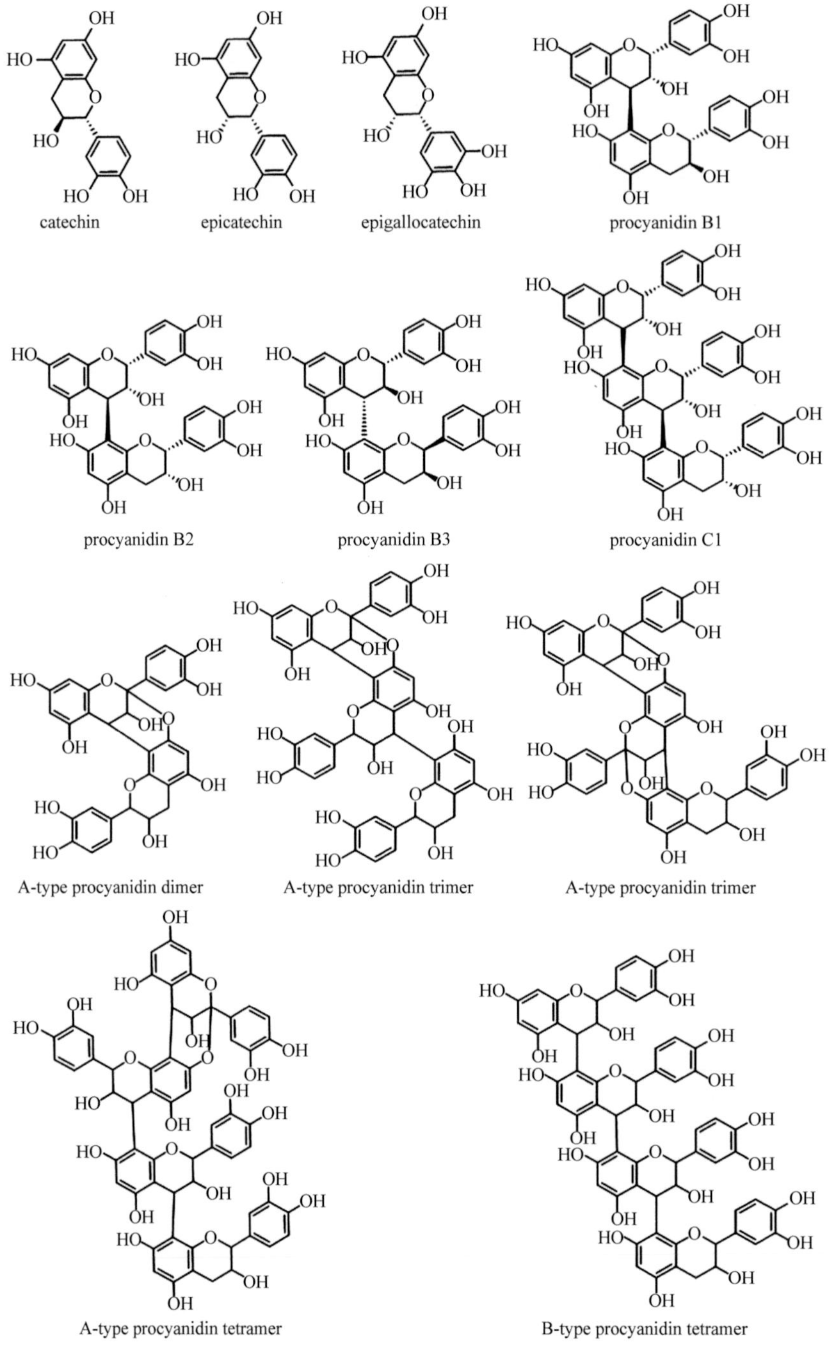

图 1-3　菰属植物中主要类黄酮化合物原花青素类的化学结构

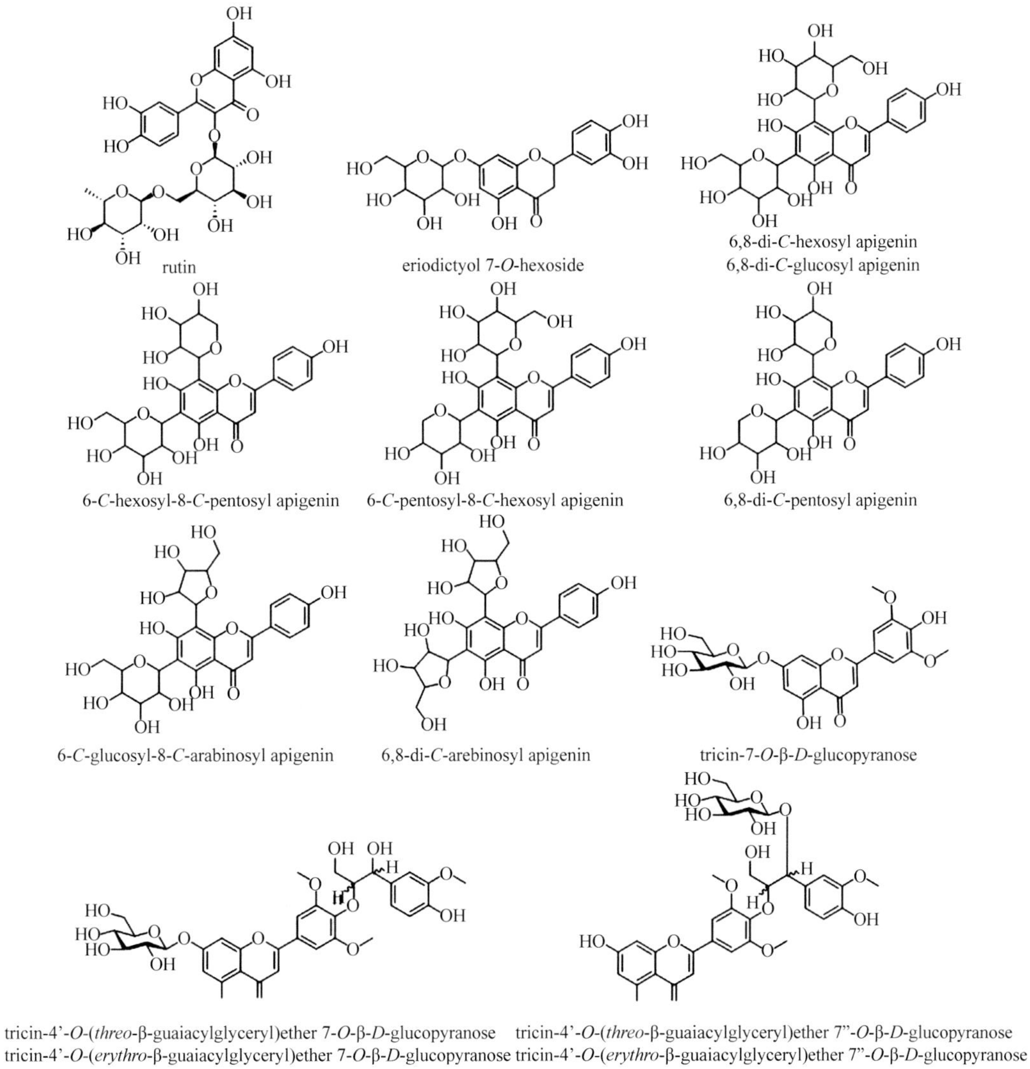

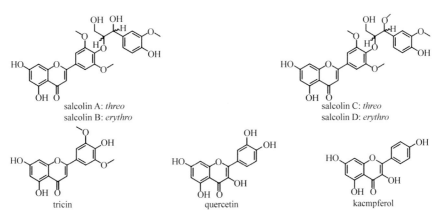

rutin

eriodictyol 7-O-hexoside

6,8-di-C-hexosyl apigenin
6,8-di-C-glucosyl apigenin

6-C-hexosyl-8-C-pentosyl apigenin

6-C-pentosyl-8-C-hexosyl apigenin

6,8-di-C-pentosyl apigenin

6-C-glucosyl-8-C-arabinosyl apigenin

6,8-di-C-arebinosyl apigenin

tricin-7-O-β-D-glucopyranose

tricin-4'-O-(threo-β-guaiacylglyceryl)ether 7-O-β-D-glucopyranose   tricin-4'-O-(threo-β-guaiacylglyceryl)ether 7"-O-β-D-glucopyranose
tricin-4'-O-(erythro-β-guaiacylglyceryl)ether 7-O-β-D-glucopyranose tricin-4'-O-(erythro-β-guaiacylglyceryl)ether 7"-O-β-D-glucopyranose

图 1-4　菰属植物中主要类黄酮化合物黄酮苷类的化学结构

salcolin A: threo
salcolin B: erythro

salcolin C: threo
salcolin D: erythro

tricin

quercetin

kacmpferol

图 1-5　菰属植物中其他类黄酮化合物的化学结构

1.4 菰属植物的抗氧化活性

菰属植物所具有的体内外抗氧化活性见表1-3。菰属植物的体外抗氧化活性主要与菰米中的酚类化合物和中国菰膨大肉质茎（茭白）中的多糖有关。菰米体内抗氧化活性已在高胆固醇和高脂肪饮食的大鼠体内得到证实。全谷物是抗氧化剂的重要来源，菰米的抗氧化活性与慢性病的预防有密切关系。

表1-3 菰属植物抗氧化活性及保健作用的研究

研究设计	有益效果	结论	参考文献
体外，菰米/牛肉混合物	抗氧化	菰米延缓绞碎牛肉的酸败	Minerich et al., 1991
体外，菰米/猪油或牛肉	抗氧化	菰米甲醇和乙醇提取物具有较高的抗氧化活性	Wu et al., 1994
体外，菰米果皮提取物/绞牛肉	抗氧化	菰米提取物具有显著的抗氧化活性	Asamarai et al., 1996
体外，中国菰甲醇提取物	抗过敏	中国菰甲醇提取物可能有助于预防 I 型过敏反应	Lee et al., 2009
体外，菰米提取物	抗氧化	菰米中的抗氧化剂被鉴定为黄烷 -3-醇和黄酮苷类	Qiu et al., 2009
体内，中国菰米，大鼠	改善血脂水平和抗氧化状态	中国菰米膳食对大鼠高脂血症和氧化应激有抑制作用	Zhang et al., 2009
体外，菰米提取物	抗氧化	阿魏酸和芥子酸是菰米中的主要酚酸	Qiu et al., 2010
体内，中国菰米，大鼠	有抗脂毒性和肥胖的潜力	菰米具有预防高脂膳食诱导大鼠肝脏脂毒性和肥胖的潜力	Han et al., 2012
体外，中国菰茎叶提取物	抗氧化	中国菰茎叶提取物具有显著的抗氧化活性	Qian et al., 2012
体内，中国菰米，大鼠	改善胰岛素抵抗	即使在高胆固醇和高脂肪饮食条件下，中国菰米也能有效改善大鼠胰岛素抵抗和糖代谢异常	Han et al., 2013
体内，菰米，LDL-r-KO 小鼠	预防动脉粥样硬化	菰米的降胆固醇作用可能是预防 LDL-r-KO 小鼠动脉粥样硬化的主要因素	Surendiran et al., 2013

（续表）

研究设计	有益效果	结论	参考文献
体内，中国菰膨大茎（茭白）粉末，自发性高血压大鼠	抗高血压	中国菰膨大茎（茭白）粉末对自发性高血压大鼠有降压作用	Deng et al., 2014
体外，来自中国菰地上部分的麦黄酮衍生物	抗炎和抗过敏	中国菰中的麦黄酮衍生物具有抗过敏和抗炎作用	Lee et al., 2015b
体内，菰米和植物固醇的混合物，LDL-r-KO 小鼠	预防动脉粥样硬化	含植物甾醇和菰米的饮食减少 LDL-r-KO 小鼠心血管危险因素	Moghadasian et al., 2016
体内，菰米，大鼠	抑制血脂、氧化应激和炎性因子	中国和北美菰米对抑制大鼠氧化应激、高脂血症和炎症均有作用	Zhang et al., 2016
体外，中国菰氯仿提取物	抑制过敏性炎症反应	中国菰氯仿提取物抑制肥大细胞介导的过敏性炎症反应	Lee et al., 2017
体内，菰米，LDL-r-KO 小鼠	预防动脉粥样硬化	菰米的抗动脉粥样硬化作用可能与其抑制 LDL-r-KO 小鼠的炎症调节剂和单细胞黏附有关	Moghadasian et al., 2017
体外，中国菰乙醇提取物	抗炎、抗过敏、皮肤保护和美白	中国菰乙醇提取物具有抗氧化、抗炎、抗过敏、皮肤保护和皮肤美白效果，无细胞毒性	Park et al., 2017
体外，菰米游离态酚和结合态酚组分	抗氧化	酚类化合物对菰米抗氧化活性有显著贡献，类黄酮物质含量与抗氧化活性呈正相关	Sumczynski et al., 2017
体外，中国菰膨大茎（茭白）中的多糖	抗氧化与免疫调节	中国菰膨大茎（茭白）中的多糖具有良好的抗氧化活性和免疫调节作用	Wang et al., 2017a
体外，中国菰米乙醇提取物	抗氧化	鉴定出中国菰米抗氧化组分中的 34 种酚类化合物；类黄酮物质对酚类化合物的抗氧化活性贡献比酚酸更多	Chu et al., 2018
体外，酶处理中国菰提取物	防止紫外线 B 引起的皱纹形成	酶处理的中国菰提取物可能有助于减轻紫外线 B 诱导的无毛小鼠皮肤损伤和光老化	Moon et al., 2018
体内，菰米，高脂肪/高胆固醇膳食大鼠	改善胰岛素抵抗	中国菰米可能通过降低血脂和调节炎性细胞因子的表达来改善高脂膳食喂养大鼠的胰岛素抵抗	王菁等，2018

（续表）

研究设计	有益效果	结论	参考文献
体外，中国菰膨大茎（茭白）中的多糖	免疫调节	3 种纯化的具有 β 型糖苷键的均相多糖能有效增强 RAW 264.7 巨噬细胞的吞噬、增殖和 NO 生成能力	Wang et al., 2018b
体外，中国菰米原花青素组分	抗氧化	中国菰米原花青素组分 WRPs-1～WRPs-5 具有显著的 DPPH 自由基清除活性	Chu et al., 2019b
体外，酶处理中国菰提取物	防止紫外线造成的人真皮成纤维细胞损伤	经酶处理的中国菰提取物能保护皮肤免受紫外线的侵害，而麦黄酮则能有效保护皮肤免受光老化的侵害	Park et al., 2019
体外和体内，酶处理中国菰提取物	抗紫外线辐射	酶处理的中国菰和麦黄酮衍生物通过抑制溶酶体的胞吐和活性氧的生成来防止紫外线辐射引起的皱纹形成	An et al., 2020
体外，发芽过程中中国菰米的甲醇提取物	抗氧化	中国菰米萌发过程中，游离酚、结合酚和总酚的抗氧化活性先降低后升高	Chu et al., 2020
体内，菰米，高脂膳食小鼠	调节肠道菌群	饲喂中国菰米能够通过调节高脂膳食小鼠肠道菌群来预防代谢性脂肪肝	Hou et al., 2020
体外，酶处理中国菰提取物	抗过敏	酶处理的中国菰和麦黄酮衍生物具有抗过敏作用，可用于预防过敏相关疾病	Lee et al., 2020
体内，北美菰米，高脂膳食小鼠	降血糖	饲喂北美菰米能够通过激活胰岛素敏感组织中的磷酸腺苷激活的蛋白激酶来减轻高脂膳食小鼠中的高血糖症状	Zhao et al., 2020
体内，中国菰米和稻米的甲醇提取物	抗氧化	中国菰米的总酚、总黄酮、总原花青素含量和抗氧化活性高于粳米、籼米及红米	Yu et al., 2021

1.4.1 体外抗氧化活性

作为一种有色全谷物，菰米含有多种植物化学物质，具有体外抗氧化作用。将北美菰米添加到不同的猪油或牛肉制品时，其抗氧化活性可延迟脂质氧化。初步在北美菰米中鉴定到的抗氧化剂，有植酸、茴香醚、间羟基苯甲醛、香草醛和丁香醛等。随后，酚酸类和类黄酮被认定为北美菰米中的重要抗氧化剂。北美菰米甲醇和丙酮提取物的抗氧化活性明显高于大米，提取物中主要的类黄酮抗氧化剂为黄烷 -3- 醇和类黄酮糖苷类物质。菰米游离类黄酮化合物中，表儿茶素、表没食子儿茶素和芦丁是抗氧化活性的主要贡献者，槲皮素、表儿茶素和芦丁是结合黄酮部分抗氧化活性的主要贡献者。Chu 等（2018）发现类黄酮物质对中国菰米抗氧化活性的贡献大于酚酸类物质。Zeng 等（2019）指出从总酚含量、总黄酮含量和自由基清除能力方面来看，氯化胆碱 -1，4- 丁二醇对菰属植物中的抗氧化物质具有较高提取效率，可作为绿色提取溶剂。在中国菰米发芽过程中，游离酚、结合酚和总酚的抗氧化活性先下降后上升。对羟基苯甲醛、对羟基苯甲酸、对香豆酸、香草醛、香草酸、芥子酸、阿魏酸、芦丁和表没食子儿茶素含量的变化是导致萌发过程中抗氧化活性变化的主要原因。4 种苯丙氨酸解氨酶（phenylalanine ammonia lyase，PAL）、1 种 4- 香豆酸：辅酶 A 连接酶（4-coumarate: coenzyme A ligase，4CL）、1 种肉桂酰 CoA 还原酶（cinnamoyl-CoA reductase，CCR）、2 种肉桂醇脱氢酶（cinnamyl alcohol dehydrogenase，CAD）、1 种查尔酮合成酶（chalcone synthase，CHS）和 1 种查尔酮异构酶（chalcone isomerase，CHI）的基因和蛋白质表达在发芽 120h（G120）阶段显著高于发芽 36h（G36）阶段。这些基因和蛋白质在 G120 期的表达增加和苯丙氨酸的逐渐积累促进了中国菰米萌发过程中酚类化合物的积累。最近，Yu 等（2021）研究发现，中国菰米抗氧化活性高于粳米、籼米及红米，而且总酚、总黄酮和总原花青素是其抗氧化活性发挥的物质基础。与无色米和红米相比，中国菰米是一种更好的抗氧化剂来源和有前途的功能性食品。

此外，中国菰的地上部分具有抗氧化活性。Wang 等（2017a）以中国菰膨大肉质茎（茭白）为原料制备了碱提取多糖（ZLPs-A）和水提取多糖（ZLPs-W），并指出这两种化合物都表现出良好的抗氧化活性。ZLPs-A 清除 DPPH 自由基、超氧自由基和羟基自由基的 EC_{50} 分别为 1.87mg/mL、1.13mg/mL 和 0.38mg/mL，而 ZLPs-W 的 EC_{50} 分别为 2.95mg/mL、3.99mg/mL 和 0.50mg/mL。

1.4.2　体内抗氧化活性

菰米的体内抗氧化活性也已被证实。城市居民饮食中加工小麦淀粉、精米所含的饱和胆固醇、脂肪含量较高。高胆固醇高脂膳食的大鼠血脂水平会升高，与饲喂精米（262g/kg）和加工小麦淀粉（261g/kg）的大鼠相比，连续 8 周喂食中国菰米（523g/kg）可通过增加小鼠体内抗氧化能力和降低小鼠肝脏和血清中的丙二醛浓度来抑制氧化应激反应。此外，即使在高胆固醇和脂肪饮食条件下，连续 8 周喂食中国菰米和北美菰米（523g/kg）也能抑制大鼠的氧化应激反应。

目前，菰米体内抗氧化活性的研究只是通过检测少数生理生化指标或少数基因的表达水平来评价其抗氧化活性，而对于其体内抗氧化活性作用发挥的具体机制研究还很少。今后的研究需要通过基因组学、转录组学、蛋白组学、代谢组学等组学技术来更加系统地阐明菰米体内抗氧化活性的机制。同时，菰米中各种抗氧化成分在体内的协同抗氧化机制也有待阐明。

1.5 菰属植物的保健作用

菰属植物保健作用主要包括减轻胰岛素抗性和降低脂毒性，抗动脉粥样硬化、抗炎、抗过敏、抗高血压和改善免疫调节（表 1–3）。其中，菰米对胰岛素抵抗、脂肪毒性的缓解作用以及对动脉粥样硬化的预防作用已经实验证实。这些保健效果可能是由于菰属植物营养成分和独特的植物化学物质的协同作用，如高含量的膳食纤维和酚类化合物。

1.5.1 减轻胰岛素抵抗和降低脂毒性

胰岛素抵抗是指一系列的病理和临床表现，是由于机体的靶器官及靶组织对内源性和 / 或外源性胰岛素的敏感性和反应性降低或丧失而产生的。它是导致 2 型糖尿病发生的初始原因，同时也是多种慢性代谢性疾病发病的基础。胰岛素的代偿性过度分泌导致高胰岛素血症以维持血糖水平的稳定。Zhang 等（2009）比较了中国菰米（523g/kg）、加工小麦淀粉（261g/kg）和精米（262g/kg）3 种食物喂养大鼠 8 周的效果，结果表明即使在高胆固醇和脂肪饮食的条件下，中国菰米仍有效地抑制了大鼠的高脂血症。此外，中国菰米饮食降低了大鼠的血清脂蛋白 -2 和内脂素水平、肝脏游离脂肪酸和匀浆甘油三酯（triglycerides，TG）水平，还提高了血清脂联素水平。这种饮食也减轻了大鼠肝和附睾脂肪组织中脂蛋白 -2 和瘦素的相对表达，增强了过氧化物酶体增殖剂激活受体和脂联素受体 2 的相对表达。王菁等（2018）发现，连续 8 周喂食中国菰米（523g/kg）或可通过降低血脂浓度和调节炎性细胞因子，如肿瘤坏死因子（tumor necrosis factor-alpha，TNF-α）和白细胞介素 -6（interleukin-6，IL-6）的表达，改善高脂膳食大鼠的胰岛素抵抗。菰米改善糖、脂代谢的原因可能和菰米富含生物活性成分有关。中国菰米中富含的生物活性物质包括抗性淀粉、多不饱和脂肪酸、生育酚、植物甾醇、酚酸、黄酮糖苷、原花青素等。通过这些生物活性物质之间的协同或相加作用对高脂膳食诱导大鼠的胰岛素敏感性以及糖、脂代谢水平有所改善。最近，Hou 等（2020）研究发现，饲喂 10% 或 20% 中国菰米 11 周不仅能够降低高脂膳食小鼠的体重，而且能够改善其胰岛素抵抗。同时，Zhao 等（2020）研究发现，北美菰米替代白米能够减轻高脂膳食引起的小鼠高血糖，这可能与小鼠胰岛素敏感组织中磷酸腺苷激活的蛋白激酶的激活有关。这些结果表明，菰米能有效改善大鼠胰岛素抵抗。

脂毒性指游离脂肪酸堆积在非脂肪储存组织造成其损伤。脂肪堆积会破坏主要器官，如心脏、肝脏或肾脏，最终导致其衰竭。人体组织有能力将能量以脂肪的形式储存在专门的细胞中。这些细胞能够处理脂肪酸的堆积，当身体需要时释放它们作为能量来源。其他组织更敏感，不能承受脂肪酸或其副产物的积累。当这些物质被错误地储存在不适当的位置时，会对组织产生脂毒性，从而干扰细胞功能。脂毒性可以在患有糖尿病和其他疾病的个体中发展，并已经被作为引起"代谢综合征"类疾病的可能原因来研究。连续8周的中国菰米膳食（523g/kg）可抑制高胆固醇和高脂肪饮食大鼠体内血清游离脂肪酸、瘦素的增加和脂滴积聚以及脂肪甘油三酯酶和脂蛋白脂酶 mRNA 水平的降低。此外，连续8周的中国菰米膳食（523g/kg）可以防止高胆固醇高脂肪膳食诱导的大鼠乙酰辅酶 A 羧化酶和脂肪酸合成酶的基因表达以及固醇调节元件结合蛋白 1c 水平的升高。值得注意的是，连续8周的中国和北美菰米膳食（523g/kg）均可降低高脂血症大鼠的高密度脂蛋白胆固醇（high density lipoprotein cholesterol，HDL-C）水平，并抑制总胆固醇（total cholesterol，TC）和血清甘油三酯水平的升高。最近，Hou 等（2020）研究发现，饲喂10%或20%中国菰米11周能够通过调节高脂膳食小鼠肠道菌群来预防代谢性脂肪肝，这可能与中国菰米富含膳食纤维、抗性淀粉以及原花青素、黄酮糖苷等酚类化合物有关。这些结果表明，菰米具有降低高胆固醇和高脂膳食诱导的大鼠肝脏脂毒性的潜力。

1.5.2 预防动脉粥样硬化

动脉粥样硬化是指动脉内膜有脂质等血液成分的沉积、平滑肌细胞增生和胶原纤维增多，形成粥糜样含脂坏死病灶和血管壁硬化。动脉粥样硬化引起的冠状动脉疾病在全球范围内都是引起人类发病和死亡的主要原因。健康饮食是预防和治疗心血管疾病（包括高胆固醇和动脉粥样硬化）的首要策略之一。菰米对动脉粥样硬化的预防作用已在低密度脂蛋白（low density lipoprotein，LDL）受体缺陷（LDL-r-KO）小鼠中得到证实。与性别匹配的对照组相比，24周60%菰米饲养显著减轻了 LDL-r-KO 小鼠主动脉根部的动脉粥样硬化病变，这与血浆胆固醇水平、LDL 和极低密度脂蛋白（very low density lipoprotein，VLDL）水平显著降低有关。随后有研究发现喂食2%植物甾醇和60%菰米20周可显著减轻 LDL-r-KO 小鼠主动脉根部的动脉粥样硬化病变。值得注意的是，与白米相比，菰米抑制了 LDL-r-KO 小鼠心血管组织中的纤溶、炎症调节因子的丰度以及单核细胞与主动脉的黏附。然而，白米和菰米都不能显著改变血浆中抗氧化酶、胆固醇或甘油三酯的水平。因此，24周60%菰米饲养对动脉粥样硬化的预防作用可能是由于抑制了 LDL-r-KO 小鼠的炎症调节因子和单核细胞黏附。

与白米喂养的对照小鼠相比，菰米喂养的小鼠粪便中发现了大量细菌（尤其是肠内醋酸菌属、厌氧原体属）。Zeng 等（2018）的一项研究报告称，高脂肪膳食的野生型小鼠肠道中的厌氧菌种类增多。作者指出高脂肪饮食促进了 C57BL/6 小鼠结肠变性隐窝病灶的形成，同时增加了结肠中条件致病菌的数量，如厌氧菌。虽然目前还不清楚 *Acetatifactor*

属对小鼠体内微生物的影响，Pfeiffer 等（2012）建议将其命名为小鼠 *Acetatifactor*，因为它是从喂食高脂肪食物的小鼠盲肠中分离出来的，已知此类菌不能代谢葡萄糖，它们与较高的苯丙氨酸芳酰胺酶活性有关。菰米饲养小鼠血浆中白细胞介素 -10（IL-10）和促红细胞生成素（erythropoietin，EPO）水平的升高解释了菰米抗动脉粥样硬化的部分机理，IL-10 和 EPO 在先前的研究中显示具有抗动脉粥样硬化活性。值得注意的是，菰米喂养的小鼠与对照组相比血糖水平增加了约 60%。一般来说，动物和人类的血糖水平会在糖尿病或胰岛素抵抗期间升高，通常会建议食用高纤维饮食来缓解糖尿病引起的并发症，而菰米是丰富的膳食纤维来源，因此这一实验现象与常识相悖的，还需进一步的研究。

1.5.3 抗炎和抗过敏作用

目前已证实中国菰的茎、叶具有抗炎和抗过敏作用。中国菰的幼嫩茎可以作为蔬菜食用。Lee 等（2009）首次报道了中国菰甲醇提取物的抗过敏作用。中国菰甲醇提取物抑制抗原诱导的 β- 己糖胺酶释放，抑制 RBL-2H3 肥大细胞中佛波醇 12- 十四酸酯 13- 乙酸酯和 A23187 诱导的肿瘤坏死因子 -α 的产生。Park 等（2017）评估了 5 种浓度（10%、30%、50%、70% 和 90%）乙醇制备的中国菰提取物的抗炎、抗过敏和美白效果。受脂多糖刺激的 RAW 264.7 巨噬细胞可生成一氧化氮（NO），中国菰乙醇提取物可抑制 NO 生成，此外，受 α- 黑素细胞刺激激素刺激的 B16F0 细胞在中国菰乙醇提取物的影响下黑色素生成量减少，以上两种抑制效果均随制备溶剂中乙醇含量的增加而增强。此外，Lee 等（2017）的研究表明，中国菰氯仿提取物抑制了肿瘤坏死因子和 β- 己糖胺酶的释放以及 RBL-2H3 细胞中丝裂原活化蛋白激酶和环氧合酶 -2 的表达。麦黄酮衍生物（salcolins A、B、C、D）被鉴定为中国菰叶和茎中的抗过敏和抗炎成分。尤其是 salcolin D 对脂多糖诱导的 RAW264.7 细胞中 NO 的产生和 IgE 诱导的 RBL-2H3 细胞中的 β- 己糖胺酶释放具有最强的抑制作用。酶处理的中国菰和麦黄酮衍生物对 IgE 诱导的 RBL-2H3 细胞的 β- 己糖胺酶、肿瘤坏死因子 -α、白细胞介素 -4、白三烯 B4 和前列腺素 E2 的生成有明显的抑制作用，并可抑制胞浆磷脂酶 A2、5- 脂氧合酶和环氧合酶 -2 的磷酸化。因此，酶处理的中国菰和麦黄酮衍生物具有抗过敏作用，可用于预防过敏相关疾病。

口服酶处理的中国菰或麦黄酮衍生物后，SKH-1 无毛小鼠的皮肤光老化迹象明显被抑制。酶处理的中国菰和麦黄酮衍生物也刺激了紫外线照射的人类皮肤成纤维细胞中 I 型原胶原的合成，抑制了基质金属蛋白酶的合成。此外，酶处理的中国菰和麦黄酮衍生物提高了血红素加氧酶 -1 和超氧化物歧化酶 -1 的表达，并降低了紫外线诱导的氧化损伤。最近，An 等（2020）研究发现，酶处理的中国菰和麦黄酮衍生物通过抑制溶酶体的胞吐和活性氧的生成来防止紫外线辐射引起的皱纹形成。在细胞实验中，酶处理的中国菰和麦黄酮衍生物可显著减轻紫外线辐射诱导的质膜破裂、减少过氧化物的产生、降低总溶酶体相关膜蛋白和组织蛋白酶 B 和金属蛋白酶的表达水平；在动物实验中，可减少紫外线辐射诱导的皱纹形成、组织蛋白酶 B 和金属蛋白酶分泌，降低血管内皮生长因子和组织蛋白酶 B 的表达水平，并增加紫外线辐射动物中的重组人胶原蛋白 -1 的表达水平。因此，经过酶处理的中国菰具有抗紫外线保护皮肤的作用，麦黄酮衍生物是其中主要的活性成分。

1.5.4 抗高血压及免疫调节作用

中国菰膨大肉质茎（茭白）可作为蔬菜食用，研究人员通过评估自发性高血压大鼠肌浆网 Ca^{2+}-ATPase 基因的转录水平和血管紧张素 Ⅱ 的降压水平，证实了茭白的抗高血压活性。Wang 等（2017a）从中国菰中制备了 ZLPs-W 和 ZLPs-A。ZLPs-W 和 ZLPs-A 均为具有 β- 糖苷键的非淀粉多分散杂多糖。具有三重螺旋构象的 ZLPs-W 主要由半乳糖醛酸、葡萄糖和半乳糖组成，没有三重螺旋构象的 ZLPs-A 主要由葡萄糖、半乳糖、木糖和阿拉伯糖组成。体外抗氧化实验表明，ZLPs-W 和 ZLPs-A 具有良好的自由基清除活性。此外，体外细胞实验显示，无细胞毒性的 ZLPs-W 在刺激小鼠巨噬细胞 RAW 264 的吞噬能力和 NO 生成方面比 ZLPs-A 具有更高的免疫调节活性。ZLPS-W 进一步分离可得到 3 个纯化的多糖组分 ZLPS-W1～W3，其中包含具有 β 型糖苷键的均质多糖。ZLPs-W1～W3 可增强小鼠 RAW264.7 巨噬细胞的吞噬、增殖和 NO 生成能力。综上，中国菰膨大肉质茎（茭白）具有抗高血压和免疫调节作用，其所含的多糖具有开发为功能性食品或免疫调节剂药物的潜力。

1.6 结论

菰米主要产于北美（水生菰、沼生菰）和东亚（中国菰），其抗氧化活性和保健作用已引起了世界各国的广泛关注。本章首次综述了菰属植物的营养成分、植物化学物质、抗氧化活性和保健作用。如前所述，甾醇（植物甾醇和 γ- 谷维素）、γ- 氨基丁酸和酚类化合物（酚酸和类黄酮）是菰米的主要的植物化学成分，这些成分使菰米具有成为功能性食品的潜力。菰属植物中的酚酸、类黄酮和其他植物化学物质具有显著的抗氧化特性，并与慢性病的预防有关。目前，人们对菰米这类具有高抗氧化活性的食品高度关注，今后的研究应加强对菰米抗氧化物质的研究和相关功能食品的开发。菰米有多种保健作用，例如减轻胰岛素抵抗、降低脂毒性、预防动脉粥样硬化、抗炎、抗过敏、抗高血压和免疫调节作用。考虑到目前有关菰米保健效果的科学文献和知识仅限于大鼠或小鼠范围，而且相关研究基本上都是按照药物的思路做研究，周期较短，没有按照"主食"的思路做长期喂养实验。因此，未来有必要在人类体内进行进一步研究，如在日常饮食中加入不同剂量的菰米，以观察菰米对人体的保健效果是否与大鼠和小鼠体内的类似。

参考文献

韩淑芬，刘亚琪，张红，等，2012. 中国菰米对高脂膳食诱导大鼠胰岛素抵抗机制的研究 [J]. 营养学报，34(5)：449–453.

王惠梅，谢小燕，苏晓娜，等，2018. 中国菰资源研究现状及应用前景 [J]. 植物遗传资源学报，19(2)：279–288.

王菁，刘洋，张红，等，2018. 中国野生菰米对大鼠血脂及炎性因子表达的影响 [J]. 食品科学，39(21)：166–170.

邢花，翟成凯，金鑫，等，2012. 中国菰米对大鼠动脉粥样硬化形成的影响 [J]. 营养学报，34(6)：576–581.

翟成凯，张小强，孙桂菊，等，2000. 中国菰米的营养成分及其蛋白质特性的研究 [J]. 卫生研究，29(6)：375–378.

张红，曹佩，翟成凯，等，2009. 我国菰米对高脂膳食大鼠血脂及炎性因子的影响 [J]. 营养学报，31(3)：222–225.

张红，韩淑芬，曹佩，等，2013. 菰米对高脂诱导脂代谢紊乱大鼠肝脏脂毒性的作用 [J]. 卫生研究，42(2)：190–195.

张红，刘洋，赵军红，等，2015. 菰米血糖生成指数及其改善大鼠胰岛素抵抗的作用 [J]. 卫生研究，44(2)：173–178，184.

赵军红，翟成凯，2013. 中国菰米及其营养保健价值 [J]. 扬州大学烹饪学报，30(1)：34–38.

ABDEL-AAL E S M, YOUNG J C, RABALSKI I, 2006. Anthocyanin composition in black, blue, pink, purple, and red cereal grains[J]. Journal of Agricultural and Food Chemistry, 54(13)：4 696–4 704.

ALADEDUNYE F, PRZYBYLSKI R, RUDZINSKA M, et al., 2013. γ-Oryzanols of North American wild rice (*Zizania palustris*)[J]. Journal of the American Oil Chemists' Society, 90(8)：1 101–1 109.

ALVES G H, FERREIRA C D, VIVIAN P G, et al., 2016. The revisited levels of free and bound phenolics in rice：Effects of the extraction procedure[J]. Food Chemistry, 208：116–123.

AN M, KIM H, MOON J M, et al., 2020. Enzyme-treated *Zizania latifolia* ethanol extract protects from UVA irradiation-induced wrinkle formation via inhibition of lysosome exocytosis and reactive oxygen species generation[J]. Antioxidants, 9(10)：912.

ANDERSON T J, GRÉGOIRE J, HEGELE R A, et al., 2013. 2012 update of the Canadian Cardiovascular Society guidelines for the diagnosis and treatment of dyslipidemia for the prevention of cardiovascular disease in the adult[J]. Canadian Journal of Cardiology, 29(2)：151–167.

ARAB-TEHRANY E, JACQUOT M, GAIANI C, et al., 2012. Beneficial effects and oxidative stability of omega-3 long-chain polyunsaturated fatty acids[J]. Trends in Food Science & Technology, 25(1)：24–33.

ASAMARAI A M, ADDIS P B, EPLEY R J, et al., 1996. Wild rice hull antioxidants[J]. Journal of Agricultural and Food Chemistry, 44(1): 126–130.

ATKINSON F S, FOSTER-POWELL K, BRAND-MILLER J C, 2008. International tables of glycemic index and glycemic load values: 2008[J]. Diabetes Care, 31(12): 2 281–2 283.

AUGUSTIN L S, KENDALL C W, JENKINS D J, et al., 2015. Glycemic index, glycemic load and glycemic response: an International Scientific Consensus Summit from the International Carbohydrate Quality Consortium (ICQC)[J]. Nutrition, Metabolism and Cardiovascular Diseases, 25: 795–815.

BENÍTEZ-PÁEZ A, DEL PULGAR E M G, KJØLBÆK L, et al., 2016. Impact of dietary fiber and fat on gut microbiota re-modeling and metabolic health[J]. Trends in Food Science & Technology, 57: 201–212.

BERGMAN C J, XU Z, 2003. Genotype and environment effects on tocopherol, tocotrienol, and γ-oryzanol contents of Southern US rice[J]. Cereal Chemistry, 80(4): 446–449.

BOONSTRA E, DE KLEIJN R, COLZATO L S, et al., 2015. Neurotransmitters as food supplements: the effects of GABA on brain and behavior[J]. Frontiers in Psychology, 6: 1 520.

BRADFORD K J, CHANDLER P M, 1992. Expression of "dehydrin-like" proteins in embryos and seedlings of *Zizania palustris* and *Oryza sativa* during dehydration[J]. Plant Physiology, 99(2): 488–494.

BUNZEL M, ALLERDINGS E, SINWELL V, et al., 2002. Cell wall hydroxycinnamates in wild rice (*Zizania aquatica* L.) insoluble dietary fibre[J]. European Food Research and Technology, 214(6): 482–488.

BUNZEL M, RALPH J, KIM H, et al., 2003. Sinapate dehydrodimers and sinapate–ferulate heterodimers in cereal dietary fiber[J]. Journal of Agricultural and Food Chemistry, 51(5): 1 427–1 434.

BUNZEL M, RALPH J, LU F, et al., 2004. Lignins and ferulate–coniferyl alcohol cross-coupling products in cereal grains[J]. Journal of Agricultural and Food Chemistry, 52(21): 6 496–6 502.

BUNZEL M, RALPH J, MARITA J M, et al., 2001. Diferulates as structural components in soluble and insoluble cereal dietary fibre[J]. Journal of the Science of Food and Agriculture, 81(7): 653–660.

CHEN Y, LIU Y, FAN X, et al., 2017. Landscape-scale genetic structure of wild rice *Zizania latifolia*: the roles of rivers, mountains and fragmentation[J]. Frontiers in Ecology and Evolution, 5: 17.

CHU C, DU Y, YU X, et al., 2020. Dynamics of antioxidant activities, metabolites, phenolic acids, flavonoids, and phenolic biosynthetic genes in germinating Chinese wild rice (*Zizania latifolia*)[J]. Food Chemistry, 318: 126 483.

CHU C, YAN N, DU Y, et al., 2019a. iTRAQ-based proteomic analysis reveals the accumulation of bioactive compounds in Chinese wild rice (*Zizania latifolia*) during germination[J]. Food Chemistry, 289: 635–644.

CHU M J, DU Y M, LIU X M, et al., 2019b. Extraction of proanthocyanidins from Chinese wild rice (*Zizania latifolia*) and analyses of structural composition and potential bioactivities of different fractions[J]. Molecules, 24(9): 1 681.

CHU M J, LIU X M, YAN N, et al., 2018. Partial purification, identification, and quantitation of antioxidants from wild rice *(Zizania latifolia)*[J]. Molecules, 23(11) : 2 782.

CORRÊA R C, PERALTA R M, BRACHT A, et al., 2017. The emerging use of mycosterols in food industry along with the current trend of extended use of bioactive phytosterols[J]. Trends in Food Science & Technology, 67 : 19–35.

DELGADO-LISTA J, PEREZ-MARTINEZ P, LOPEZ-MIRANDA J, et al., 2012. Long chain omega-3 fatty acids and cardiovascular disease : a systematic review[J]. British Journal of Nutrition, 107 : S201–S213.

DENG G F, XU X R, ZHANG Y, et al., 2013. Phenolic compounds and bioactivities of pigmented rice[J]. Critical Reviews in Food Science and Nutrition, 53(3) : 296–396.

DENG Y, LUO Y, QIAN B, et al., 2014. Antihypertensive effect of few-flower wild rice *(Zizania latifolia* Turcz.) in spontaneously hypertensive rats[J]. Food Science and Biotechnology, 23 : 439–444.

DIANA M, QUÍLEZ J, RAFECAS M, 2014. Gamma-aminobutyric acid as a bioactive compound in foods : a review[J]. Journal of Functional Foods, 10 : 407–420.

DOBBERSTEIN D, BUNZEL, M, 2010. Separation and detection of cell wall-bound ferulic acid dehydrodimers and dehydrotrimers in cereals and other plant materials by reversed phase high-performance liquid chromatography with ultraviolet detection[J]. Journal of Agricultural and Food Chemistry, 58(16) : 8 927–8 935.

FAN X R, REN X R, LIU Y L, et al., 2016. Genetic structure of wild rice Zizania latifolia and the implications for its management in the Sanjiang Plain, Northeast China[J]. Biochemical Systematics and Ecology, 64 : 81–88.

GAN R Y, LUI W Y, WU K, et al., 2017. Bioactive compounds and bioactivities of germinated edible seeds and sprouts : An updated review[J]. Trends in Food Science & Technology, 59 : 1–14.

GEISSMANN T, NEUKOM H, 1973. A note on ferulic acid as a constituent of the water-insoluble pentosans of wheat flour[J]. Cereal Chemistry, 50 : 414–416.

GIDLEY M J, YAKUBOV G E, 2019. Functional categorisation of dietary fibre in foods : Beyond 'soluble'vs 'insoluble'[J]. Trends in Food Science & Technology, 86 : 563–568.

GOFF L M, COWLAND D E, HOOPER L, et al., 2013. Low glycaemic index diets and blood lipids : a systematic review and meta-analysis of randomised controlled trials[J]. Nutrition, Metabolism and Cardiovascular Diseases, 23(1) : 1–10.

GU L, KELM M A, HAMMERSTONE J F, et al., 2003. Liquid chromatographic/electrospray ionization mass spectrometric studies of proanthocyanidins in foods[J]. Journal of Mass Spectrometry, 38(12) : 1 272–1 280.

GUTEK L H, WOODS D L, CLARK K W, 1981. Identification and inheritance of pigments in wild rice[J]. Crop Science, 21(1) : 79–82.

HAN S, ZHANG H, QIN L, et al., 2013. Effects of dietary carbohydrate replaced with wild rice *(Zizania latifolia* (Griseb) *Turcz)* on insulin resistance in rats fed with a high-fat/cholesterol diet[J]. Nutrients, 5(2) : 552–564.

HAN S, ZHANG H, ZHAI C, 2012. Protective potentials of wild rice (*Zizania latifolia* (Griseb) *Turcz*) against obesity and lipotoxicity induced by a high-fat/cholesterol diet in rats[J]. Food and Chemical Toxicology, 50(7) : 2 263–2 269.

HAYAKAWA K, KIMURA M, KASAHA K, et al., 2004. Effect of a γ-aminobutyric acid-enriched dairy product on the blood pressure of spontaneously hypertensive and normotensive Wistar–Kyoto rats[J]. British Journal of Nutrition, 92(3) : 411–417.

HELENO S A, MARTINS A, QUEIROZ M J R, et al., 2015. Bioactivity of phenolic acids : Metabolites versus parent compounds : a review[J]. Food Chemistry, 173 : 501–513.

HOU X D, YAN N, DU Y M, et al., 2020. Consumption of wild rice (*Zizania latifolia*) prevents metabolic associated fatty liver disease through the modulation of the gut microbiota in mice model[J]. International Journal of Molecular Sciences, 21(15) : 5 375.

JIANG M X, ZHAI L J, YANG H, et al., 2016. Analysis of active components and proteomics of Chinese wild rice (*Zizania latifolia* (Griseb) *Turcz*) and *Indica* rice (*Nagina22*)[J]. Journal of Medicinal Food, 19(8) : 798–804.

KUMAR S B, PRABHASANKAR P, 2014. Low glycemic index ingredients and modified starches in wheat based food processing : a review[J]. Trends in Food Science & Technology, 35(1) : 32–41.

KYRØ C, TJØNNELAND A, OVERVAD K, et al., 2018. Higher whole-grain intake is associated with lower risk of type 2 diabetes among middle-aged men and women : The danish diet, cancer, and health cohort[J]. The Journal of Nutrition, 148(9) : 1 434–1 444.

LEBIEDZIŃSKA A, SZEFER P, 2006. Vitamins B in grain and cereal–grain food, soy-products and seeds[J]. Food Chemistry, 95(1) : 116–122.

LEE S S, BAEK N I, BAEK Y S, et al., 2015a. New flavonolignan glycosides from the aerial parts of *Zizania latifolia*[J]. Molecules, 20(4) : 5 616–5 624.

LEE S S, BAEK Y S, EUN C S, et al., 2015b. Tricin derivatives as anti-inflammatory and anti-allergic constituents from the aerial part of *Zizania latifolia*[J]. Bioscience, Biotechnology, and Biochemistry, 79(5) : 700–706.

LEE E J, WHANG E Y, WHANG K, et al., 2009. Anti-allergic effect of *Zizania latifolia* Turcz extracts[J]. Korean Journal of Food Science and Technology, 41(6) : 717–721.

LEE E J, YU M H, GARCIA C V, et al., 2017. Inhibitory effect of *Zizania latifolia* chloroform fraction on allergy-related mediator production in RBL-2H3 cells[J]. Food Science and Biotechnology, 26(2) : 481–487.

LEE J Y, PARK S H, JHEE K H, et al., 2020. Tricin isolated from enzyme-treated *Zizania latifolia* extract inhibits IgE-mediated allergic reactions in RBL-2H3 cells by targeting the Lyn/Syk pathway[J]. Molecules, 25(9) : 2 084.

LI W, PICKARD M D, BETA T, 2007. Effect of thermal processing on antioxidant properties of purple wheat bran[J]. Food Chemistry, 104(3): 1 080–1 086.

LU K Y, CHING L C, SU K H, et al., 2010. Erythropoietin suppresses the formation of macrophage foam cells: role of liver X receptor alpha[J]. Circulation, 121(16): 1 828–1 837.

LUCHTMAN D W, SONG C, 2013. Cognitive enhancement by omega-3 fatty acids from child-hood to old age: findings from animal and clinical studies[J]. Neuropharmacology, 64: 550–565.

MASISI K, BETA T, MOGHADASIAN M H, 2016. Antioxidant properties of diverse cereal grains: A review on *in vitro* and *in vivo* studies[J]. Food Chemistry, 196: 90–97.

MINERICH P L, ADDIS P B, EPLEY R J, et al., 1991. Properties of wild rice/ground beef mixtures[J]. Journal of Food Science, 56(5): 1 154–1 157.

MIYAZAWA T, NAKAGAWA K, SOOKWONG P, 2011. Health benefits of vitamin E in grains, cereals and green vegetables[J]. Trends in Food Science & Technology, 22(12): 651–654.

MOGHADASIAN M H, ALSAIF M, LE K, et al., 2016. Combination effects of wild rice and phytosterols on prevention of atherosclerosis in LDL receptor knockout mice[J]. The Journal of Nutritional Biochemistry, 33: 128–135.

MOGHADASIAN M H, KAUR R, KOSTAL K, et al., 2019. Anti-atherosclerotic properties of wild rice in low-density lipoprotein receptor knockout mice: the gut microbiome, cytokines, and metabolomics study[J]. Nutrients, 11(12): 2894.

MOGHADASIAN M H, ZHAO R, GHAZAWWI N, et al., 2017. Inhibitory effects of North American wild rice on monocyte adhesion and inflammatory modulators in low-density lipoprotein receptor-knockout mice[J]. Journal of Agricultural and Food Chemistry, 65(41): 9 054–9 060.

MOON J M, PARK S H, JHEE K H, et al., 2018. Protection against UVB-induced wrinkle formation in SKH-1 hairless mice: efficacy of tricin isolated from enzyme-treated *Zizania latifolia* extract[J]. Molecules, 23(9): 2254.

NUNES M A, PIMENTEL F, COSTA A S, et al., 2016. Cardioprotective properties of grape seed proanthocy-anidins: An update[J]. Trends in Food Science & Technology, 57: 31–39.

NYSTRÖM L, PAASONEN A, LAMPI A M, et al., 2007. Total plant sterols, steryl ferulates and steryl glycosides in milling fractions of wheat and rye[J]. Journal of Cereal Science, 45(1): 106–115.

OKARTER N, LIU R H, 2010. Health benefits of whole grain phytochemicals[J]. Critical Reviews in Food Science and Nutrition, 50(3), 193–208.

OU K, GU L, 2014. Absorption and metabolism of proanthocyanidins[J]. Journal of Functional Foods, 7: 43–53.

OWUSU-ANSAH Y J, 1989. Polyphenol oxidase in wild rice (*Zizania palustris*)[J]. Journal of Agricultural and Food Chemistry, 37(4): 901–904.

PANCHE A N, DIWAN A D, CHANDRA S R, 2016. Flavonoids: an overview[J]. Journal of Nutritional

Science, 5：e47.

PARK S H, LEE J Y, YANG S A, 2017. Comparative analysis of anti-oxidative, anti-inflammatory, anti-aller-gy, and whitening Effects of different solvent extracts from *Zizania latifolia*[J]. Journal of Life Science, 27：994−1 002.

PARK S H, LEE S S, BANG M H, et al., 2019. Protection against UVB-induced damages in human dermal fibroblasts：efficacy of tricin isolated from enzyme-treated *Zizania latifolia* extract[J]. Bioscience, Biotechnology, and Biochemistry, 83(3)：551−560.

PEANPARKDEE M, IWAMOTO S, 2019. Bioactive compounds from by-products of rice cultivation and rice processing：Extraction and application in the food and pharmaceutical industries[J]. Trends in Food Science & Technology, 86：109−117.

PETERSEN M C, SHULMAN G I, 2018. Mechanisms of insulin action and insulin resistance[J]. Physiological Reviews, 98(4)：2 133−2 223.

PFEIFFER N, DESMARCHELIER C, BLAUT M, et al., 2012. *Acetatifactor muris* gen. nov., sp. nov., a novel bacterium isolated from the intestine of an obese mouse[J]. Archives of Microbiology, 194(11)：901−907.

PILLSBURY R W, MCGUIRE M A, 2009. Factors affecting the distribution of wild rice (*Zizania palustris*) and the associated macrophyte community[J]. Wetlands, 29(2)：724.

POOJARY M M, DELLAROSA N, ROOHINEJAD S, et al., 2017. Influence of innovative processing on γ-aminobutyric acid (GABA) contents in plant food materials[J]. Comprehensive Reviews in Food Science and Food Safety, 16(5)：895−905.

PRZYBYLSKI R, KLENSPORF-PAWLIK D, ANWAR F, et al., 2009. Lipid components of North American wild rice (*Zizania palustris*)[J]. Journal of the American Oil Chemists' Society, 86(6)：553−559.

QIAN B, LUO Y, DENG Y, et al., 2012. Chemical composition, angiotensin-converting enzyme-inhibitory activity and antioxidant activities of few-flower wild rice (*Zizania latifolia* Turcz.)[J]. Journal of the Science of Food and Agriculture, 92(1)：159−164.

QIU Y, LIU Q, BETA T, 2009. Antioxidant activity of commercial wild rice and identification of flavonoid compounds in active fractions[J]. Journal of Agricultural and Food Chemistry, 57(16)：7 543−7 551.

QIU Y, LIU Q, BETA T, 2010. Antioxidant properties of commercial wild rice and analysis of soluble and insoluble phenolic acids[J]. Food Chemistry, 121(1)：140−147.

RENGER A, STEINHART H, 2000. Ferulic acid dehydrodimers as structural elements in cereal dietary fibre[J]. European Food Research and Technology, 211(6)：422−428.

SHAHZAD N, KHAN W, SHADAB M D, et al., 2017. Phytosterols as a natural anticancer agent：Current status and future perspective[J]. Biomedicine & Pharmacotherapy, 88：786−794.

SHAO M, HAAS M, KERN A, et al., 2019. Identification of single nucleotide polymorphism markers for population genetic studies in *Zizania palustris* L[J]. Conservation Genetics Resources，12：451–455.

SHAO Y，BAO J，2015. Polyphenols in whole rice grain：Genetic diversity and health benefits[J]. Food Chemistry，180：86–97.

SHEN Y，JIN L，XIAO P，et al.，2009. Total phenolics, flavonoids, antioxidant capacity in rice grain and their relations to grain color, size and weight[J]. Journal of Cereal Science，49(1)：106–111.

SIMOPOULOS A P，2004. Omega-6/omega-3 essential fatty acid ratio and chronic diseases[J]. Food Reviews International，20(1)：77–90.

SUMCZYNSKI D，KOTÁSKOVÁ E，ORSAVOVÁ J，et al.，2017. Contribution of individual phenolics to antioxidant activity and in vitro digestibility of wild rices (*Zizania aquatica* L.)[J]. Food Chemistry，218：107–115.

SUMCZYNSKI D，KOUBOVÁ E，ŠENKÁROVÁ L，et al.，2018. Rice flakes produced from commercial wild rice：Chemical compositions, vitamin B compounds, mineral and trace element contents and their dietary intake evaluation[J]. Food Chemistry，264：386–392.

SURENDIRAN G，ALSAIF M，KAPOURCHALI F R，et al.，2014. Nutritional constituents and health benefits of wild rice (*Zizania* spp.)[J]. Nutrition Reviews，72(4)：227–236.

SURENDIRAN G，GOH C，LE K，et al.，2013. Wild rice (*Zizania palustris* L.) prevents atherogenesis in LDL receptor knockout mice[J]. Atherosclerosis，230(2)：284–292.

THILAKARATHNA S，RUPASINGHE H，2013. Flavonoid bioavailability and attempts for bioavailability enhancement[J]. Nutrients，5(9)：3 367–3 387.

UNGER R H，CLARK G O，SCHERER P E，et al.，2010. Lipid homeostasis, lipotoxicity and the metabolic syndrome[J]. Biochimica et Biophysica Acta：Molecular and Cell Biology of Lipids，1801(3)：209–214.

VHANGANI L N，VAN WYK J，2013. Antioxidant activity of Maillard reaction products (MRPs) derived from fructose–lysine and ribose–lysine model systems[J]. Food Chemistry，137(1–4)：92–98.

WANG H L，SWAIN E W，HESSELTINE C W，1978. Protein quality of wild rice[J]. Journal of Agricultural and Food Chemistry，26(2)：309–312.

WANG L，WANG Y J，PORTER R，2002. Structures and physicochemical properties of six wild rice starches-[J]. Journal of Agricultural and Food Chemistry，50(9)：2 695–2 699.

WANG M，HUANG W，HU Y，et al.，2018a. Phytosterol profiles of common foods and estimated natural intake of different structures and forms in China[J]. Journal of Agricultural and Food Chemistry，66(11)：2 669–2 676.

WANG M，ZHAO S，ZHU P，et al.，2018b. Purification, characterization and immunomodulatory activity of water extractable polysaccharides from the swollen culms of *Zizania latifolia*[J]. International Journal of Biological Macromolecules，107：882–890.

WANG M，ZHU P，ZHAO S，et al.，2017a. Characterization, antioxidant activity and immunomodulatory activity of polysaccharides from the swollen culms of *Zizania latifolia*[J]. International Journal of Biological Macromolecules, 95：809–817.

WANG Z D, YAN N, WANG Z H, et al., 2017a. RNA-seq analysis provides insight into reprogramming of culm development in *Zizania latifolia* induced by *Ustilago esculenta*[J]. Plant Molecular Biology, 95：533–547.

WANG Z H, YAN N, LUO X, et al., 2020b. Gene expression in the smut fungus *Ustilago esculenta* governs swollen gall metamorphosis in *Zizania latifolia*[J]. Microbial Pathogenesis, 143：104 107.

WATTS B M, DRONZEK B L, 1981. Chemical composition of wild rice grain[J]. Canadian Journal of Plant Science, 61(2)：437–446.

WEBER C, NOELS H, 2011. Atherosclerosis：current pathogenesis and therapeutic options[J]. Nature Medicine, 17：1 410–1 422.

WILSON W D, HUTCHINSON J T, OSTRAND K G, 2017. Genetic diversity assessment of in situ and ex situ Texas wild rice (*Zizania texana*) populations, an endangered plant[J]. Aquatic Botany, 136：212–219.

WU K, ZHANG W, ADDIS P B, et al., 1994. Antioxidant properties of wild rice[J]. Journal of Agricultural and Food Chemistry, 42(1)：34–37.

XIAO J, 2016. Phytochemicals in food and nutrition[J]. Critical Reviews in Food Science and Nutrition, 56：S1–S3.

XU X, WALTERS C, ANTOLIN M F, et al., 2010. Phylogeny and biogeography of the eastern Asian–North American disjunct wild-rice genus (*Zizania* L., Poaceae)[J]. Molecular Phylogenetics and Evolution, 55(3)：1 008–1 017.

XU X W, WU J W, QI M X, et al., 2015. Comparative phylogeography of the wild-rice genus *Zizania* (Poaceae) in eastern Asia and North America[J]. American Journal of Botany, 102(2)：239–247.

YAN N, DU Y, LIU X, et al., 2018. Morphological characteristics, nutrients, and bioactive compounds of *Zizania latifolia*, and health benefits of its seeds[J]. Molecules, 23(7)：1 561.

YAN N, DU Y, LIU X, et al., 2019. A comparative UHPLC-QqQ-MS-based metabolomics approach for evaluating Chinese and North American wild rice[J]. Food Chemistry, 275：618–627.

YAN N, WANG X Q, XU X F, et al., 2013. Plant growth and photosynthetic performance of *Zizania latifolia* are altered by endophytic *Ustilago esculenta* infection[J]. Physiological and Molecular Plant Pathology, 83：75–83.

YANG B, LIU H, YANG J, 2018. New insights on bioactivities and biosynthesis of flavonoid glycosides[J]. Trends in Food Science & Technology, 79：116–124.

YU X, CHU M, CHU C, et al., 2020. Wild rice (*Zizania* spp.)：a review of its nutritional constituents, phytochemicals, antioxidant activities, and health-promoting effects[J]. Food Chemistry, 331, 127293.

YU X, YANG T, QI Q, et al., 2021. Comparison of the contents of phenolic compounds including flavonoids and antioxidant activity of rice (*Oryza sativa*) and Chinese wild rice (*Zizania latifolia*)[J]. Food Chemistry, 344 : 128 600.

ZENG H, ISHAQ S L, LIU Z, et al., 2018. Colonic aberrant crypt formation accompanies an increase of opportunistic pathogenic bacteria in C57BL/6 mice fed a high-fat diet[J]. The Journal of Nutritional Biochemistry, 54 : 18–27.

ZENG J, DOU Y, YAN N, et al., 2019. Optimizing ultrasound-assisted deep eutectic solvent extraction of bioactive compounds from Chinese wild rice[J]. Molecules, 24(15) : 2 718.

ZHAI C K, JIANG X L, XU Y S, 1994. Protein and amino acid composition of Chinese and North American wild rice[J]. LWT-Food Science and Technology, 27(4) : 380–383.

ZHAI C K, LU C M, ZHANG X Q, et al., 2001. Comparative study on nutritional value of Chinese and North American wild rice[J]. Journal of Food Composition and Analysis, 14(4) : 371–382.

ZHAI C K, TANG W L, JANG X L, et al., 1996. Studies of the safety of Chinese wild rice[J]. Food and Chemical Toxicology, 34(4) : 347–352.

ZHANG H, CAO P, AGELLON L B, et al., 2009. Wild rice (*Zizania latifolia* (Griseb) Turcz) improves the serum lipid profile and antioxidant status of rats fed with a high fat/cholesterol diet[J]. British Journal of Nutrition, 102(12) : 1 723–1 727.

ZHANG H, LIU Y, ZHAO J, et al., 2015. Determination of the glycemic index of the wild rice on insulin resistance in rats[J]. Journal of Hygiene Research, 44(2) : 173–178, 184.

ZHANG H, ZHAI C K, 2016. Effects of Chinese and North American wild rice on blood lipids, oxidative stress, and inflammation factors in hyperlipidemic rats[J]. Cereal Chemistry, 93(4) : 357–363.

ZHANG X, JIANG H, MA X, et al., 2020. Increased serum level and impaired response to glucose fluctuation of asprosin is associated with type 2 diabetes mellitus[J]. Journal of Diabetes Investigation, 11(2) : 349–355.

ZHAO R, WAN P, SHARIATI-IEVARI S, et al., 2020. North American wild rice-attenuated hyperglycemia in high-fat-induced obese mice : Involvement of AMP-activated protein kinase[J]. Journal of Agricultural and Food Chemistry, 68(33), 8 855–8 862.

ZHAO Y, ZHONG L, ZHOU K, et al., 2018. Seed characteristic variations and genetic structure of wild *Zizania latifolia* along a latitudinal gradient in China : implications for neo-domestication as a grain crop[J]. AoB Plants, 10(6) : 1–14.

2

中国菰米中的抗氧化酚类化合物

菰米是美国食品和药品监督管理局认定的全谷物，已有研究证实中国菰米抗氧化活性显著。本章对中国菰米中所含的抗氧化酚类化合物进行介绍，内容涵盖菰米抗氧化酚类化合物的富集纯化、结构鉴定和含量测定。采用 D101 大孔吸附树脂对菰米乙醇提取物中的抗氧化酚类化合物开展纯化富集，运用高效液相色谱－线性离子阱四级杆静电场轨道阱质谱联用技术（high performance liquid chromatography coupled with linear ion trap quadrupole orbitrap mass spectrometry，HPLC-LTQ-Orbitrap-MS^n）对抗氧化活性组分进行化合物结构鉴定，最终从菰米中鉴定出 34 个酚类化合物（包括 12 个酚酸和 22 个类黄酮成分）。结果表明，研究中建立的 D101 大孔吸附树脂柱层析方法可分别使酚酸和类黄酮成分得到初步纯化富集，其中，酚酸类成分主要存于 10% 乙醇洗脱液中，类黄酮成分主要集中在 20%～30% 乙醇洗脱液中。在上述基础上，通过超高效液相色谱－三重四级杆串联质谱技术（ultra high performance liquid chromatography-triple quadrupole tandem mass spectrometry，UPLC-QqQ-MS/MS）多反应监测（multiple reaction monitoring，MRM）模式对鉴定到的部分化学成分进行了含量测定，结果显示，中国菰米所含酚类化合物较对照品稻米明显丰富，且富含原花青素类化合物，这些成分正是菰米具有显著抗氧化活性的物质基础。

2.1 前言

进入 21 世纪以来，慢性非传染性疾病（noncomunicable diseases，NCDs）成为世界范围内医疗与健康的社会问题。根据世界卫生组织统计，全球每年约有 4 100 万人死于慢性非传染性疾病（占总死亡人数的 71%），其中因心血管疾病、癌症、糖尿病而死亡的人数则占全部慢性非传染性疾病死亡人数的比例高达 70%。大量流行病学研究表明，全谷物（whole grains）的摄入有利于降低心血管疾病、肥胖、癌症、糖尿病等慢性病的发生风险。全谷物是指完整、碾碎、破碎或压片的谷物，其基本组成包括淀粉质胚乳、胚芽与皮层，各组成部分的相对比例与完整颖果一致。国际上在 21 世纪初启动了旨在提高全谷物中有助于降低胆固醇含量、调节血糖代谢作用的膳食纤维和降低心脑血管等疾病发病率的植物功能性成分含量的健康谷物项目，在此背景下，有关全谷物活性成分，尤其是酚类化合物的研究日益受到人们关注。

菰米（wild rice）是禾本科（Poaceae）菰属（*Zizania* spp.）植物的颖果，在 2006 年被 FDA 认定为全谷物，粒形较稻米细长，两端渐尖，皮层黑褐色、有光泽，胚乳呈乳白色、质脆。菰属植物是稻族中唯一一个连续分布横跨欧亚大陆和北美洲的属，有研究报道，菰原产中国，后通过白令陆桥传入北美洲。菰属植物共有 4 个物种，即水生菰（*Zizania aquatica*）、沼生菰（*Zizania palustris*）、得克萨斯菰（*Zizania texana*）和中国菰（*Zizania latifolia*），前三种分布于北美洲，包括从加拿大南部到墨西哥湾，从大西洋到落基山脉范围内的浅湖、缓溪、小河和沼泽中，特别是美国和加拿大五大湖地区；后一种分布于亚洲东部，主要包括中国、日本、韩国等地区。中国菰是一种古老的特色作物，早在 3 000 多年前，周朝的人们已将菰米作粮食食用，菰米曾被列为"六谷"之一，又称雕胡米、菱米。唐宋以后，随着南方人口激增以及农业大开发、围湖垦田和水稻的推广，使菰米作为粮食食用逐渐减少，菰米主要被视作中药见于各种本草著作中，用于治疗消渴症和胃肠疾病。目前，菰米已鲜为人知。我国菰米资源极其丰富，除西藏外，全国各地的湖泊、沟塘、河溪和湿地均有分布，以长江中下游地区和淮河地区的一些水面更为常见。然而我国菰米资源没有得到应有的重视，缺乏统一的种植和采摘管理，丰富的菰资源亟待开发利用。

作为北美原住民印第安人的主食，北美菰米已形成产业化，成为人们认可的营养价值高、风味独特的健康食品。菰米营养成分丰富，富含蛋白质、膳食纤维、矿物质、维生素、酚类化合物、γ- 谷维素等有益健康的化学成分，而且脂肪含量较低。研究表明，食用全谷物对人类健康有益，可以降低一些慢性非传染性疾病的发生风险，而全谷物中所含的化学成分是其具有营养保健功能的物质基础，尤其是其中的抗氧化活性成分对人类健康意义重大。已有研究证实北美菰米中的沼生菰（*Z. palustris*）和水生菰（*Z. aquatica*）富含抗氧化酚类化合物。Sumćzynski 等（2017）采用高效液相色谱（high performance liquid chromatography，HPLC）对沼生菰米中的自由酚和结合酚类化合物进行了分析，鉴定得到 14 个酚酸类成分和 6 个类黄酮成分（包括儿茶素、表儿茶素、表没食子儿茶素、芦丁、槲皮素、山奈酚）。Qiu 等（2010）采用超高效液相色谱 – 串联质谱联用（HPLC-MS/MS）技术从沼生菰米中鉴定了 8 个可溶性和不溶性酚酸单体、4 个阿魏酸脱氢二聚体、2 个芥子酸脱氢二聚体。Qiu 等（2009）采用 HPLC-MS/MS 技术从沼生菰米和水生菰米的抗氧化活性组分中鉴定出 3 个黄酮苷成分（6,8- 二 -*C*- 葡萄糖基芹菜素、6-*C*- 葡萄糖 -8-*C*- 阿拉伯糖芹菜、6,8- 二 -C- 阿拉伯糖基芹菜素）和 6 个黄烷 -3- 醇类成分（儿茶素、表儿茶素，及 4 种低聚原花青素）。

相对于北美菰米，有关中国菰米的酚类化合物研究较少，对中国菰米的研究主要集中在其营养成分及生物学功能上。Zhai 等（2001）对中国菰米和北美菰米的营养价值进行了对比研究，发现二者营养价值相当。动物实验表明，中国菰米和北美菰米均能够抑制高脂肪、高胆固醇饮食小鼠的氧化应激反应、改善胰岛素抵抗和降低脂毒性。中国菰米这些保健作用都与其抗氧化活性及酚类化合物息息相关。本章节将介绍基于体外抗氧化活性为导向的中国菰米酚类化合物的提取与纯化富集方法，并详细阐述其主要化学成分的定性鉴别和含量测定。

2.2 材料与方法

2.2.1 样品

中国菰米（Z. latifolia）采自湖北省荆州市江陵县（30°13′10″ N；112°34′5″ E）与江苏省淮安市金湖县（33°11′9″ N；119°9′37″ E），经手工去壳、干燥得到菰米样品。干燥后的菰米经粉碎过筛（0.45mm），得到米粉备用。

2.2.2 试剂

试验用甲醇、乙醇、丙酮、冰乙酸等（分析纯）购自国药集团化学试剂有限公司；甲醇、乙腈（色谱纯）购自 Merck 公司；纯净水购自娃哈哈百立食品有限公司；Folin-Ciocalteu（福林酚）试剂、DPPH、ABTS［2,2- 联氮 - 二（3- 乙基 - 苯并噻唑 -6- 磺酸）］二铵盐购自 Sigma-Aldrich 公司；大孔吸附树脂（HPD600、NKA-9、AB-8、X-5、D101、HPD300）和酚类标准品购自北京索莱宝科技有限公司；薄层色谱（thin layer chromatography，TLC）硅胶板（GF254）购自烟台江友硅胶开发有限公司。

2.2.3 酚类化合物提取

分别称取 0.1g 的米粉加入 5mL 12 种不同溶剂（乙醇、甲醇、丙酮、70% 乙醇、70% 甲醇、70% 丙酮、乙醇＋1% 乙酸、甲醇＋1% 乙酸、丙酮＋1% 乙酸、70% 乙醇＋1% 乙酸、70% 甲醇＋1% 乙酸、70% 丙酮＋1% 乙酸）中，40℃ 下超声辅助提取（ultrasonication assisted extraction，UAE）1h，于 5 000r/min 离心 20min，获得上清液。将残渣按上述操作重复提取一次，合并上清液，得到菰米酚类提取物。以提取物总酚（TPC）含量、总黄酮（TFC）含量、抗氧化活性（包括 DPPH 自由基清除能力、ABTS$^+$ 自由基吸收能力和还原能力）为评价指标，确定菰米酚类化合物的最佳提取溶剂。

2.2.4 体外抗氧化活性测试

通过测定提取物的 DPPH 自由基清除能力、ABTS$^+$自由基吸收能力和还原能力综合评价样品体外抗氧化活性。

DPPH 自由基清除能力测定参考 Yuan 等（2018）的方法。取 96 孔板，加入 50μL 样品提取物，随后加入 150μL 0.3mmol/L DPPH 乙醇溶液，室温暗处反应 30min，用酶标仪在 517nm 波长下测定吸光度值。同时设置阳性对照（抗坏血酸）及空白对照（50μL 空白溶剂代替样品加入 DPPH 乙醇溶液中）。每个处理重复 3 次。计算 DPPH 自由基清除率：

$$清除率（\%）=\frac{A_0-A_i}{A_0}\times100$$

式中，A_0 为空白的吸光度；A_i 为样品反应溶液的吸光度。

DPPH 自由基清除能力结果以每克米粉中抗坏血酸当量（ascorbic acid equivalent，AAE）表示（μmol AAE/g）。

ABTS$^+$自由基吸收能力测定参考 Re 等（1999）的方法。将 1.1mg/mL 的 ABTS$^+$ 乙醇溶液和 0.68mg/mL 的过硫酸钾水溶液等体积混合，暗室静置过夜，调整吸光度值为 0.7，得到 ABTS$^+$工作液；取 150μL ABTS$^+$工作液于 96 孔板中，加入 50μL 提取物，室温暗处反应 30min。用酶标仪测定 734nm 波长下的吸光度。同时设置阳性对照（抗坏血酸）及空白对照（50μL 空白溶剂代替样品加入 ABTS$^+$工作液中）。每个处理做 3 次重复。ABTS$^+$自由基吸收率计算参照 DPPH 自由基清除率计算公式，ABTS$^+$自由基吸收能力以每克米粉中抗坏血酸当量表示（μmol AAE/g）。

由于还原性物质会将铁氰化钾还原，并与 Fe^{3+}形成普鲁士蓝，普鲁士蓝生成量越大，则表明物质还原性越强。普鲁士蓝在 700nm 处有吸收峰，因此吸光度与还原性强度成正比，吸光度越大，则表示还原性越强（邓心蕊等，2014）。还原能力测定参考 Yuan 等（2018）的方法。将 0.25mL 样品加入 0.25mL 0.2mol/L 的磷酸盐缓冲液（pH=6.6）中，同时加入 0.25mL 1% 铁氰化钾溶液，于 50℃反应 20min，滴加 0.25mL 10% 三氯乙酸终止反应。之后加入 1mL 蒸馏水和 0.2mL 0.1% FeCl$_3$ 溶液，充分混匀后，用酶标仪于 700nm 处测定吸光度。以抗坏血酸作为阳性对照。每个处理重复 3 次，样品的还原能力以每克米粉中抗坏血酸当量表示（μmol AAE/g）。

2.2.5 总酚和总黄酮含量测定

采用福林酚比色法（Tang 等，2015）测定样品 TPC，以没食子酸作为标准物质。取 25μL 以蒸馏水稀释 10 倍后的福林酚试剂于 96 孔板中，分别加入 25μL 样品提取物或不同浓度没食子酸标准溶液（10～100μg/mL）充分混匀，于室温下反应 5min，依次加入 100μL 蒸馏水和 25μL 20% Na$_2$CO$_3$ 溶液，充分混匀，于暗处室温反应 30min，用酶标仪在 760nm 下测定吸光度值。每处理 3 次重复。根据没食子酸标准曲线计算测试样品总酚含量，结果以每克米粉中没食子酸当量表示（mg GAE/g）。

采用氯化铝比色法（Tang 等，2015）测定样品中 TFC，以槲皮素为标准物质。吸取 100μL 0.066mol/L 的 NaNO₂ 溶液于 96 孔板中，分别加入 50μL 样品提取物或槲皮素标准溶液（100～800μg/mL），充分混匀后室温反应 5min，之后加入 15μL 10% AlCl₃ 溶液，混匀后室温继续反应 6min，加入 100μL 1mol/L 的 NaOH 溶液终止反应，用酶标仪测定 510nm 下的吸光度值。每处理 3 次重复。根据槲皮素标准曲线计算测试样品中总黄酮含量，结果以每克米粉中槲皮素当量（quercetin equivalent，QE）表示（mg QE/g）。

2.2.6　大孔吸附树脂的筛选

选取 6 种不同理化性质的大孔吸附树脂（表 2-1），首先参照 Yang 等（2016）的方法对其分别预处理，之后进行 6 种大孔吸附树脂的静态吸附解析实验。过程如下。称取 1.0g 大孔吸附树脂，置于 200mL 的锥形瓶中，加入菰米酚类提取物水溶液；室温下震荡 24h，达到吸附平衡，用蒸馏水冲洗树脂，加入 50mL 70% 丙酮 - 水溶液进行解析，室温下继续震荡 24h。以如下公式分别计算 6 种大孔吸附树脂的吸附能力（Q_a）、解析能力（Q_d）及解析比（D）：

$$Q_a = (C_0 - C_a) \times \frac{V_0}{m};$$

$$Q_d = C_d \times \frac{V_d}{m};$$

$$D = \frac{C_d \times V_d}{(C_d - V_d) \times V_0} \times 100$$

式中，Q_a 为吸附能力（μmol AAE/g 树脂）；Q_d 为解析能力（μmol AAE/g 树脂）；C_0、C_a、C_d 分别为初始、吸附平衡时、解析后的溶液中酚类含量（μmol AAE/mL）；V_0、V_d 分别为初始样品及解析溶液的体积；m 为树脂的质量（g）；D 为解析比（%）。

表 2-1　6 种大孔吸附树脂的物理性质

树脂	极性	粒度（mm）	表面积（m²/g）	平均孔径（Å）
HPD600	极性	0.30～1.20	550～600	80
NKA-9	极性	0.30～1.25	250～290	155～165
AB-8	弱极性	0.03～1.25	480～520	130～140
X-5	非极性	0.30～1.25	500～600	290～300
D101	非极性	0.30～1.25	550～600	90～100
HPD300	非极性	0.30～1.20	800～870	50～55

注：Å = 1 × 10⁻¹⁰m。

2.2.7 动态突破曲线的测定

在确定 D101 大孔吸附树脂作为菰米酚类化合物的纯化材料后，为确定树脂柱的最大载样量，进一步采用动态吸附实验确定样品对树脂柱的动态突破曲线。称取 15.0g D101 大孔吸附树脂，将其填充于玻璃柱（16mm×300mm）中，树脂的柱床体积（bed volume，BV）为 20mL。柱层析流速为 2BV/h。柱层析过程中，利用自动收集器收集柱层析流出物（4mL/管）。分别测定每管样品的酚类化合物含量。

2.2.8 D101 大孔吸附树脂柱层析

取 44mL 菰米酚类化合物提取物水溶液（44mL 的上样体积通过动态突破曲线确定）滴加到填充好的 D101 大孔吸附树脂柱（16mm×300mm，15.0g 树脂）中，待达到吸附平衡后，首先用蒸馏水（2BV）冲洗树脂，随后依次用 10%、20%、30%、40%、50%、60%、70%、80%、90%、100% 的乙醇洗脱，每个浓度梯度的洗脱液用量为 5BV，流速为 2BV/h。依次收集柱层析各流分，根据薄层色谱（TLC）及高效液相色谱（HPLC）图对收集的流分检测并合并相似成分，最终获得 4 个组分：Fr. 1（10% 乙醇洗脱液）、Fr. 2（20%～30% 乙醇洗脱液）、Fr. 3（40%～60% 乙醇洗脱液）、Fr. 4（70%～100% 乙醇洗脱液）。4 个组分 Fr. 1～Fr. 4 的 HPLC 图谱见图 2–1。HPLC 流动相：溶剂 A（甲醇）和溶剂 B（水 +0.1% 甲酸）。梯度洗脱：0～10min，5～10% A；10～30min，10%～15% A；30～40min，15%～20% A；40～50min，20%～25% A；50～60min，25%～35% A；60～70min，35%～90% A；70～80min，90%～60% A。

2.2.9 酚类化合物结构鉴定

利用高效液相色谱－线性离子阱四级杆静电场轨道阱质谱联用技术（HPLC-LTQ-Orbitrap-MS^n）进行组分 Fr. 1 和 Fr. 2 中酚类化合物的结构鉴定。液相色谱为 Accella 高效液相色谱仪。进样量：5μL。色谱柱：安捷伦 Agilent poroshell 120 EC-C18 柱（2.7μm，4.6mm×150mm）。流动相：溶剂 A（乙腈 +0.1% 乙酸）和溶剂 B（水 +0.1% 乙酸）。Fr. 1 梯度洗脱：0～15min，5%～10% A；15～20min，10%～15% A；20～25min，15%～20% A；25～30min，20%～5% A。Fr. 2 梯度洗脱：0～10min，5%～10% A；10～25min，10%～15% A；25～30min，15%～40% A；30～35min，40%～5% A）。流速：0.3mL/min。

质谱仪为 Thermo 线性离子阱四级杆静电场轨道阱质谱仪（LTQ-Orbitrap XL），采用电喷雾离子源（electron spray lonization，ESI）。Fr. 1：负离子模式，扫描范围 m/z 50～1 000。Fr. 2：正离子模式，扫描范围 m/z 150～2 000。毛细管温度：350℃；氮气为鞘气（30arb）和辅助气（5arb）。喷雾电压：4 000 V（正离子模式），3 000 V（负离子模式）。数据分析软件：Xcalibur 2.1（Thermo Fisher Scientific）。

A

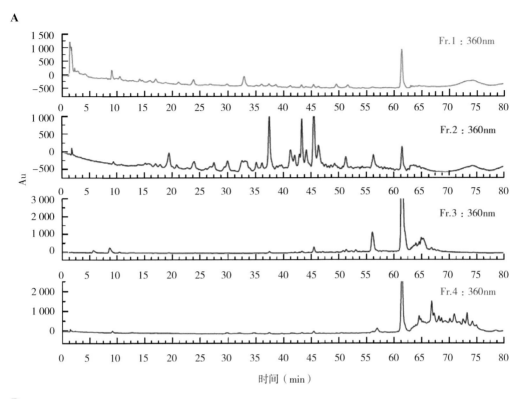

B

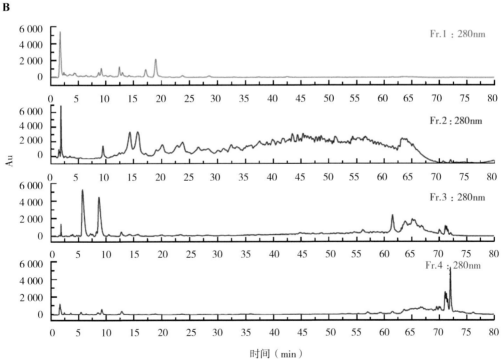

图 2-1　Fr. 1～Fr. 4 的 HPLC 分析

注：Au，全称 absorbance unit，吸光度单位，反映检测器的电信号响应值。

化合物结构鉴定结果根据各化合物液相色谱保留时间（retention time，Rt）、紫外吸收、高分辨质谱数据和标准品或文献数据对比得到。所有化合物的质谱准分子离子峰的实测值和理论计算值的误差均在 ±5ppm 以内。

2.2.10　酚类化合物含量测定

化合物的含量测定采用超高效液相色谱－三重四级杆串联质谱技术（UPLC-QqQ-MS/MS）。液相色谱仪为 Waters ACQUITY H-CLASS 超高效液相色谱仪。进样量：2μL。色谱柱：Waters ACQUITY UPLC BEH C18 柱（1.7μm，2.1mm×50mm）。流动相：溶剂 A（乙腈＋0.1% 乙酸）和溶剂 B（水＋0.1% 乙酸）。梯度洗脱：0～5min，5%～10% A；5～7min，10%～20% A；7～8min，20%～60% A；8～9min，60%～100% A；9～10min，100%～5% A。流速：0.3mL/min。

质谱仪为 Thermo 三重四级杆质谱仪（TSQ Quantum Ultra），采用 MRM 负离子模式。喷雾电压：3 000V。雾化温度和毛细管温度分别为 350℃和 320℃；氮气作为鞘气（30arb）和辅助气（5arb）；氩气为碰撞气体（1.5mTorr，1mTorr≈0.133Pa）。每个离子的碰撞能量均经优化确定。数据采集处理软件：Xcalibur 3.1（Thermo Fisher Scientific）。各标准品优化的质谱数据和线性关系等参数见表 2–2。含量测定结果以每克米粉中化合物含量表示（μg/g）。

表 2–2　UPLC–QqQ–MS/MS 分析中标准品优化得到的质谱参数及线性关系

化合物	母离子（m/z）	子离子（m/z）	碰撞能量（V）	Rt（min）	标准曲线	r^2	LOD（ng/mL）	LOQ（ng/mL）
对羟基苯甲醛	121.138	92.224	25	2.91	$y=8.275\,4\times10^4x$ $+5.139\,9\times10^4$	0.999 1	0.992	3.298
		120.306	20					
对羟基苯甲酸	137.116	65.238	31	2.03	$y=2.321\,4\times10^5x$ $-3.100\,2\times10^5$	0.998 2	4.691	14.539
		75.046	32					
		93.220	17					
香草醛	151.120	51.600	50	4.05	$y=6.597\,2\times10^5x$ $-5.883\,7\times10^5$	0.998 1	6.936	20.013
		92.239	23					
		107.962	25					
		136.138	16					
原儿茶酸	153.095	91.099	27	1.01	$y=7.426\,7\times10^4x$ $-9.866\,1\times10^3$	0.999 5	0.770	2.566
		108.084	26					
		109.179	17					

化合物	母离子（m/z）	子离子（m/z）	碰撞能量（V）	Rt（min）	标准曲线	r^2	LOD（ng/mL）	LOQ（ng/mL）
对香豆酸	163.080	93.221	37	3.18	$y=4.493\ 6\times10^5 x$ $-6.935\ 1\times10^5$	0.999 9	3.393	10.643
		117.187	37					
		119.199	18					
邻香豆酸	163.095	93.047	36	6.11	$y=2.875\ 9\times10^5 x$ $+3.923\ 3\times10^5$	0.998 8	5.075	16.251
		117.171	25					
		119.185	15					
香草酸	167.042	91.078	22	2.84	$y=2.086\ 2\times10^5 x$ $-3.103\ 4\times10^5$	0.999 3	6.294	19.648
		108.118	19					
		123.106	13					
		152.027	16					
没食子酸	169.081	79.288	24	0.61	$y=7.377\ 2\times10^4 x$ $-3.449\ 4\times10^4$	0.999 4	2.589	8.630
		97.217	20					
		124.132	27					
		125.176	15					
原儿茶酸乙酯	181.038	108.487	23	7.39	$y=5.935\ 2\times10^4 x$ $+2.576\ 9\times10^6$	0.999 2	0.147	0.491
		151.949	16					
		153.005	16					
阿魏酸	193.081	133.097	30	5.16	$y=5.809\ 2\times10^4 x$ $-4.063\ 6\times10^4$	0.998 2	3.321	11.088
		134.166	18					
		149.184	13					
		178.117	14					
丁香酸	197.084	95.222	35	3.36	$y=2.617\ 6\times10^5 x$ $-4.108\ 7\times10^5$	0.999 6	6.213	20.712
		123.166	25					
		167.117	21					
		182.117	16					
芥子酸	223.065	149.105	23	6.31	$y=3.159\ 5\times10^5 x$ $-8.328\ 9\times10^4$	0.997 9	4.868	16.226
		164.141	18					
		193.081	25					
		208.100	17					
儿茶素	289.041	203.256	21	2.97	$y=1.314\ 3\times10^4 x$ $-9.657\ 8\times10^3$	0.999 5	8.395	27.984
		245.129	17					

（续表）

化合物	母离子 （m/z）	子离子 （m/z）	碰撞能量 （V）	Rt（min）	标准曲线	r^2	LOD （ng/mL）	LOQ （ng/mL）
表儿茶素	289.050	203.210 245.137	23 18	3.56	$y=2.101\,1\times10^4x$ $-1.342\,0\times10^4$	0.999 1	6.787	22.067
槲皮素	301.000	107.184 121.176 151.074 179.060	33 30 24 20	7.92	$y=1.785\,5\times10^5x$ $-5.855\,8\times10^4$	0.999 7	0.297	0.991
表没食子儿茶素	305.033	125.138 165.082 179.110 219.098	27 20 18 19	2.35	$y=3.951\,0\times10^4x$ $-1.523\,9\times10^4$	0.999 0	2.744	9.148
原花青素 B1	577.128	289.088 407.009 425.148	26 23 18	2.60	$y=9.147\,8\times10^4x$ $-3.546\,5\times10^4$	0.999 7	2.720	9.068
原花青素 B2	577.137	289.010 407.002 425.159	26 24 19	2.85	$y=1.169\,8\times10^5x$ $-8.572\,4\times10^4$	0.998 9	1.894	6.332
原花青素 B3	577.112	289.017 407.021 425.098	28 24 17	3.63	$y=1.052\,9\times10^5x$ $-4.013\,4\times10^4$	0.999 8	2.215	7.365
芦丁	609.122	151.051 255.055 271.093 300.142	52 58 57 40	6.79	$y=2.534\,8\times10^6x$ $+2.436\,3\times10^6$	0.998 9	0.012	0.039
原花青素 C1	865.147	386.970 524.985 695.291 713.302	38 29 26 29	7.87	$y=8.010\,4\times10^4x$ $+1.588\,8\times10^4$	0.999 9	0.416	1.385

注：Rt，保留时间；标准曲线通过峰面积和浓度作图得到；LOD，最低检测限（limit of detection）；LOQ，最低定量限（limit of quantitation）。

2.3 结果分析

2.3.1 最佳提取溶剂的选择

根据图 2-2 中 12 种溶剂提取物的 DPPH 自由基清除能力、ABTS$^+$自由基吸收能力和还原能力、TFC 和 TPC 测定结果，可以看出乙醇、甲醇和丙酮提取物具有较高的抗氧化活性、TFC 及 TPC。因此，选择污染低、毒性低的乙醇作为菰米酚类化合物的提取溶剂。

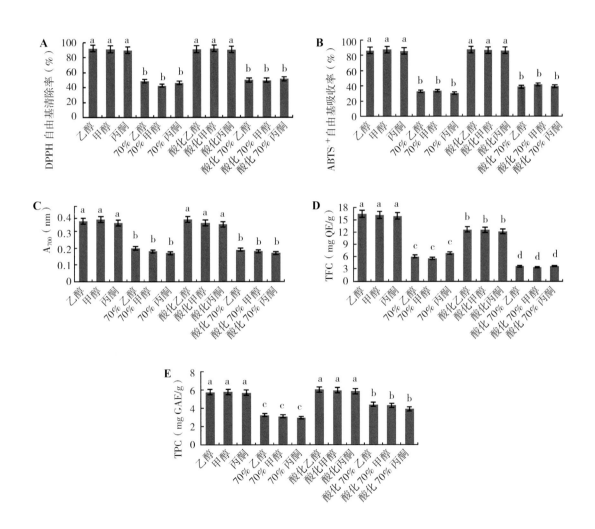

图 2-2　菰米（荆州）12 种溶剂提取物的抗氧化能力及酚类化合物含量

A. DPPH 自由基清除能力；B. ABTS$^+$自由基吸收能力；C. 还原能力；D. 总黄酮含量；E. 总酚含量

注：同一图中不同字母表示差异显著（$P<0.05$）。

2.3.2 菰米乙醇提取物的体外抗氧化活性、总黄酮和总酚含量

研究中选择红米和白米作为对照样品，从各样品提取物的抗氧化活性、TFC 及 TPC 测定结果（表 2-3）可以看出，样品提取物的 DPPH 自由基清除能力由高到低顺序为：菰米（荆州）[（45.4±0.2）µmol AAE/g]＞菰米（淮安）[（20.8±0.1）µmol AAE/g]＞红米[（10.0±0.0）µmol AAE/g]＞白米[（1.4±0.0）µmol AAE/g]。与此相似，提取物 ABTS$^+$自由基吸收能力由高到低为：菰米（荆州）[（24.9±0.1）µmol AAE/g]＞菰米（淮安）[（17.0±0.1）µmol AAE/g]＞红米[（9.9±0.1）µmol AAE/g]＞白米[（1.8±0.0）µmol AAE/ g]。还原能力由高到低依次为：菰米（荆州）[（63.7±0.3）µmol AAE/g]＞菰米（淮安）[（40.3±0.2）µmol AAE/g]＞红米[（21.5±0.1）µmol AAE/g]＞白米[（3.5±0.0）µmol AAE/g]。与抗氧化活性一致，4 种样品提取物的 TFC 和 TPC 也有明显的差异。TFC 由高到低顺序为：菰米（荆州）[（16.6±0.2）mg QE/g]＞菰米（淮安）[（12.6±0.1）mg QE/g]＞红米[（6.5±0.1）mg QE/g]＞白米[（3.2±0.0）mg QE/g]。TPC 由高到低顺序为：菰米（荆州）[（4.8±0.2）mg GAE/g]＞菰米（淮安）[（2.1±0.0）mg GAE/g]＞红米[（1.4±0.0）mg GAE/g]≈白米[（1.3±0.0）mg GAE/g]。

由此可见，菰米提取物的抗氧化活性（包括 DPPH 自由基清除能力、ABTS$^+$自由基吸收能力和还原能力）、TFC 及 TPC 均显著高于对照样品红米和白米。此外，两种产地的菰米样品测定结果也有差异，与采自江苏淮安的菰米相比，采自湖北荆州的菰米具有更高的抗氧化活性、TFC 和 TPC。

表 2-3　菰米及对照样品乙醇提取物的体外抗氧化活性、总黄酮含量（TFC）和总酚含量（TPC）

样品	DPPH 自由基清除能力（µmol AAE/g）	ABTS$^+$自由基吸收能力（µmol AAE/g）	还原能力（µmol AAE/g）	TFC（mg QE/g）	TPC（mg GAE/g）
菰米（荆州）	45.4±0.2a	24.9±0.1a	63.7±0.3a	16.6±0.2a	4.8±0.2a
菰米（淮安）	20.8±0.1b	17.0±0.1b	40.3±0.2b	12.6±0.1b	2.1±0.0b
红米	10.0±0.0c	9.9±0.1c	21.5±0.1c	6.5±0.1c	1.4±0.0c
白米	1.4±0.0d	1.8±0.0d	3.5±0.0d	3.2±0.0d	1.3±0.0c

注：数据表示均值 ± 标准误差（$n=3$）；同一列的不同字母表示数据存在显著性差异（$P<0.05$）。

2.3.3 酚类化合物的纯化富集

6 种大孔吸附树脂的静态吸附解析实验结果见图 2-3。综合各树脂的吸附能力、解析能力和解析比 3 方面指标，可以得出，相对于其他树脂，D101 树脂不仅具有理想的吸附能力（17.8 µmol AAE/g），而且解析能力及解析比较高（解析比为 90.4%），因此 D101 树脂可作为菰米酚类化合物纯化富集的材料。

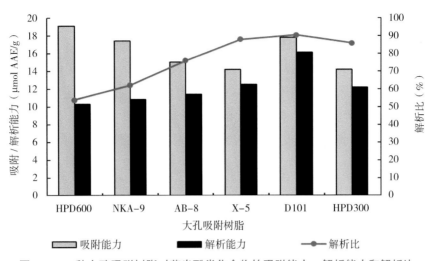

图 2-3 6种大孔吸附树脂对菰米酚类化合物的吸附能力、解析能力和解析比

在确定 D101 大孔吸附树脂作为菰米酚类化合物纯化富集的材料后，需进一步确定柱层析最大载样量，以确保柱层析高效进行，因此开展了 D101 大孔吸附树脂对样品的动态解析实验。从实验得出的动态突破曲线（图 2-4）可以看出，当样品上柱体积较小时，柱层析流出物中基本检测不到酚类化合物，在样品上柱体积达到 32mL 后，流出物中的酚类化合物逐渐增加，直到 110mL 达到平衡。以流出液和原始样品检测物含量比值为 10% 时的点为动态突破点，可确定 D101 树脂对菰米样品的饱和吸附体积（即树脂柱的最大载样量）为 44mL。

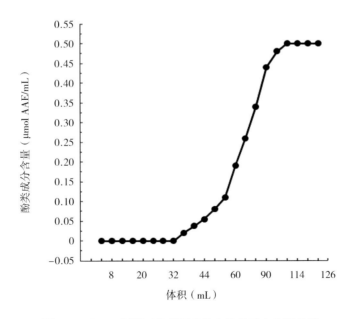

图 2-4 D101 树脂对菰米酚类化合物的动态突破曲线

以上述确定的大孔吸附树脂柱层析条件进行菰米（采自湖北荆州）酚类化合物的纯化富集实验，具体柱层析方法见 2.2.8，最终得到 4 个组分（Fr. 1～Fr. 4）。Fr. 1～Fr. 4 的抗氧化活性（包括 DPPH 自由基清除能力、ABTS$^+$ 自由基吸收能力及还原能力）结果见图 2-5，可以看出组分 Fr.1 和 Fr.2 的抗氧化活性显著高于 Fr.3 和 Fr.4，其中 Fr.2 的抗氧化能力最高。由此可见，菰米酚类化合物在经 D101 树脂柱层析后得到有效的富集，Fr. 1 和 Fr. 2 为酚类富集组分。

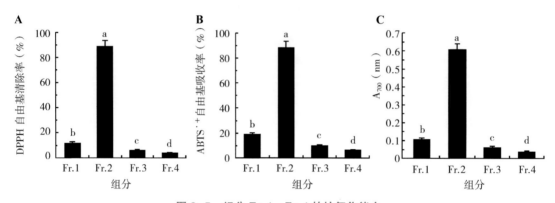

图 2-5　组分 Fr. 1～Fr. 4 的抗氧化能力

A. DPPH 自由基清除能力；B. ABTS$^+$ 自由基吸收能力；C. 还原能力

注：样品浓度为 0.5mg/mL；数据表示均值 ± 标准偏差（$n=3$）；同一图中不同字母表示差异显著（$P < 0.05$）。

2.3.4　酚类化合物结构鉴定

2.3.4.1　组分 Fr. 1 中酚酸及其衍生物的结构鉴定

通过 HPLC-LTQ-Orbitrap-MS^n 分析从组分 Fr. 1 中共鉴定出 12 个酚酸及其衍生物，包括 8 个羟基苯甲酸类（A1～A7、A12）和 4 个羟基肉桂酸类化合物（A8～A11）（化合物结构见图 2–6，Fr. 1 基峰图见图 2–7）。12 个化合物的保留时间（Rt）、分子式、实验测试和理论计算的准分子离子峰（m/z）、质量数误差（ppm）及主要碎片离子（m/z）数据

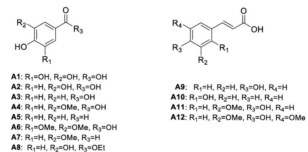

A1: R$_1$=OH, R$_2$=OH, R$_3$=OH
A2: R$_1$=H, R$_2$=OH, R$_3$=OH
A3: R$_1$=H, R$_2$=H, R$_3$=OH
A4: R$_1$=H, R$_2$=OMe, R$_3$=OH
A5: R$_1$=H, R$_2$=H, R$_3$=H
A6: R$_1$=OMe, R$_2$=OMe, R$_3$=OH
A7: R$_1$=H, R$_2$=OMe, R$_3$=H
A8: R$_1$=H, R$_2$=OH, R$_3$=OEt

A9: R$_1$=H, R$_2$=H, R$_3$=OH, R$_4$=H
A10: R$_1$=OH, R$_2$=H, R$_3$=H, R$_4$=H
A11: R$_1$=H, R$_2$=OMe, R$_3$=OH, R$_4$=H
A12: R$_1$=H, R$_2$=OMe, R$_3$=OH, R$_4$=OMe

图 2-6　酚酸及其衍生物的结构

见表 2-4。结合质谱图中显示出的典型碎片丢失（CO_2：44Da；CO：28Da），并通过与标准品对比确证，A1～A12 分别为没食子酸、原儿茶酸、对羟基苯甲酸、香草酸、对羟基苯甲醛、丁香酸、香草醛、对香豆酸、邻香豆酸、阿魏酸、芥子酸、原儿茶酸乙酯。

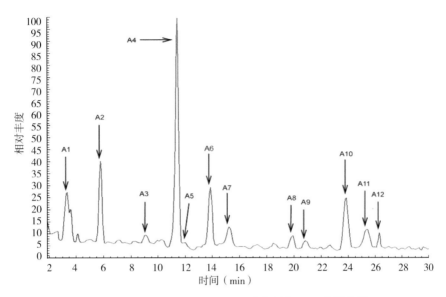

图 2-7　HPLC-LTQ-Orbitrap-MS^n 分析中 Fr.1 的基峰图

表 2-4　从 Fr. 1 中鉴定的酚酸及其衍生物

峰	化合物	Rt (min)	分子式	[M-H]⁻/（m/z）			碎片离子（m/z）
				实测值	计算值	误差（ppm）	
羟基苯甲酸及其衍生物							
A1	没食子酸	3.07	$C_7H_6O_5$	169.014 1	169.014 2	-0.86	125.024 4
A2	原儿茶酸	5.70	$C_7H_6O_4$	153.019 0	153.019 3	-2.15	109.012 9
A3	对羟基苯甲酸	9.08	$C_7H_6O_3$	137.024 3	137.024 4	-0.59	93.034 0, 65.039 4
A4	香草酸	11.82	$C_8H_8O_4$	167.034 6	167.035 0	-2.31	123.045 0
A5	对羟基苯甲醛	12.00	$C_7H_6O_2$	121.029 1	121.029 5	-3.51	—
A6	丁香酸	13.76	$C_9H_{10}O_5$	197.044 7	197.045 5	-3.94	153.055 1, 123.044 9
A7	香草醛	15.19	$C_8H_8O_3$	151.039 8	151.040 1	-1.83	136.016 3, 107.050 0
A12	原儿茶酸乙酯	26.25	$C_9H_{10}O_4$	181.050 4	181.050 6	-0.98	153.055 3
羟基肉桂酸类							
A8	对香豆酸	19.93	$C_9H_8O_3$	163.039 7	163.040 1	-2.39	119.050 0
A9	邻香豆酸	20.82	$C_9H_8O_3$	163.039 6	163.040 1	-2.87	119.050 0
A10	阿魏酸	23.91	$C_{10}H_{10}O_4$	193.050 3	193.050 6	-2.05	149.060 2
A11	芥子酸	25.11	$C_{11}H_{12}O_5$	223.060 3	223.061 2	-4.08	179.070 9, 164.047 1

注：峰编号对应于基峰图；化合物由标准品进一步确认；Rt，保留时间。

2.3.4.2 组分 Fr. 2 中类黄酮及酚酸化合物的结构鉴定

从抗氧化活性最强的组分 Fr. 2 中共鉴定到 22 个不同类型的类黄酮化合物，包括原花青素类（B1～B8、B11、B13、B18、B19）、黄酮苷类（B9、B10、B12、B15～B17）、羟基肉桂酸衍生物（B14、B21）、黄酮醇（B20）、黄酮（B22）（化合物结构见图 2-8，Fr.2 的基峰图见图 2-9），表 2-5 列出了 22 个化合物的 LC-MS 有关数据信息。主要成分的结构解析过程将在下文分类阐述。

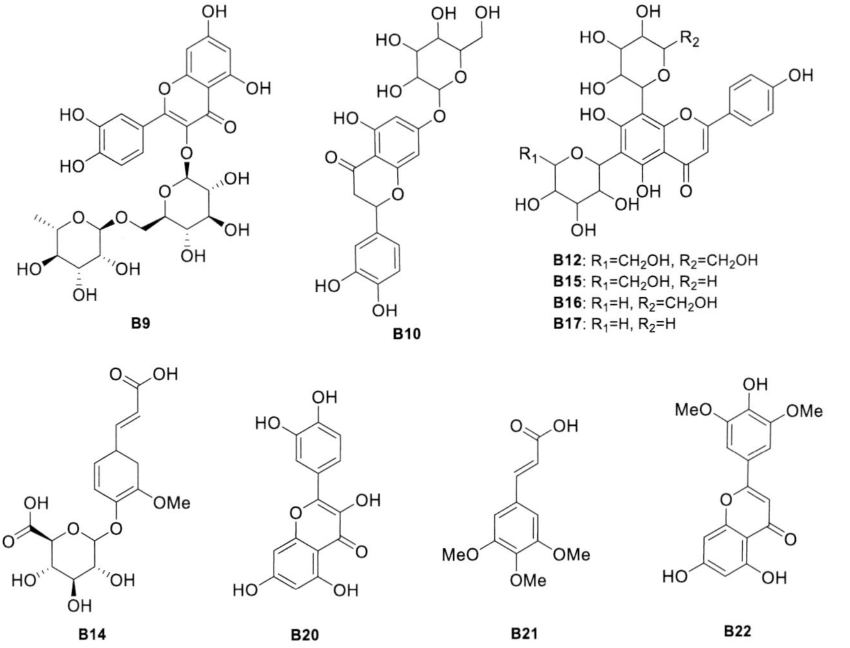

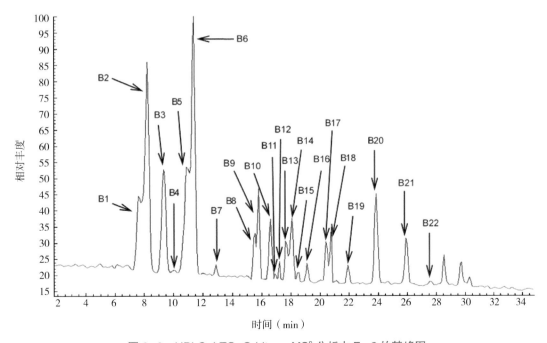

B9
B10
B12: R1=CH2OH, R2=CH2OH
B15: R1=CH2OH, R2=H
B16: R1=H, R2=CH2OH
B17: R1=H, R2=H
B14
B20
B21
B22

图 2-8　从 Fr. 2 中鉴定的酚类化合物结构

相对丰度
时间（min）
B1
B2
B3
B4
B5
B6
B7
B8
B9
B10
B11
B12
B13
B14
B15
B16
B17
B18
B19
B20
B21
B22

图 2-9　HPLC-LTQ-Orbitrap-MS^n 分析中 Fr. 2 的基峰图

表2-5　从 Fr.2 中鉴定的类黄酮及酚酸化合物

| 峰 | 化合物 | Rt（min） | 分子式 | [M+H]⁺（m/z） | | | 碎片离子（m/z） |
				实测值	计算值	误差（ppm）	
	原花青素类						
B1	原花青素 B1[a]	7.63	$C_{30}H_{26}O_{12}$	579.148 0	579.149 7	−2.87	561.138 0, 453.117 0, 427.101 6, 409.091 2, 291.086 2, 289.070 5
B2	原花青素 B2[a]	8.34	$C_{30}H_{26}O_{12}$	579.148 0	579.1497	−2.87	561.138 0, 453.117 0, 427.101 6, 409.091 2, 291.086 2, 289.070 5
B3	原花青素 B3[a]	9.55	$C_{30}H_{26}O_{12}$	579.148 1	579.149 7	−2.69	561.138 0, 453.117 0, 427.101 6, 409.091 2, 291.086 2, 289.070 5
B4	表没食子儿茶素[a]	10.10	$C_{15}H_{14}O_7$	307.081 8	307.081 2	1.89	181.049 0
B5	儿茶素[a]	11.01	$C_{15}H_{14}O_6$	291.086 2	291.086 3	−0.56	273.074 7, 165.054 4, 139.083 6
B6	表儿茶素[a]	11.08	$C_{15}H_{14}O_6$	291.086 2	291.086 3	−0.56	273.034 7, 165.054 4, 139.083 6
B7	A 型原花青素四聚体[b]	12.97	$C_{60}H_{48}O_{24}$	1 153.255 9	1 153.260 8	−4.30	865.196 3, 713.159 2, 577.133 4
B8	A 型原花青素二聚体[b]	15.79	$C_{30}H_{24}O_{12}$	577.132 6	577.134 1	−2.86	559.122 0, 451.101 3, 425.085 8
B11	B 型原花青素四聚体[b]	17.07	$C_{60}H_{50}O_{24}$	1 155.271 5	1 155.276 5	−4.41	1029.243 8, 1003.228 3, 867.212 2
B13	A 型原花青素三聚体[b]	17.96	$C_{45}H_{36}O_{18}$	865.195 5	865.197 4	−2.27	713.148 8, 695.138 2, 577.154 3
B18	A 型原花青素三聚体[b]	21.07	$C_{45}H_{34}O_{18}$	863.179 2	863.181 8	−2.95	845.168 9, 711.132 2, 693.122 1
B19	原花青素 C1[a]	22.15	$C_{45}H_{38}O_{18}$	867.213 8	867.213 1	0.92	715.166 0, 697.144 7
	黄酮苷类						
B9	芦丁[a]	16.10	$C_{27}H_{30}O_{16}$	611.159 7	611.160 7	−1.69	303.048 5
B10	圣草酚 7-O-己糖苷[b]	16.81	$C_{21}H_{22}O_{11}$	451.122 2	451.123 5	−2.91	289.071 4, 271.060 8, 245.081 8
B12	6,8- 二 -C- 己糖芹菜素[b]	17.36	$C_{27}H_{30}O_{15}$	595.164 7	595.165 7	−1.80	577.154 3, 559.143 6, 475.122 6, 355.080 8
B15	6-C- 己糖 -8-C- 戊糖芹菜素[b]	18.79	$C_{26}H_{28}O_{14}$	565.153 4	565.155 2	−3.13	547.143 7, 529.133 1, 475.112 3, 445.112 4, 415.102 0, 355.080 8

（续表）

| 峰 | 化合物 | Rt（min） | 分子式 | [M+H]⁺（m/z） | | | 碎片离子（m/z） |
				实测值	计算值	误差（ppm）	
B16	6-C-戊糖-8-C-己糖芹菜素[b]	19.35	$C_{26}H_{28}O_{14}$	565.154 4	565.155 2	-1.39	547.143 7，529.133 1，475.112 3，445.112 4，415.102 0，355.080 8
B17	6,8-二-C-戊糖芹菜素[b]	20.69	$C_{25}H_{26}O_{13}$	535.143 1	535.144 6	-3.86	517.134 5，499.122 1，475.122 5，445.112 3，355.081 0
	其他类						
B14	二氢阿魏酸4-O-葡萄糖醛[b]	18.28	$C_{16}H_{20}O_{10}$	373.113 4	373.112 9	1.33	355.102 2，197.080 7
B20	槲皮素[a]	24.09	$C_{15}H_{10}O_7$	303.049 4	303.049 9	-1.61	181.012 8，153.017 8
B21	3,4,5-三甲氧基肉桂酸[b]	26.13	$C_{12}H_{14}O_5$	239.091 5	239.091 4	0.26	224.068 4，195.101 9
B22	麦黄酮[b]	28.05	$C_{17}H_{14}O_7$	331.079 6	331.081 2	-4.90	316.056 8，301.034 0

注：峰编号对应于基峰图；[a]化合物鉴定由标准品确认；[b]化合物鉴定通过比较文献数据；Rt, 保留时间。

（1）原花青素类

从 Fr. 2 中共鉴定到 12 个原花青素类化合物，结构解析过程如下：B1～B3 质谱数据非常相似，准分子离子峰均为 m/z 579.148 0 [M+H]⁺，主要的碎片离子包括 m/z 291.086 2 [M+H−288]⁺（由醌甲基裂解断裂黄烷醇之间的连接键，从而丢失儿茶素或表儿茶素产生）、561.138 0 [M+H−18]⁺（丢失 1 分子水）和 3 个典型的 B 型原花青素二聚体碎片离子（分别丢失 126Da、152Da、170Da）。其中，典型的 B 型原花青素二聚体碎片离子（分别丢失 126Da、152Da、170Da）的产生途径见图 2-10，碎片离子 m/z 453.117 0 [M+H−126]⁺ 由杂环裂解（heterocyclic ring fission，HRF）丢掉 1 分子间苯三酚产生；碎片离子 m/z 427.101 6 [M+H−152]⁺ 和 409.091 2 [M+H−170]⁺ 来源于逆向阿尔德反应（retro-Diels–Alder，本章中简称 RDA），后者是由前者继续失去 1 分子水产生；碎片离子 m/z 289.070 5 [M+H−290]⁺ 由醌甲基裂解（quinone methide，QM）断裂黄烷醇之间的连接键产生。结合以上数据，并由标准品对比确认，B1～B3 分别被鉴定为原花青素 B1、B2 和 B3。

B4（m/z 307.081 8 [M+H]⁺）、B5（m/z 291.086 2 [M+H]⁺）、B6（m/z 291.086 2 [M+H]⁺）分别经标准品对比被鉴定为表没食子儿茶素、儿茶素、表儿茶素。B7（m/z 1 153.255 9 [M+H]⁺）具有典型的原花青素类碎片离子 m/z 865.196 3 [M+H−288]⁺、713.159 2 [M+H−288−152]⁺ 和 577.133 4 [M+H−288−288]⁺（来源于 QM 和 RDA 裂解），因此被鉴定为 A 型原花青素四聚体。B8（m/z 577.132 6 [M+H]⁺）主要的碎片离子包括 m/z 559.122 0

[M＋H-18]⁺（丢失 1 分子水）、451.101 3 [M＋H-126]⁺（丢失 1 分子间苯三酚）和 425.085 8 [M＋H-152]⁺（由 RDA 裂解反应产生），被确定为 A 型原花青素二聚体。B11 准分子离子峰为 m/z 1 155.271 5 [M＋H]⁺，为 B 型原花青素四聚体，具有相似的二级质谱碎片丢失：m/z 1 029.243 8 [M＋H-126]⁺（丢失 1 分子间苯三酚）、1 003.228 3 [M＋H-152]⁺（由 RDA 裂解反应产生）、867.212 2 [M＋H-288]⁺（丢失 1 分子儿茶素或表儿茶素）。B13（m/z 865.195 5 [M＋H]⁺）和 B18（m/z 863.179 2 [M＋H]⁺）也具备原花青素的以上典型质谱裂解行为，通过与文献数据对比，被鉴定为 A 型原花青素三聚体。B19（m/z 867.213 8 [M＋H]⁺）由标准品对比被鉴定为原花青素 C1。

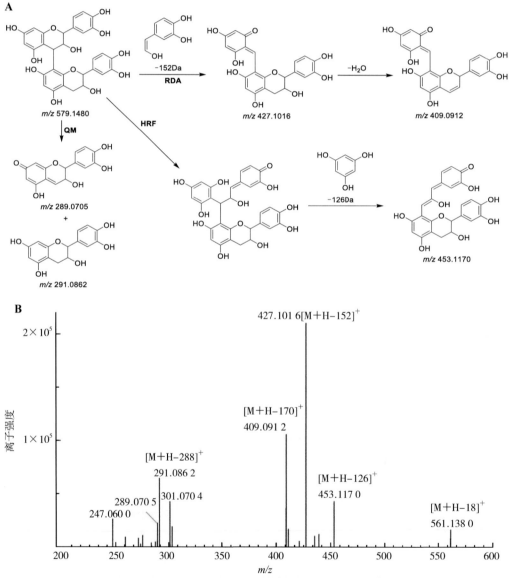

图 2-10　B 型原花青素二聚体的质谱裂解途径（A）与 MS² 图谱（B）

注：RDA，逆向阿尔德反应；HRF，杂环裂解；QM，醌甲基裂解。

（2）黄酮苷类

天然存在的类黄酮化合物通常为氧苷或碳苷形式。本研究从组分 Fr. 2 中鉴定出 6 个黄酮苷类化合物。B9 准分子离子峰为 m/z 611.159 7 [M＋H]$^+$，主要的碎片离子有 m/z 303.048 5 [M＋H－308]$^+$（丢失 1 分子芸香糖），经由标准品确认，被鉴定为芦丁。B10 准分子离子峰为 m/z 451.122 2 [M＋H]$^+$，碎片离子包括 m/z 289.071 4 [M＋H－162]$^+$（丢失 1 分子己糖）、271.060 8 [M＋H－162－18]$^+$、245.081 8 [M＋H－162－44]$^+$（证实圣草酚单元的存在），被鉴定为圣草酚 7-O- 己糖苷。总结黄酮氧苷的质谱裂解特征通常为断裂氧苷连接键，从而丢失完整的糖单元，出现丢失 162 Da（己糖）、146 Da（脱氧己糖）、132 Da（戊糖）的典型碎片。

除黄酮氧苷外，从 Fr. 2 中还鉴定到黄酮碳苷化合物（B12、B15～B17）。与黄酮氧苷的质谱裂解特征不同，黄酮碳苷往往发生糖单元内部键的断裂，从而产生丢失 120 Da、90 Da、60 Da 的碎片离子，此外还会出现丢失 18 Da（1 分子水）的碎片离子。大多数情况下，碳苷的糖基化位置出现在黄酮苷元的 C-6 或 C-8 位。图 2-11 标明了黄酮碳苷 B12、B15～B17 的质谱裂解方式。B12 准分子离子峰为 m/z 595.164 7 [M＋H]$^+$，主要碎片离子包括丢失 1 分子和 2 分子水分子产生的碎片离子 m/z 577.154 3 [M＋H－18]$^+$和 559.143 6 [M＋H－36]$^+$、丢失 1 分子己糖单元产生的碎片离子 m/z 475.122 6 [M＋H－120]$^+$及揭示芹菜素苷元的碎片离子 m/z 355.080 8 [M＋H－120－120]$^+$，因此 B12 被鉴定为 6,8- 二 -C- 己糖芹菜素。B15（m/z 565.153 4 [M＋H]$^+$）和 B16（m/z 565.154 4 [M＋H]$^+$）准分子离子峰相似，碎片离子主要有 m/z 475.112 3 [M＋H－90]$^+$、445.112 4 [M＋H－120]$^+$、415.102 0 [M＋H－60－90]$^+$、547.143 7 [M＋H－18]$^+$、529.133 1 [M＋H－36]$^+$，这些碎片丢失提示这两个化合物为含有 1 个己糖和 1 个戊糖的黄酮碳苷类化合物；此外，它们都具有碎片离子 m/z 355.080 8 [M＋H－120－90]$^+$，提示芹菜素的存在；根据有关文献数据，在 6-C- 己糖 -8-C- 戊糖芹菜素的二级质谱图中，碎片离子 [M＋H－120]$^+$（由己糖的裂解产生）的

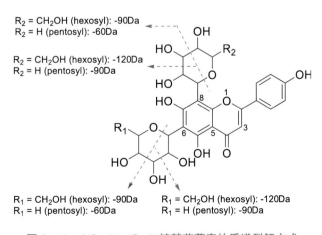

图 2-11　6,8- 二 -*C*- 二糖基芹菜素的质谱裂解方式

相对丰度比碎片离子 [M+H−90]$^+$（由己糖和戊糖的裂解产生）的丰度高，而在 6-C-戊糖 -8-C-己糖芹菜素中的二级质谱图中，可观察到相反的结果。此研究结果显示，B15 具有较高丰度的碎片离子 445.112 4 [M+H−120]$^+$（由己糖的裂解产生），B16 具有较高丰度的碎片离子 475.112 3 [M+H−90]$^+$（由己糖和戊糖的裂解产生），由此，B15 和 B16 分别被鉴定为 6-C-己糖 -8-C-戊糖芹菜素和 6-C-戊糖 -8-C-己糖芹菜素。B17（m/z 535.143 1 [M+H]$^+$）的二级质谱图显示丢失水分子的碎片离子 m/z 517.134 5 [M+H−18]$^+$ 和 499.122 1 [M+H−36]$^+$、由戊糖的裂解产生的碎片离子 m/z 475.122 5 [M+H−60]$^+$ 和 445.112 3 [M+H−90]$^+$ 以及暗示芹菜素存在的离子 m/z 355.081 0 [M+H−90−90]$^+$，因此被鉴定为 6,8-二 -C-戊糖芹菜素。

（3）其他类

B14 准分子离子峰为 m/z 373.113 4 [M+H]$^+$，二级质谱碎片离子主要有 m/z 355.102 2 [M+H−18]$^+$（丢失 1 分子水）和 197.080 7 [M+H−176]$^+$（丢失 1 分子葡萄糖醛酸），被鉴定为二氢阿魏酸 4-O-葡糖苷酸。B20（m/z 303.049 4 [M+H]$^+$）经由标准品对比确认为槲皮素。B21 的准分子离子峰为 m/z 239.091 5 [M+H]$^+$，主要的碎片离子有 m/z 224.068 4 [M+H−15]$^+$（丢失甲基）和 195.101 9 [M+H−44]$^+$（丢失 CO_2），被鉴定为 3,4,5-三甲氧基肉桂酸。B22（m/z 331.079 6 [M+H]$^+$）二级质谱碎片离子有 m/z 316.056 8 [M+H−15]$^+$（丢失 1 个甲基）和 301.034 0 [M+H−30]$^+$（丢失 2 个甲基），被鉴定为麦黄酮。

2.3.4.3 酚类化合物含量测定

研究中采用超高效液相色谱 – 三重四级杆串联质谱（UPLC-QqQ-MS/MS）的 MRM 模式进行菰米中部分酚类化合物含量测定。图 2–12 展示了菰米（采自荆州）中 21 个化合物的 MRM 图谱。从表 2–6 的结果可以看出，菰米的酚酸和黄酮含量显著高于稻米。菰米中含量最高的三种酚酸依次为阿魏酸、没食子酸、芥子酸。两个不同产地的菰米样品中酚类化合物含量也有差异，采自淮安的菰米中阿魏酸和没食子酸含量分别为（189.7±1.0）μg/g 和（167.1±0.6）μg/g，均高于采自荆州的菰米 [阿魏酸和没食子酸含量分别为（121.1±0.8）μg/g 和（64.6±0.4）μg/g]；荆州菰米的芥子酸含量 [（59.4±0.4）μg/g] 则高于淮安菰米中芥子酸含量 [（26.8±0.3）μg/g]。总的来说，淮安菰米较荆州菰米含有更高的总酚酸含量（472.5μg/g ＞349.3μg/g）。此外，荆州和淮安菰米样品都含有较高的原花青素含量（分别为 126.2μg/g 和 86.4μg/g），明显高于红米（红米中原花青素含量为 28.9μg/g，白米不含原花青素类化合物）。菰米中几种原花青素化合物的含量由高到低为：表儿茶素＞原花青素 C1＞儿茶素＞原花青素 B1＞表没食子儿茶素＞原花青素 B3＞原花青素 B2。对于不同产地菰米来说，与总酚酸含量不同，总原花青素在荆州菰米中含量（126.2μg/g）高于淮安菰米（86.4μg/g）。由以上化合物定量结果，并结合样品抗氧化活性（荆州菰米＞淮安菰米＞红米＞白米）可以推测，酚酸类成分仅占菰米抗氧化活性物质的一部分，菰米显著的抗氧化活性可能更多地与类黄酮，尤其是原花青素成分有关。

表 2-6 中国菰米及对照样品中酚类化合物含量 单位：μg/g

化合物		中国菰米（荆州）	中国菰米（淮安）	稻米（*O. sativa*）	
				红色	白色
酚酸类	没食子酸	64.6±0.4b	167.1±0.6a	1.1±0.0c	0.2±0.0d
	原儿茶酸	15.6±0.2a	12.9±0.1b	7.8±0.1c	nd
	对羟基苯甲酸	11.1±0.1a	7.1±0.1b	nd	0.8±0.0c
	香草酸	17.8±0.2a	6.3±0.1b	nd	1.3±0.0c
	对羟基苯甲醛	15.6±0.1a	12.1±0.1b	nd	nd
	丁香酸	19.5±0.2a	5.1±0.0b	nd	0.9±0.0c
	香草醛	13.0±0.1b	22.3±0.2a	1.0±0.0c	nd
	原儿茶酸乙酯	2.0±0.0b	6.1±0.0a	nd	nd
	对香豆酸	6.7±0.0a	7.0±0.1a	1.1±0.0b	1.2±0.0b
	邻香豆酸	2.9±0.0b	10.0±0.1a	nd	nd
	阿魏酸	121.1±0.8b	189.7±1.0a	12.4±0.3c	10.9±0.1d
	芥子酸	59.4±0.4a	26.8±0.3b	3.2±0.0d	4.6±0.0c
	总酚酸	349.3	472.5	26.6	19.9
类黄酮	儿茶素	21.3±0.3a	15.6±0.2b	6.6±0.1c	nd
	表儿茶素	43.3±0.5a	24.3±0.3b	3.5±0.0c	nd
	表没食子儿茶素	10.0±0.2a	7.5±0.2b	nd	nd
	原花青素 B1	13.0±0.2a	10.2±0.1b	7.0±0.1c	nd
	原花青素 B2	5.0±0.1a	5.5±0.1a	2.4±0.0c	nd
	原花青素 B3	9.4±0.1a	6.3±0.1b	3.4±0.0c	nd
	原花青素 C1	24.2±0.1a	17.0±0.2b	6.0±0.1c	nd
	总原花青素	126.2	86.4	28.9	—
	芦丁	103.7±0.7a	83.6±0.5b	20.8±0.2c	15.7±0.2d
	槲皮素	15.4±0.1b	44.1±0.2a	16.6±0.2c	nd

注：数据表示均值 ± 标准误差（$n=5$）；同一行不同字母表示数据存在显著性差异（$P<0.05$）；nd，未检测（not detected）。

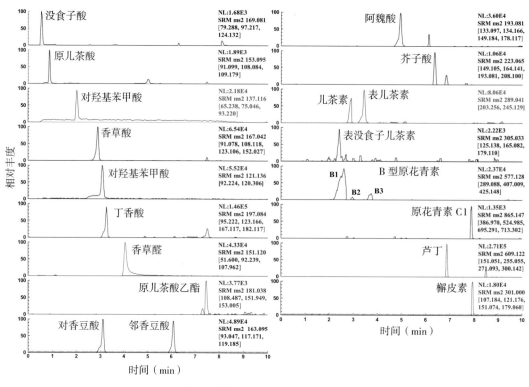

图 2-12 荆州菰米中 21 个酚类化合物的 MRM 图谱

2.4 讨论

本研究表明，菰米提取物的体外抗氧化活性（包括 DPPH 自由基清除能力、ABTS^{+} 自由基吸收能力和还原能力）、TFC 及 TPC 均显著高于对照样品红色和白色稻米。此外，与采自江苏淮安的菰米相比，采自湖北荆州的菰米提取物含有更高的抗氧化活性、TFC 及 TPC，可能是由于两种样品不同的生长环境所致。Sumczynski 等（2017）指出，植物中酚类化合物的含量和很多因素有关，例如环境气候、生长条件、成熟过程等，此外，病原菌侵染、空气污染等也可以引起植物体内有关次生代谢产物的含量变化。

植物提取物中存在的大量碳水化合物、蛋白质等成分，可能影响单一成分的鉴定，进而限制活性物质的开发与利用。有关菰米化学成分的纯化报道很少，仅 Qiu 等（2009）采用 Sephadex LH-20 柱层析对北美菰米（*Z. palustris* 和 *Z. aquatica*）提取物进行了初步纯化，从中鉴定出 3 个黄酮苷（6,8- 二 -*C*- 葡萄糖基芹菜素、6-*C*- 葡萄糖 -8-*C*- 阿拉伯糖芹菜素、6,8- 二 -*C*- 阿拉伯糖芹菜素）和 6 个黄烷 -3- 醇类成分（儿茶素、表儿茶素和 4 个低聚原花青素）。本研究选取实验室及工业上常用的 D101 大孔吸附树脂作为菰米抗氧化酚类化合物的纯化富集材料，D101 大孔吸附树脂之所以展现出较高的吸附及解析能力，是由其树脂材料本身的性质（包括适宜的极性、表面积及平均孔径）决定的。如果树脂的平均孔径太小，会限制样品的吸附过程，过大的孔径又可能会导致样品在吸附的同时发生一定程度的解析。此外，实验中发现 HPD600 和 NAK-9 两种极性树脂，具有较低的解析比，可归因于酚类化合物的极性羟基和极性树脂之间强烈的作用力导致不可逆吸附。

通过 HPLC-LTQ-Orbitrap-MS^n 技术定性鉴定发现，经 D101 大孔吸附树脂纯化后的组分 Fr. 1（10% 的乙醇洗脱液）主要含有小分子量的酚酸及其衍生物，而 Fr. 2（20%～30% 的乙醇洗脱液）主要含有类黄酮化合物（包括原花青素和黄酮苷类），表明采用 D101 大孔吸附树脂柱层析方法，可实现菰米中酚酸类成分和类黄酮成分的初步纯化富集，这可为菰米中酚酸类成分和类黄酮成分的纯化制备及利用提供参考。此研究共从中国菰米中鉴定得到 34 个酚类化合物，对比以前研究发现，此研究中鉴定的 9 个原花青素类（B1～B3、B7、B8、B11、B13、B18、B19）、2 个黄酮苷类（B10 和 B16）、2 个羟基肉桂酸衍生物（B14 和 B21）及 1 个黄酮（B22），均为首次从菰米中发现。

采用 UPLC-QqQ-MS/MS 技术对鉴定到的 21 个酚类化合物进行了定量测定。结果显示，菰米中的酚类化合物（包括酚酸和类黄酮）含量均显著高于白米和红米，两个不同产地的菰米样品中各酚类化合物含量也有差异。由化合物含量测定结果，并结合样品抗氧化活性强弱（荆州菰米 ＞淮安菰米 ＞红米 ＞白米）可以看出，酚酸类成分仅占菰米抗氧化活性物质的一部分，菰米显著的抗氧化活性可能更多地与类黄酮，尤其是原花青素成分（主要存在于最高抗氧化活性组分 Fr. 2 中）有关。Qiu 等（2010）在对北美菰米的研究中也曾提出过以上结论。这些功能性物质的研究将对菰米功能食品的开发提供一些参考价值。

2.5 结论

本研究发现，菰米乙醇提取物具有较高的体外抗氧化活性、总黄酮及总酚含量。菰米富含抗氧化酚类化合物，采自湖北荆州的菰米比采自江苏淮安的菰米含有更多的酚类化合物。D101 大孔吸附树脂柱层析可对菰米酚类化合物进行有效的纯化富集，抗氧化酚类活性成分主要被富集在 10%（Fr. 1）和 20%～30% 的乙醇洗脱液（Fr. 2）中。在此基础上，通过 HPLC-LTQ-Orbitrap-MS^n 技术从菰米酚类富集组分中共鉴定 34 个化合物，Fr.1 主要含有小分子量的酚酸及其衍生物，Fr.2 主要含有类黄酮化合物（主要包括原花青素和黄酮苷类），其中 14 个化合物，包括 9 个原花青素类、2 个黄酮苷类、2 个羟基肉桂酸衍生物及 1 个黄酮，均为首次从菰米中发现。通过 UPLC-QqQ-MS/MS MRM 方法对菰米中酚类化合物进行了含量测定，发现相对于对照样品稻米，菰米中酚类化合物明显丰富，且富含原花青素类等成分。以上结果可为菰米功能性酚酸及类黄酮成分的进一步研究及应用提供参考，为中国菰米资源的开发利用提供科学依据。

参考文献

邓心蕊，王振宇，刘冉，等，2014. 红皮云杉球果乙醇提取物的抗氧化功能研究 [J]. 北京林业大学学报，36(2)：94−101.

郭宏波，2008. 菰属食物营养研究与发展前景 [J]. 中国食物与营养，6：13−15.

金增辉，2016. 菰米的营养化学与开发利用 [J]. 粮食加工，41(1)：58−61.

翟成凯，殷泰安，姚修仁，等，1992. 菰米的营养成分分析 [J]. 营养学报，14：210−214.

翟成凯，张小强，孙桂菊，等，2000. 中国菰米的营养成分及其蛋白质特性的研究 [J]. 卫生研究，29(6)：375−378.

赵军红，翟成凯，2013. 中国菰米及其营养保健价值 [J]. 扬州大学烹饪学报，30(1)：34−38.

王莺莺，黄璐，樊龙江，2013. 菰 (Zizania latifolia) 主要农艺性状及其驯化育种 [J]. 浙江大学学报：农业与生命科学版，39(6)：629−635.

ALADEDUNYE F, PRZYBYLSKI R, RUDZINSKA M, et al., 2013. Gamma-oryzanols of North American wild rice (Zizania palustris)[J]. Journal of the American Oil Chemists Society, 90(8)：1 101−1 109.

AMBIGAIPALAN P, DE CAMARGO A C, SHAHIDI F, 2016. Phenolic compounds of pomegranate by-products (outer skin, mesocarp, divider membrane) and their antioxidant activities[J]. Journal of Agricultural and Food Chemistry, 64(34)：6 584−6 604.

ARIVALAGAN M, ROY T K, YASMEEN A M, et al., 2018. Extraction of phenolic compounds with antioxidant potential from coconut (Cocos nucifera L.) testa and identification of phenolic acids and flavonoids using UPLC coupled with TQD-MS/MS[J]. LWT-Food Science and Technology, 92：116−126.

BUNZEL M, ALLERDINGS E, SINWELL V, et al., 2002. Cell wall hydroxycinnamates in wild rice (Zizania aquatica L.) insoluble dietary fibre[J]. European Food Research and Technology, 214(6)：482−488.

BUNZEL M, RALPH J, KIM H, et al., 2003. Sinapate dehydrodimers and sinapate-ferulate heterodimers in cereal dietary fiber[J]. Journal of Agricultural and Food Chemistry, 51(5)：1 427−1 434.

CHU M J, LIU X M, YAN N, et al., 2018. Partial purification, identification, and quantitation of antioxidants from wild rice (Zizania latifolia)[J]. Molecules, 23(11)：2 782.

DEREK A T, JOANNE L S, 2014. Wild rice: Both an ancient grain and a whole grain[J]. Cereal Chemistry, 91(3)：207−210.

DUDEK M K, GLINSKI V B, DAVEY M H, et al., 2017. Trimeric and tetrameric A-type procyanidins from peanut skins[J]. Journal of Natural Products, 80(2)：415−426.

FARRELL T, POQUET L, DIONISI F, et al., 2011. Characterization of hydroxycinnamic acid glucuronide and sulfate conjugates by HPLC–DAD–MS[2]：Enhancing chromatographic quantification and application in

Caco-2 cell metabolism[J]. Journal of Pharmaceutical and Biomedical Analysis, 55(5): 1 245−1 254.

FIGUEROA J G, BORRAS-LINARES I, LOZANO-SANCHEZ J, et al., 2018. Comprehensive identification of bioactive compounds of avocado peel by liquid chromatography coupled to ultra-high-definition accurate-mass QTOF[J]. Food Chemistry, 245: 707−716.

FONTES-CANDIA C, RAMOS-SANCHEZ V, CHAVEZ-FLORES D, et al., 2018. Extraction of different phenolic groups from oats at a nonthermal pilot scale: Effect of solvent composition and cycles[J]. Journal of Food Process Engineering, 41: e126512.

GU L W, KELM M A, HAMMERSTONE J F, et al., 2003. Liquid chromatographic/ electrospray ionization mass spectrometric studies of proanthocyanidins in foods[J]. Journal of Mass Spectrometry, 38(12): 1 272−1 280.

HAN S F, ZHANG H, QIN L Q, 2013. Effects of dietary carbohydrate replaced with wild rice (*Zizania latifolia* (Griseb) Turcz) on insulin resistance in rats fed with a high-fat/cholesterol diet[J]. Nutrients, 5(2): 552−564.

JIANG M X, ZHAI L J, YANG H, et al., 2016. Analysis of active components and proteomics of Chinese wild rice (*Zizania latifolia* (Griseb) Turcz) and Indica Rice (Nagina22)[J]. Journal of Medicinal Food, 19(8): 798−804.

JUAN J, LIU G, WILLETT W C, et al., 2017. Whole grain consumption and risk of ischemic stroke results from 2 prospective cohort studies[J]. Stroke, 48(12): 3 203−3 209.

KARGUTKAR S, BRIJESH S, 2018. Anti-inflammatory evaluation and characterization of leaf extract of *Ananas comosus*[J]. Inflammopharmacology, 26: 469−477.

LI S Y, XIAO J, CHEN L, et al., 2012. Identification of A-series oligomeric procyanidins from pericarp of *Litchi chinensis* by FT-ICR-MS and LC-MS[J]. Food Chemistry, 135(1): 31−38.

LIN L Z, CHEN P, HARNLY J M, 2008. New phenolic components and chromatographic profiles of green and fermented teas[J]. Journal of Agriculture and Food Chemistry, 56(17): 8 130−8 140.

LIU R H, 2007. Whole grain phytochemicals and health[J]. Journal of Cereal Science, 46(3): 207−219.

PRZYBYLSKI R, KLENSPORF-PAWLIK D, ANWAR F, et al., 2009. Lipid components of North American wild rice (*Zizania palustris*)[J]. Journal of the American Oil Chemists Society, 86(6): 553−559.

QIU Y, LIU Q, BETA T, 2009. Antioxidant activity of commercial wild rice and identification of flavonoid compounds in active fractions[J]. Journal of Agriculture and Food Chemistry, 57(16): 7 543−7 551.

QIU Y, LIU Q, BETA T, 2010. Antioxidant properties of commercial wild rice and analysis of soluble and insoluble phenolic acids[J]. Food Chemistry, 121: 140−147.

RE R, PELLEGRINI N, PROTEGGENTE A, et al., 1999. Antioxidant activity applying an improved ABTS radical cation decolorization assay[J]. Free Radical Biology & Medicine, 26(9−10): 1 231−1 237.

SANDHU A K, Gu L, 2013. Adsorption/desorption characteristics and separation of anthocyanins from muscadine (*Vitis rotundifolia*) juice pomace by use of macroporous adsorbent resins[J]. Journal of Agricultural and Food Chemistry, 61(7): 1 441−1 448.

SANTOS F O, DE LIMA H G, DE SOUZA SANTOS N S, et al., 2017. *In vitro* anthelmintic and cytotoxicity activities the *Digitaria insularis* (Poaceae)[J]. Veterinary Parasitology, 245: 48−54.

SHAO Y F, HU Z Q, YU Y H, et al., 2018. Phenolic acids, anthocyanins, proanthocyanidins, antioxidant activity, minerals and their correlations in non-pigmented, red, and black rice[J]. Food Chemistry, 239: 733−741.

SHEN Y, JIN L, XIAO P, et al., 2009. Total phenolics, flavonoids, antioxidant capacity in rice grain and their relations to grain color, size and weight[J]. Journal of Cereal Science, 49(1): 106−111.

SUMCZYNSKI D, KOTÁSKOVÁ E, DRUŽBÍKOVÁ H, et al., 2016. Determination of contents and antioxidant activity of free and bound phenolics compounds and in vitro digestibility of commercial black and red rice (*Oryza sativa* L.) varieties[J]. Food Chemistry, 211: 339−346.

SUMCZYNSKI D, KOTÁSKOVÁ E, ORSAVOVÁ J, et al., 2017. Contribution of individual phenolics to antioxidant activity and in vitro digestibility of wild rices (*Zizania aquatica* L.)[J]. Food Chemistry, 218: 107−115.

SURENDIRAN G, ALSAIF M, KAPOURCHALI F R, et al., 2014. Nutritional constituents and health benefits of wild rice (*Zizania* spp.)[J]. Nutrition Rewiews, 72(4): 227−236.

TANG Y, LI X H, ZHANG B, et al., 2015. Characterisation of phenolics, betanins and antioxidant activities in seeds of three *Chenopodium quinoa* Willd[J]. genotypes[J]. Food Chemistry, 166: 380−388.

TIAN S, NAKAMURA K, KAYAHARA H, 2004. Analysis of phenolic compounds in white rice, brown rice, and germinated brown rice[J]. Journal of Agricultural and Food Chemistry, 52(15): 4 808−4 813.

WAN P F, SHENG Z L, HAN Q, et al., 2014. Enrichment and purification of total flavonoids from *Flos Populi* extracts with macroporous resins and evaluation of antioxidant activities *in vitro*[J]. Journal of Chromatography B-Analytical Technologies in the Biomedical and Life Sciences, 945: 68−74.

WARD J L, POUTANEN K, GEBRUERS K, et al., 2008. The health grain cereal diversity screen: Concept, results, and prospects[J]. Journal of Agricultural and Food Chemistry, 56(21): 9 699−9 709.

WU K, ZHANG W, ADDIS P B, et al., 1994. Antioxidant properties of wild rice[J]. Journal of Agricultural and Food Chemistry, 42(1): 34−37.

XU Z Y, ZHANG Q X, CHEN J L, et al., 1999. Adsorption of naphthalene derivatives on hypercrosslinked polymeric adsorbents[J]. Chemosphere, 38(9): 2 003−2 011.

YAN N, DU Y M, LIU X M, et al., 2018. Morphological characteristics, nutrients, and bioactive compounds of *Zizania latifolia*, and health benefits of its seeds[J]. Molecules, 23(7): 15 617.

YANG Q, ZHAO M, LIN L, 2016. Adsorption and desorption characteristics of adlay bran free phenolics on macroporous resins[J]. Food Chemistry, 194: 900−907.

YUAN Y, XU X, JING C L, et al., 2018. Microwave assisted hydrothermal extraction of polysaccharides from *Ulva prolifera*：Functional properties and bioactivities[J]. Carbohydrate Polymers，181：902−910.

ZHAI C K, JIANG X L, XU Y S, et al., 1994. Protein and amino acid composition of Chinese and North American wild rice[J]. LWT-Food Science and Technology，27(4)：380−383.

ZHAI C K, LU C M, ZHANG X Q, et al., 2001. Comparative study on nutritional value of Chinese and North American wild rice[J]. Journal of Food Composition and Analysis，14(4)：371−382.

ZHANG H, CAO P, AGELLON L B, et al., 2009. Wild rice *Zizania latifolia* (Griseb) Turcz improves the serum lipid profile and antioxidant status of rats fed with a high fat/cholesterol diet[J]. British Journal of Nutrition，102(12)：1 723−1 727.

ZHANG H, ZHAI C K, 2016. Effects of Chinese and North American wild rice on blood lipids, oxidative stress，and inflammation factors in hyperlipidemic rats[J]. Cereal Chemistry，93(4)：357−363.

3

中国菰米中的原花青素类化合物

菰米富含抗氧化酚类化合物，是酚酸、黄酮苷、原花青素等植物功能成分的重要来源。原花青素是国际上公认的清除人体内自由基有效的天然抗氧化剂。目前对于菰米原花青素成分的研究报道较少。本章介绍中国菰米中原花青素类化合物的提取、纯化与分级分离、结构组成及相关生物活性。研究中，首先进行了菰米原花青素响应面法（response surface methodology，RSM）超声辅助提取优化；之后通过正丁醇萃取、D101 大孔吸附树脂富集纯化，结合 Sephadex LH-20 柱层析分级分离，得到 6 个不同的原花青素组分（WRPs-1～WRPs-6），测定分析发现每一组分原花青素含量均在（524.19±3.56）mg/g 以上。在化学结构分析中，利用间苯三酚降解反应，结合超高效液相色谱 – 质谱联用技术（UPLC-LTQ-Orbitrap-MS），发现不同组分具有不同的黄烷 -3- 醇结构单元组成及平均聚合度，平均聚合度在 2.66±0.04 和 10.30±0.46 之间。体外生物活性研究结果表明，组分 WRPs-1～WRPs-5 具有显著的 DPPH 自由基清除能力，具有较高平均聚合度的组分 WRPs-6 表现出较好的 α- 葡萄糖苷酶和胰脂肪酶抑制活性，说明原花青素的化学结构影响其生物活性。这些研究结果可为菰米原花青素成分在功能食品和保健品领域的应用提供参考。

3.1 前言

饮食与健康一直是人们普遍关注的问题，人们希望通过合理、健康的饮食来达到抵抗疾病、延年益寿的目的。近年来，食品中的生物活性（功能）成分，例如类黄酮、酚酸、类胡萝卜素、皂苷等日益受到人们关注。原花青素，又称缩合单宁，是一种有着特殊分子结构的生物类黄酮，因其在酸性条件下加热生成花青素而得名。原花青素是一类广泛分布于很多水果（如葡萄、蓝莓、蔓越莓、杨梅、枸杞、桑葚、荔枝、山竹、山楂、石榴、沙棘等）、蔬菜（如茄子等）、谷物（如高粱、红米等）中的植物次级代谢产物，在果皮和种子中含量较为丰富。原花青素自然来源丰富、生物活性强，可通过饮食摄取，对人体健康和疾病防治有重要作用。许多体内和体外的研究已经证明了原花青素对人类健康有益，如抗氧化、抗炎、免疫调节、血脂代谢调节、DNA 修复、抗细胞毒性和抗肿瘤活性等。富含原花青素食物的摄入可降低高血压和高血脂等慢性心血管疾病的发生风险。原花青素在预防慢性疾病中的作用，已引起药品、保健品、食品、化妆品等行业的关注。在药品领域，一些植物源原花青素已被开发成药物，如绿茶的儿茶素组分（商品名 Veregen）和来源于秘鲁巴豆的原花青素低聚体 Fulyzaq（商品名 Crofelemer）；国内外也有许多原花青素保健品，如康恩贝生产的葡萄籽芦荟软胶囊等；在食品领域，因原花青素的抗氧化性质可防止肉制品、饮料、糕点、调味料、佐料等氧化变色变味等，可用于天然的食源性防腐剂和染色剂；在化妆品领域，由于原花青素的显著抗氧化作用，其清除自由基的能力远远超过维生素 C，可抑制参与形成雀斑的酪氨酸酶的活性，抑制黑色素和紫外线引起的色素沉着，起到减少皮肤老化、增白皮肤、保持皮肤弹性的作用。目前市面上的原花青素产品大多数来自葡萄籽，葡萄酒、葡萄籽油以及葡萄制品也深受消费者的青睐，以葡萄籽中的原花青素作为主要活性成分的药品或者食品的营养补充剂已经深入人们的日常生活中。

原花青素是以黄烷 -3- 醇为结构单元聚合而形成的一类酚类化合物，常见的黄烷 -3- 醇单体一般是儿茶素和表儿茶素，此外还有其他的单体，如多一个羟基的表没食子儿茶素或少一个羟基的表阿夫儿茶精（epiafzelechin）等（图 3-1）。原花青素的化学结构主要取决于 5 个方面：① 黄烷 -3- 醇单元的类型；② 单元之间的连接方式；③ 聚合度（结构单元的数量）；④ 空间构型；⑤ 羟基是否被取代（羟基的酯化和甲基化等）。根据黄烷 -3- 醇单元连接方式的不同，原花青素可分为 A 型原花青素和 B 型原花青素。在自然界中，多数植物含有的是 B 型原花青素，只有少数植物，如花生、可可豆、荔枝和肉桂等含有 A 型原花青素。B 型原花青素是由黄烷 -3- 醇单体之间通过 C4-C8 或 C4-C6 形成的共价键聚合而成；而 A 型原花青素在 B 型原花青素的连接基础上，其单体之间还存在 C2 和 C7 或 C5 之间的醚键连接。A 型原花青素相较于 B 型原花青素，其结构单元缺少两个氢原子。原花青素素的分子大小通常用聚合度（degree of polymerization，DP）来表示，根据原花青素的聚合度不同可分为单体（monomer）、寡聚体（oligomer）和多聚体（polymer），其中单体是基本结构单元（黄烷 -3- 醇单体），寡聚体由 2～10 个单体聚合而成，多聚体则由 10 个以上的单体聚合而成。聚合度是区分原花青素结构的重要标准之一。随着原花青素聚合程度的增加，分子质量也成倍增加；羟基越多，原花青素和分离填料之间的吸附越大，分离越困难；在图谱解析中，各个结构单元的峰重叠在一起，结构鉴定难度随着聚合度增加而加大。此外，原花青素在空气中不稳定，易被氧化，不同聚合度的原花青素的稳定性差异很大，低聚物耐光性、耐热性都比较好，稳定性较高；高聚物原花青素的稳定性较差。因此，被报道的高聚合度原花青素数量较少。

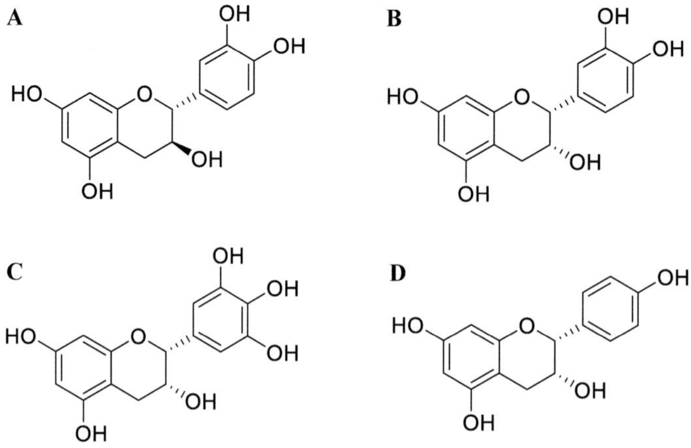

图 3-1　黄烷 -3- 醇单体的化学结构

A. 儿茶素；B. 表儿茶素；C. 表没食子儿茶素；D. 表阿夫儿茶精

植物中的原花青素往往具有显著的清除自由基和抗氧化作用，以及 α- 葡萄糖苷酶和胰脂肪酶抑制活性。人体衰老及相关疾病都是自由基和细胞氧化所致，而原花青素含有大量氢的供体，能竞争性地与自由基及氧化物结合，从而阻断自由基链式反应，达到较好的自由基清除能力和预防多种疾病的功效。α- 葡萄糖苷酶是存在于小肠黏膜细胞刷状缘上，参与人体糖代谢的消化酶，能催化小肠中的麦芽糖、蔗糖等寡糖代谢，使其中的 α-1,4- 糖苷键水解，在机体的许多代谢过程中起着关键的作用，并与糖尿病、肥胖症、动脉硬化症、高血脂等因机体代谢失调引发的疾病密切相关。胰脂肪酶是一种由胰腺分泌，负责肠道内甘油三酯消化与吸收的关键生物酶。当胰脂肪酶的代谢失衡时，会引起脂肪在体内的过量堆积，从而导致肥胖与脂代谢相关疾病的产生，对其活性的抑制可以减少人体对膳食脂肪的消化与吸收，从而达到防治肥胖与调节脂代谢的目的。

植物源原花青素生理活性的进一步研究及发挥应用，都必须建立在提取与分离的基础之上。随着人们对原花青素功能认识的深入，对建立简捷、高效的提纯方法的需求越来越强烈。原花青素的理化性质和生理活性也随其化学结构和聚合度的不同而存在明显差异。低聚原花青素为水溶性物质，颜色较浅，极易被机体吸收，且具有较强的自由基清除活性，因此可应用到药品、保健品等领域；而高聚物原花青素大多呈红色，水溶性较差，抗氧化活性也较低聚体相比较差，可与胶原蛋白形成多点交联，具有鞣革性能，故可用于食品、饮料等的着色。因此，对植物中原花青素的提取、分离纯化和结构表征具有重要的研究意义和应用价值。在本书第 2 章中已经提到中国菰米富含原花青素类化合物，本章主要围绕菰米原花青素的提取、纯化与分级分离进行介绍，并在此基础上阐明菰米原花青素的结构单元组成、平均聚合度和体外生物活性。研究中，首先利用响应面法探索菰米原花青素的最佳超声辅助提取条件，综合应用溶剂萃取、大孔吸附树脂及葡聚糖凝胶柱层析获得不同特点的原花青素组分；继而通过间苯三酚降解及超高效液相色谱 - 质谱联用（UPLC-LTQ-Orbitrap-MS）分析获得原花青素结构组成及平均聚合度等信息；同时测定了不同原花青素组分的 DPPH 自由基清除能力、α- 葡萄糖苷酶和胰脂肪酶抑制活性。本章内容可为中国菰米原花青素类化合物的进一步研究及应用奠定基础。

3.2 材料与方法

3.2.1 样品

中国菰米（Z. latifolia）采自湖北省荆州市江陵县（30°13′10″ N；112°34′5″ E），经手工去壳、干燥得到菰米样品。干燥后的菰米经粉碎过筛（0.45mm），得到米粉备用。

3.2.2 试剂

乙醇、正己烷、乙酸乙酯、正丁醇、乙醇、甲醇、丙酮等（分析纯）购自国药集团化学试剂有限公司；甲醇、乙腈（色谱纯）购自 Merk 公司；纯净水购自杭州娃哈哈百立食品有限公司；儿茶素（简称 C）、表儿茶素（简称 EC）、表没食子儿茶素（简称 EGC）标准品及 D101 大孔吸附树脂购自北京索莱宝科技有限公司；Sephadex LH-20 购自 GE Healthcare Bio-Sciences AB 公司；TLC 硅胶板（GF254）购自烟台江友硅胶开发有限公司；α- 葡萄糖苷酶（type Ⅰ，来源于酿酒酵母）、胰脂肪酶（type Ⅱ，来源于猪胰腺）购自 Sigma-Aldrich 公司；抗坏血酸、阿卡波糖、奥利司他购自麦克林生化科技有限公司；间苯三酚（分析纯）购自上海阿拉丁生化科技股份有限公司（以下简称 Aladdin 公司）。

3.2.3 总原花青素含量测定

在酸性条件下，由于原花青素或黄烷 -3- 醇单体的 A 环化学活性较高，其上的间苯二酚或间苯三酚可与香草醛发生缩合，生成的红色产物在 500nm 有最大吸收，样品浓度与颜色正相关，该反应灵敏度高、专一性强。因此，可采用香草醛 -H_2SO_4 法测定原花青素含量，以儿茶素作为标准物质。将 20μL 待测样品与 100μL 香草醛甲醇溶液（30g/L）和 100μL H_2SO_4 甲醇溶液（30%）混合，于室温暗处反应 5min，用酶标仪测定 500nm 处的吸光度。结果以每克米粉（菰米原花青素粗提物）/ 浸膏（纯化后的原花青素各组分）中儿茶素当量表示（mg/g）。

3.2.4　菰米原花青素的提取优化

3.2.4.1　超声辅助提取

采用超声辅助提取方法从菰米中提取原花青素成分。实验前将超声波清洗机调到恒定温度，放入样品进行提取，达到提取时间后，将样品取出，3 000 g 离心 20 min，上清液即为菰米原花青素提取物。

3.2.4.2　单因素试验设计

首先通过单因素实验，以菰米提取物中原花青素含量（mg/g）为指标，考察 5 种因素（乙醇浓度、液料比、提取温度、提取时间、超声功率）对提取效果的影响。乙醇浓度分别为 60%、70%、80%、90%、100%，在液料比 20 mL/g、提取温度 40℃、超声时间 30 min、超声功率 300 W 条件下提取，考察乙醇浓度对菰米提取物中原花青素含量的影响；液料比分别为 20 mL/g、30 mL/g、40 mL/g、50 mL/g、60 mL/g，在乙醇浓度 90%、提取温度 40℃、超声时间 30 min、超声功率 300 W 条件下提取，考察液料比对菰米提取物中原花青素含量的影响；提取温度分别为 30℃、40℃、50℃、60℃、70℃，在乙醇浓度 90%、液料比 50 mL/g、超声时间 30 min、超声功率 300 W 条件下提取，考察提取温度对菰米提取物中原花青素含量的影响；提取时间分别为 20 min、30 min、40 min、50 min、60 min，在乙醇浓度 90%、液料比 50 mL/g、提取温度 40℃、超声功率 300 W 条件下提取，考察提取时间对菰米提取物中原花青素含量的影响；超声功率分别为 200 W、250 W、300 W、350 W、400 W，在乙醇浓度 90%、液料比 50 mL/g、提取温度 40℃、提取时间 40 min 条件下提取，考察超声功率对菰米提取物中原花青素含量的影响。

3.2.4.3　响应面法 Box-Benhnken 设计

在单因素实验的基础上，选取对提取效果影响较大的 4 个提取参数进行四因素三水平的 Box-Benhnken 设计（Box-Benhnken design，BBD），以乙醇浓度（%，X_1）、液料比（mL/g，X_2）、提取温度（℃，X_3）、超声功率（W，X_4）为自变量，提取物原花青素含量为响应值，建立菰米原花青素提取工艺条件的二次模型，以考察 4 个参数对提取效果的综合影响。4 个参数变量编码水平列于表 3–1，其响应值（提取物原花青素含量）符合以下二次多项式模型：

$$Y = \beta_0 + \sum_{i=1}^{4} \beta_i X_i + \sum_{i=1}^{4} \beta_{ii} X_i^2 + \sum_{i=1}^{3} \sum_{j=i+1}^{4} \beta_{ij} X_i X_j$$

式中，Y 为原花青素含量（mg/g）；X_i 和 X_j 为影响响应值的变量因素；β_0、β_i、β_{ii} 和 β_{ij} 为代表截距、一次项、二次项和交互项回归系数。

表 3-1 **Box-Behnken** 实验设计中各提取条件的编码水平和真实值以及对应的响应值

编号	提取因素				原花青素含量（mg/g）	
	X_1	X_2	X_3	X_4	实验值	预测值
1	1（100）	0（50）	1（50）	0（350）	4.90	4.87
2	0（90）	1（60）	0（40）	1（400）	4.08	4.17
3	0（90）	0（50）	1（50）	1（400）	5.57	5.55
4	0（90）	0（50）	0（50）	0（350）	6.15	6.09
5	0（90）	−1（40）	0（40）	1（400）	5.05	4.89
6	0（90）	1（60）	1（50）	0（350）	4.40	4.45
7	0（90）	0（50）	1（50）	−1（300）	5.36	5.33
8	0（90）	−1（40）	1（50）	0（350）	4.67	4.52
9	−1（80）	1（60）	0（40）	0（350）	2.77	2.62
10	−1（80）	0（50）	1（50）	0（350）	3.82	3.86
11	1（100）	0（50）	−1（30）	0（350）	5.76	5.66
12	0（90）	1（60）	0（40）	−1（300）	4.74	4.83
13	1（100）	0（50）	0（40）	−1（300）	5.39	5.44
14	0（90）	−1（40）	0（40）	−1（300）	4.67	4.65
15	0（90）	0（50）	0（40）	0（350）	6.09	6.09
16	0（90）	−1（40）	−1（30）	0（350）	4.75	4.85
17	0（90）	0（50）	0（40）	0（350）	5.97	6.09
18	0（90）	0（50）	0（40）	0（350）	6.10	6.09
19	−1（80）	0（50）	0（40）	1（400）	3.67	3.68
20	1（100）	0（50）	0（40）	1（400）	4.97	5.01
21	0（90）	0（50）	0（40）	0（350）	6.13	6.09
22	0（90）	0（50）	−1（30）	−1（300）	5.88	5.90
23	0（90）	1（60）	−1（30）	0（350）	4.65	4.64
24	−1（80）	−1（40）	0（40）	0（350）	2.72	2.83
25	1（100）	−1（40）	0（40）	0（350）	4.31	4.43
26	−1（80）	0（50）	−1（30）	0（350）	3.49	3.46
27	0（90）	0（50）	−1（30）	1（400）	5.35	5.38
28	−1（80）	0（50）	0（40）	−1（300）	3.53	3.55
29	1（100）	1（60）	0（40）	0（350）	4.30	4.23

注：X_1~X_4 分别为乙醇浓度（%）、液料比（mL/g）、提取温度（℃）、超声功率（W）。

所有数据均为 3 次平行实验的平均值。实验方案的设计、数据分析、模型的设计、提取条件的优化采用 Design Expert 软件（版本 8.0.6）。通过响应面图分析各变量因素与响应值之间的关系。根据期望函数对提取条件计算优化，以确定菰米原花青素最佳超声辅助提取条件。

3.2.5 原花青素的纯化

3.2.5.1 溶剂萃取

将经响应面法优化提取得到的菰米原花青素提取物依次经过正己烷、乙酸乙酯、正丁醇、水进行液液萃取操作，得到正己烷部位、乙酸乙酯部位、正丁醇部位、水部位，分别蒸干称重，并计算产率。

3.2.5.2 D101 大孔吸附树脂柱层析

将萃取得到的正丁醇部位用蒸馏水溶解得到样品水溶液，经 D101 大孔吸附树脂柱（16mm×300mm）层析进一步纯化，洗脱液依次为蒸馏水（100mL）、10%、20%、30%、40%、50%、60%、70%、80%、90%、100% 乙醇（每个浓度 250mL、流速 2mL/min）。收集不同浓度梯度洗脱液得到的柱层析组分，根据柱层析流出物薄层色谱（TLC）结果，将相似成分适当合并，得到 4 个组分（C1～C4）：水洗脱部分为 C1，10%～30% 乙醇洗脱液合并为 C2，40%～60% 乙醇洗脱液合并为 C3，70%～100% 乙醇洗脱液合并为 C4。

3.2.6 原花青素分级分离

根据 4 个组分（C1～C4）的原花青素含量测定结果，将原花青素含量较高的组分 C2 和 C3 进行分级分离，实验采用 Sephadex LH-20 柱（10mm×800mm）层析方法。首先用蒸馏水（150mL）、甲醇－水（40∶60；150mL）洗脱以除去糖类、苷类及单体酚类化合物，然后依次用甲醇－水（60∶40；100mL）、甲醇－水（75∶25；100mL）、甲醇－水（90∶10；100mL）、丙酮－甲醇－水（10∶80∶10；100mL）、丙酮－甲醇－水（20∶65∶15；50mL）、丙酮－甲醇－水（30∶40∶30；50mL）、丙酮－水（70∶30；100mL）洗脱，流速为 0.15mL/min。用自动收集器收集各洗脱液组分（每管 3mL）。依据 TLC 分析结果，将成分相似的洗脱液适当合并，最终得到 6 个不同的原花青素组分：WRPs-1（甲醇－水 60∶40 和 75∶25 洗脱液）、WRPs-2（甲醇－水 90∶10 洗脱液）、WRPs-3（甲醇－水 90∶10、丙酮－甲醇－水 10∶80∶10 洗脱液）、WRPs-4（丙酮－甲醇－水 10∶80∶10 和 20∶65∶15 洗脱液）、WRPs-5（丙酮－甲醇－水 30∶40∶30 洗脱液）、WRPs-6（丙酮－水 70∶30 洗脱液）。6 个组分 WRPs-1～WRPs-6 的反向 UPLC 图谱见图 3-5。UPLC 波长：280nm。流动相：溶剂 A（乙腈＋0.1% 乙酸）和溶剂 B（水＋0.1% 乙酸）。梯度洗脱：0～5min，5%～7% A；5～10min，7%～10% A；10～15min，10%～20% A；15～18min，20%～90% A；18～20min，90%～5% A。

3.2.7 体外生物活性评价

3.2.7.1 DPPH 自由基清除能力测定

DPPH 自由基清除能力测定参考 Yuan 等（2018）的方法。取 96 孔板，加入 50μL 样品提取物，随后加入 150μL 0.3mmol/L DPPH 乙醇溶液，室温暗处反应 30min，用酶标仪在 517nm 波长下测定吸光度值。同时设置阳性对照（抗坏血酸）及空白对照（50μL 空白溶剂代替样品加入到 DPPH 乙醇溶液中）。每个处理重复 3 次。

计算 DPPH 自由基清除率：

$$清除率（\%）= \frac{A_0 - A_i}{A_0} \times 100$$

式中，A_0 为空白的吸光度；A_i 为样品反应溶液的吸光度。

DPPH 自由基清除能力结果以每克米粉中抗坏血酸当量表示（μmol AAE/g）。

之后，计算相应的 IC_{50} 值（清除 50%DPPH 自由基所需的样品浓度，μg/mL）。

3.2.7.2 α- 葡萄糖苷酶活性测定

将 10μL 样品的 DMSO 溶液加入 620μL 磷酸盐缓冲液（PBS；0.1mol/L，pH=6.9）中，之后加入 10μL α- 葡萄糖苷酶的 PBS 溶液（2U/mL），37 ℃ 孵育 10min，加入 200μL 6mmol/L 对硝基苯 -α-D- 吡喃葡糖苷 PBS 溶液，继续于 37℃ 孵育 20min，最后加入 1mL 1mol/L 碳酸钠水溶液终止反应，用酶标仪测定 400nm 下的吸光度。同时设置阳性对照（阿卡波糖）及空白对照（以 10μL 空白溶剂代替样品）。每个处理重复 3 次。

计算样品的 α- 葡萄糖苷酶抑制率：

$$抑制率（\%）= \frac{1 - (A_{sample} - A_{background})}{(A_{control} - A_{background})} \times 100$$

式中，A_{sample} 为样品反应液吸光度；$A_{control}$ 为不含样品（以 DMSO 代替）的空白对照液吸光度；$A_{background}$ 为不含 α- 葡萄糖苷酶（以 PBS 溶液代替）的背景溶液吸光度。

之后，计算 IC_{50} 值（μg/mL）。

3.2.7.3 胰脂肪酶抑制活性测定

将 10μL 样品的 DMSO 溶液加入到 500μL 三羟甲基氨基甲烷盐酸盐缓冲液（Tris-HCl，0.1mol/L，pH=8.0）中，之后加入 200μL 胰脂肪酶 Tris–HCl 缓冲液（2mg/mL），在 37℃ 孵育 15min，加入 200μL 12.5mmol/L 4- 硝基苯丁酸酯 Tris–HCl 溶液，继续在 37℃ 孵育 20min，用酶标仪测定 400nm 处的吸光度。同时设置阳性对照（奥利司他）及空白对照（以 10μL 空白溶剂代替样品）。每个处理重复 3 次。

计算胰脂肪酶抑制率：

$$抑制率（\%）= \frac{1 - (A_{sample} - A_{background})}{(A_{control} - A_{background})} \times 100$$

式中，A_{sample} 为测试样品反应液吸光度；$A_{control}$ 为不含样品（用 DMSO 代替）的空白对照液吸光度；$A_{background}$ 为不含胰脂肪酶（以 Tris–HCl 代替）的背景溶液吸光度。

之后，计算 IC_{50} 值（μg/mL）。

3.2.8　原花青素结构分析

3.2.8.1　间苯三酚降解反应

对分级分离得到的 6 个原花青素组分（WRPs-1～WRPs-6）分别通过间苯三酚酸解反应进行降解。5mg 样品与 1mL 0.1mol/L HCl 甲醇溶液（含 50g/L 间苯三酚与 10g/L 抗坏血酸）混合在具塞试管中，于 50℃ 反应 20min，加入 5mL 40mmol/L 乙酸钠水溶液终止反应。将反应得到的产物立即进行超高效液相色谱 – 质谱联用技术（UPLC-LTQ-Orbitrap-MS）分析。

3.2.8.2　UPLC-LTQ-Orbitrap-MS 分析

通过超高效液相色谱 - 质谱联用技术（UPLC-LTQ-Orbitrap-MS）进行各组分原花青素间苯三酚降解产物的鉴定。进样量：2μL。色谱柱：Waters ACQUITY UPLC BEH C18 柱（1.7μm，2.1mm×50mm）。流动相：溶剂 A（乙腈＋ 0.1% 乙酸）和溶剂 B（水＋ 0.1% 乙酸）。梯度洗脱：0～4min，5%～10% A；4～6min，10%～15% A；6～8min，15%～60% A；8～9min，60%～90% A；9～10min，90%～5% A。流速：0.3mL/min。质谱采用电喷雾离子源，正离子模式，扫描范围为 m/z 150～1 500。毛细管温度为 350℃；氮气作为鞘气（30arb）和辅助气（5arb）；喷雾电压为 4 000V。数据分析软件为 Xcalibur 2.1（Thermo Fisher Scientific）。

儿茶素（C）、表儿茶素（EC）、表没食子儿茶素（EGC）及其对应的间苯三酚产物（C-Ph，EC-Ph，EGC-Ph）的定性鉴定通过其 LC-MS 数据与标准品或文献数据对比得到。C、EC、EGC 的定量测定依据相应的标准品，其间苯三酚产物（C-Ph、EC-Ph、EGC-Ph）的定量也以各自的黄烷 -3- 醇单体（C、EC、EGC）为标准物质（由于黄烷 -3- 醇单体和其相应的间苯三酚产物具有相同的摩尔吸光系数）。原花青素平均聚合度的计算由裂解产物中所有黄烷 -3- 醇单体和间苯三酚产物（C、EC、EGC、C-Ph、EC-Ph、EGC-Ph）的摩尔总和除以黄烷 -3- 醇单体（C、EC、EGC）的摩尔总和得到。

3.3　结果分析

3.3.1　原花青素的提取优化

提取是原花青素分离和鉴定前最重要的步骤之一，提取受到溶剂类型及浓度、时间和温度等多种因素影响。超声辅助提取法利用超声波的空化作用、机械作用和热效应破坏植物细胞壁结构，加快原花青素的扩散和释放，操作简便、提取时间短、提取率高。本研究通过单因素实验分析探讨乙醇浓度、液料比、提取温度、提取时间、超声功率对菰米原花青素提取效果的影响，在此基础上，利用响应面法进一步优化、确定菰米原花青素最佳提取工艺。

3.3.1.1 单因素实验分析

通过单因素实验确定了不同提取参数对菰米提取物中原花青素含量的影响程度。由图3-2A可知，当乙醇浓度由60%增加到90%时，菰米提取物中原花青素含量不断升高，当乙醇浓度大于90%时，提取物中原花青素含量反而下降。这可能由于当乙醇浓度较低时，糖类等其他水溶性物质溶解性好，影响了原花青素的溶出；而当溶剂中乙醇浓度过高时，一些脂溶性物质又会被大量提取出来。由图3-2B可知，当液料比由20mL/g增加到50mL/g时，提取物中原花青素含量不断升高；当液料比大于50mL/g时，提取物中原花青素含量下降。一定范围内，提取剂用量越大，有利于原花青素与溶剂的接触和溶液传质推动力的增加，从而提高了原花青素的提取率；但当提取剂过多时由于可能影响超声的空化效应和机械振动的效果，原花青素含量反而下降。由图3-2C可知，随着提取温度

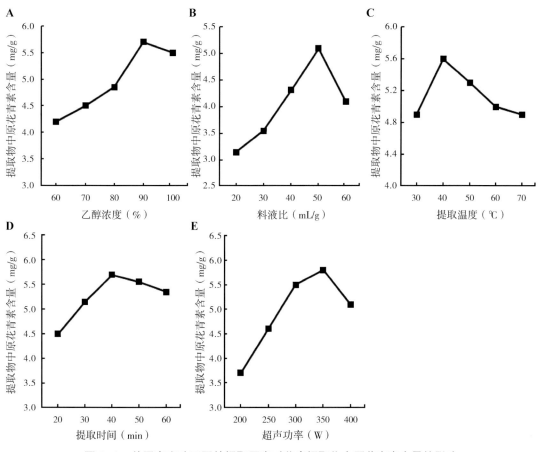

图3-2 单因素实验不同的提取因素对菰米提取物中原花青素含量的影响

A. 乙醇浓度；B. 料液比；C. 提取温度；D. 提取时间；E. 超声功率

的升高，提取物中原花青素含量先升高后降低。这主要是由于温度越高分子运动越快，提取率升高；但温度过高时，可能破坏原花青素的分子结构，提取率反而降低。由图 3-2D 可知，开始时随着提取时间的延长，提取物中原花青素含量逐渐增大，40min 时菰米中原花青素已被基本提取出来；当超声提取时间大于 40min 后，其他成分被提取出来，部分原花青素也可能发生分解，导致提取物中原花青素含量有所降低。由图 3-2E 可知，超声功率由 200W 增加到 350W 时，提取物中原花青素含量逐渐增大；当超声功率大于 350W 时，提取物中原花青素含量下降，这可能是由于超声功率较大时，有少量脂类或脂溶性蛋白等从细胞中溶出。此外，功率过大时，超声波热效应导致提取液温度升高，原花青素有效成分被破坏，也可导致提取率的降低。

综合以上各因素影响结果，选择以下 4 个较为重要的提取参数进行四因素三水平的响应面法 Box–Behnken 设计（BBD）：乙醇浓度（80%、90%、100%）、液料比（40mL/g、50mL/g、60mL/g）、提取温度（30℃、40℃、50℃）、超声功率（300W、350W、400W），对菰米原花青素提取条件做进一步优化，以获得最佳提取效果。

3.3.1.2　模型拟合

BBD 实验中提取得到的响应值（原花青素含量）见表 3-1。通过对实验数据的多重回归分析得到响应值对提取因素的回归方程：

$$Y=6.09+0.80X_1-0.10X_2-0.098X_3-0.075X_4-0.014X_1X_2-0.30X_1X_3-0.14X_1X_4$$
$$-0.043X_2X_3-0.26X_2X_4+0.19X_3X_4-1.37X_1^2-1.19X_2^2-0.25X_3^2-0.30X_4^2$$

式中，Y 为原花青素含量（mg/g）；$X_1 \sim X_4$ 分别为乙醇浓度、液料比、提取温度和超声功率。

BBD 回归模型方差分析见表 3-2。$P<0.0001$ 说明该模型达到极显著水平；失拟项不显著（$F=2.88$，$P=0.1596$），表明模型与实验值的差异较小；模型的 $R^2_{adj}=0.9882$，说明 98.82% 的响应值变化可以用此模型解释；相关系数 $R^2=0.9941$ 表明该模型拟合程度良好，实验误差小；变异系数（$CV=2.24\%$）说明实验数据精确可靠。因此，此模型可以应用于菰米原花青素的提取优化实验设计及结果分析。

表 3-2　BBD 回归模型方差分析

变异来源	平方和	自由度	均方	F 值	P 值
模型	27.15	14	1.94	168.10	<0.0001 *
X_1	7.74	1	7.74	670.94	<0.0001 *
X_2	0.13	1	0.13	11.00	0.0051 *
X_3	0.12	1	0.12	10.00	0.0069 *
X_4	0.07	1	0.07	5.83	0.0300 *
X_1X_2	7.78×10^{-4}	1	7.78×10^{-4}	0.067	0.7989

变异来源	平方和	自由度	均方	F 值	P 值
X_1X_3	0.35	1	0.35	30.53	<0.000 1 *
X_1X_4	0.08	1	0.08	6.80	0.020 6 *
X_2X_3	7.30×10^{-3}	1	7.30×10^{-3}	0.63	0.439 6
X_2X_4	0.27	1	0.27	23.00	0.000 3 *
X_3X_4	0.14	1	0.14	11.94	0.003 9 *
X_1^2	12.23	1	12.23	105.89	<0.000 1 *
X_2^2	9.17	1	9.17	79.41	<0.000 1 *
X_3^2	0.41	1	0.41	35.66	<0.000 1 *
X_4^2	0.57	1	0.57	48.97	<0.000 1 *
残差	0.16	14	0.012	—	—
失拟项	0.14	10	0.014	2.88	0.159 6
纯误差	0.02	4	4.92×10^{-3}	—	—
总和	27.31	28	—	—	—

注：* 代表在 $P<0.05$ 水平下差异显著。

3.3.1.3　提取条件优化

图 3-3 是根据回归方程绘制出的各提取参数交互作用的响应面三维曲线图，反映了各参数在提取过程中对响应值的影响。依据响应面图中各因素对应曲线陡峭趋势，可直

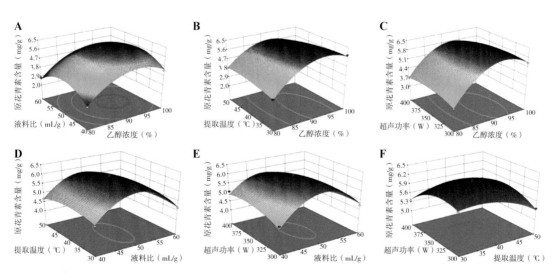

图 3-3　各因素交互作用对提取物菰米原花青素含量影响的响应面图

A. 乙醇浓度与液料比；B. 乙醇浓度与提取温度；C. 乙醇浓度与超声功率；

D. 液料比与提取温度；E. 液料比与超声功率；F. 提取温度与超声功率

观判断出该因素对提取物中原花青素含量的影响程度。图 3-3A 显示在提取温度 40℃、超声功率 350W 时，乙醇浓度和液料比对提取物原花青素含量的影响，原花青素含量随乙醇浓度与液料比的增加呈现先增大后减小的趋势。其他因素对提取物原花青素含量影响呈现出相似的趋势（图 3-3 B~F）。概括来说，菰米提取物原花青素含量随乙醇浓度、液料比、提取温度和超声功率的增大而增大，达到各因素中心值以后，提取物原花青素含量随各因素增大而逐渐减小。结合二次回归模型的数学分析结果，优化得出菰米原花青素的最佳超声辅助提取条件为：乙醇浓度 93.73%、液料比 50.07mL/g、提取温度44.39℃、超声功率 330.34W。在此条件下，得到原花青素含量的理论最大值为 6.28mg/g。考虑到实际操作的可行性，将以上条件调整为：乙醇浓度 94%、液料比 50mL/g、提取温度 44℃、超声功率 330W，进行 3 次平行验证实验，实际得到提取物原花青素含量为（6.33±0.10）mg/g，与数学模型优化得到的理论最大值接近。以上数据说明利用响应面法优化菰米原花青素提取工艺具有较好的可行性。

3.3.2 原花青素的纯化

经响应面法优化提取得到的菰米原花青素提取物经正己烷、乙酸乙酯、正丁醇、水依次萃取后得到 4 个萃取部位，产率分别为 18.17%、11.62%、26.08%、44.13%。4 个萃取部位的原花青素含量、DPPH 自由基清除能力和 α-葡萄糖苷酶抑制活性测定结果见图 3-4 A~C。结果表明，与其他萃取部位相比，正丁醇部位含有显著高的原花青素含量、DPPH 自由基清除能力和 α-葡萄糖苷酶抑制活性，由此可见原花青素类化合物主要存在

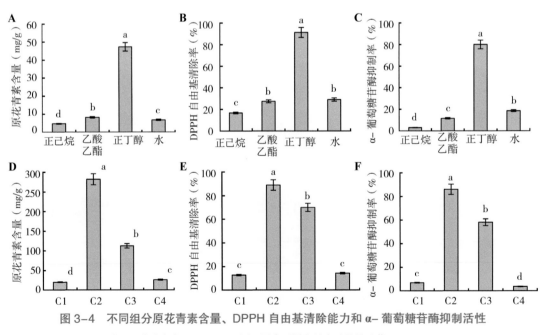

图 3-4 不同组分原花青素含量、DPPH 自由基清除能力和 α-葡萄糖苷酶抑制活性

注：组分浓度为 0.2mg/mL；同一图中不同字母表示差异显著，$P < 0.05$。

于正丁醇萃取部位。

将正丁醇萃取部位进一步经过 D101 大孔吸附树脂柱层析纯化，分离得到 4 个组分（C1～C4），C1～C4 得率分别为 33.51%、20.35%、8.06%、27.23%。分别测定 4 个组分的原花青素含量、DPPH 自由基清除能力和 α- 葡萄糖苷酶和胰脂肪酶抑制活性。由图3-4 D～F 的结果可明显看出，相对于组分 C1 和 C4，组分 C2 和 C3 具有显著高的原花青素含量，其含量分别为（282.24±2.07）mg/g 和（112.80±1.55）mg/g。与此相对应，组分 C2 和 C3 也展现出较高的 DPPH 自由基清除能力和 α- 葡萄糖苷酶抑制活性。因此可以得出结论，原花青素类化合物主要存在于组分 C2（10%～30% 乙醇洗脱液）和 C3（40%～60% 乙醇洗脱液）中。此外，在胰脂肪酶抑制活性测试中，4 个组分 C1～C4 在10mg/mL 浓度下均没有表现出明显的抑制作用。

3.3.3　原花青素的分级分离

将经正丁醇萃取、大孔吸附树脂纯化后得到的原花青素组分 C2 和 C3 合并后，经葡聚糖凝胶 Sephadex LH-20 柱层析分级分离（具体柱层析方法见本章 3.2.6），获得 6 个原花青素组分 WRPs-1～WRPs-6，6 个组分得率分别为 26.43%、21.22%、14.30%、6.49%、13.55%、8.87%。分别测定所得原花青素组分 WRPs-1～WRPs-6 的原花青素含量、DPPH 自由基清除能力、α- 葡萄糖苷酶和胰脂肪酶抑制活性（表 3-3），结果表明六个组分均具有较高的原花青素含量 [≥（524.19±3.56）mg/g]，其中 WRPs-3 含量最高 [（863.81±8.02）mg/g]。6 个组分的 DPPH 自由基清除能力由高到低顺序为：WRPs-3≈WRPs-4≈WRPs-5＞WRPs-2＞WRPs-1＞抗坏血酸＞WRPs-6。在 α- 葡萄糖苷酶抑制实验中，WRPs-5 和 WRPs-6 展现出较高的活性，IC_{50} 分别为（117.72±1.45）μg/mL 和（84.01±0.74）μg/mL，均低于阳性对照阿卡波糖 [IC_{50}=（186.31±1.04）μg/mL]。对于胰脂肪酶抑制活性，WRPs-1～WRPs-5 没有表现出明显的抑制作用（IC_{50}＞2 000μg/mL），WRPs-6 展现出弱的胰脂肪酶抑制活性 [IC_{50}=（1 054.01±6.67）μg/mL]。

以上数据表明，WRPs-1～WRPs-5 具有显著的 DPPH 自由基清除活性，WRPs-6 具有潜在的 α- 葡萄糖苷酶抑制活性和温和的胰脂肪酶抑制活性。目前的分级分离方法可以在一定程度上筛选出具有 DPPH 自由基清除能力、α- 葡萄糖苷酶和胰脂肪酶抑制活性的原花青素组分。此外，从图 3-5 的 UPLC 分析图可以看出，6 个组分 WRPs-1～WRPs-6 化学成分特征也明显不同。组分 WRPs-1 和 WRPs-2 色谱图峰型较好，表明主要以聚合度较低的原花青素为主；组分 WRPs-3 和 WRPs-4 色谱图中出现明显宽峰，是由于含有一些聚合度较高的原花青素，这些化合物在色谱柱上不能得到有效分离；组分 WRPs-5 和 WRPs-6 色谱图以宽峰为主，表明主要含有一些聚合度较高的原花青素成分。因此，此研究中的方法可实现菰米原花青素成分的分级分离。

表 3-3　组分 WRPs-1～WRPs-6 原花青素含量、DPPH 自由基清除能力、
α- 葡萄糖苷酶和胰脂肪酶抑制活性

组分	原花青素含量（mg/g）	IC$_{50/DPPH}$（μg/mL）	IC$_{50/α-葡萄糖苷酶}$（μg/mL）	IC$_{50/胰脂肪酶}$（μg/mL）
WRPs-1	524.19±3.56e	74.91±0.83c	316.07±1.08a	>2 000
WRPs-2	639.92±5.77c	59.57±1.52d	304.17±2.46b	>2 000
WRPs-3	863.81±8.02a	34.29±0.78e	289.04±3.11c	>2 000
WRPs-4	679.34±4.55b	36.73±0.96e	257.20±3.85d	>2 000
WRPs-5	629.16±6.82c	35.44±1.02e	117.72±1.45f	>2 000
WRPs-6	567.20±5.76d	451.85±2.47a	84.01±0.74g	1 054.01±6.67a
抗坏血酸	—	100.05±0.94b	—	—
阿卡波糖	—	—	186.31±1.04e	—
奥利司他	—	—	—	15.45±0.14b

注：数据表示均值 ± 标准偏差（$n=3$）；同一列不同字母表示差异显著（$P<0.05$）。

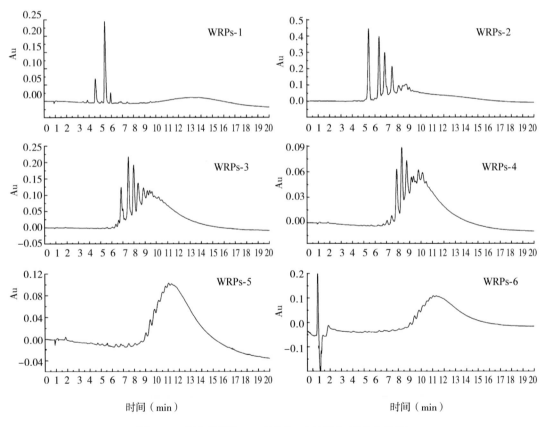

图 3-5　组分 WRPs-1～WRPs-6 的反向 UPLC 分析

注：Au，全称 absorbance unit，吸光度单位，反映检测器的电信号响应值。

3.3.4 原花青素的结构分析

间苯三酚降解反应是分析原花青素结构的有效方法。间苯三酚可作为亲核试剂攻击原花青素延伸段基团，使原花青素在酸性条件下发生热解聚生成正碳离子中间体，延伸单元与间苯三酚结合形成相应的间苯三酚衍生物，终端单元以游离的黄烷-3-醇单体的形式释放出来。通过分析降解产物，即可确定原花青素的结构组成单元；通过定量测定游离黄烷-3-醇和间苯三酚衍生物的生成量，即可计算平均聚合度。组分 WRPs-1～WRPs-6 首先通过间苯三酚降解反应，进而通过 UPLC-LTQ-Orbitrap-MS 分析降解后的产物。组分 WRPs-1～WRPs-6 经间苯三酚降解后的反向 UPLC 图参见图 3-6。经定性鉴定分析发现，裂解产物包括儿茶素、表儿茶素、表没食子儿茶素及其各自对应的间苯三酚衍生物 6 种成分。其中，儿茶素、表儿茶素和表没食子儿茶素通过与标准品对比鉴定得到，儿茶素、表儿茶素、表没食子儿茶素间苯三酚衍生物通过与文献数据（Karonen et al.，2007；Zhang et al.，2017）对比色谱保留时间（Rt）、一级质谱和二级质谱数据得到，鉴定结果列于表 3-4。由此可见，菰米原花青素的结构组成单元主要包括儿茶素、表

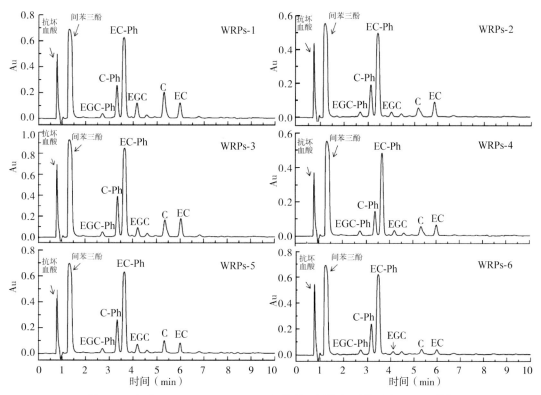

图 3-6　组分 WRPs-1～WRPs-6 经间苯三酚降解后的反向 UPLC 分析

注：EGC-Ph，表没食子儿茶素 – 间苯三酚；C-Ph，儿茶素 – 间苯三酚；EC-Ph，表儿茶素 – 间苯三酚；EGC，表没食子儿茶素；C，儿茶素；EC，表儿茶素；Au，全称 absorbance unit，吸光度单位，反映检测器的电信号响应值。

儿茶素及表没食子儿茶素。由定量测定得出每个组分原花青素结构单元组成比例和平均聚合度，结果见表 3-5，表明 6 个组分原花青素的终端结构单元以儿茶素和表儿茶素为主，摩尔百分比范围分别为（4.21±0.12）%～（15.15±0.30）% 和（3.80±0.06）%～（11.83±0.42）%；对于延伸单元，表儿茶素比例最高［摩尔百分比（44.03±0.53）%～（70.63±0.69）%］，并且呈现出从 WRPs-1 到 WRPs-6 逐渐增高的趋势；其次是儿茶素，摩尔百分比为（15.79±0.21）%～（22.89±0.26）%。相对于儿茶素和表儿茶素，表没食子儿茶素在终端单元和延伸单元中含量较低［摩尔百分比分别为（1.70±0.04）%～（9.55±0.33）% 和（2.87±0.08）%～（3.87±0.10）%］。6 个组分原花青素平均聚合度从组分 WRPs-1 到 WRPs-6 呈现出增加趋势［（2.66±0.04）～（10.30±0.46）］。

表 3-4　菰米原花青素间苯三酚裂解产物及其 MS 数据

| Rt（min） | [M+H]$^+$（m/z） | | | 碎片离子（m/z） | 化合物 |
	实测值	计算值	误差（ppm）		
2.71	431.097 0	431.097 3	-0.67	305.065 5，263.047 8	EGC-Ph
3.35	415.102 4	415.102 4	-0.06	288.986 9，271.132 6，263.048 0	C-Ph
3.67	415.102 5	415.102 4	0.27	288.986 9，271.132 6，263.048 0	EC-Ph
4.18	307.081 8	307.081 2	1.89	181.049 0	EGC
5.30	291.086 2	291.086 3	-0.56	273.074 7，165.054 4	C
6.00	291.086 2	291.086 3	-0.56	273.074 7，165.054 4	EC

注：Rt，保留时间；EGC-Ph，表没食子儿茶素－间苯三酚；C-Ph，儿茶素－间苯三酚；EC-Ph，表儿茶素－间苯三酚；EGC，表没食子儿茶素；C，儿茶素；EC，表儿茶素。

表 3-5　组分 WRPs-1～WRPs-6 原花青素结构次单元组成（摩尔百分比）和平均聚合度（mDP）

| 组分 | 终端单元（%） | | | 延伸单元（%） | | | mDP |
	C	EC	EGC	C-Ph	EC-Ph	EGC-Ph	
WRPs-1	15.15±0.30a	11.83±0.42a	9.55±0.33a	15.87±0.31d	44.03±0.53e	3.57±0.11b	2.66±0.04f
WRPs-2	8.95±0.32b	9.62±0.11b	4.35±0.05b	22.89±0.26a	49.91±0.46d	3.28±0.09c	4.32±0.06e
WRPs-3	9.69±0.47b	6.55±0.13c	4.55±0.04b	20.43±0.24b	55.62±0.59c	3.16±0.12cd	4.81±0.09d
WRPs-4	7.52±0.48c	6.60±0.32c	3.19±0.17c	16.79±0.45c	63.03±0.80b	2.87±0.08e	5.78±0.12c
WRPs-5	6.01±0.28d	4.83±0.09d	4.45±0.12b	16.92±0.31c	64.71±0.65b	3.08±0.15d	6.54±0.23b
WRPs-6	4.21±0.12e	3.80±0.06e	1.70±0.04d	15.79±0.21d	70.63±0.69a	3.87±0.10a	10.30±0.46a

注：数据表示均值 ± 标准偏差（n=3）；C，儿茶素；EC，表儿茶素；EGC，表没食子儿茶素；C-Ph,，儿茶素－间苯三酚；EC-Ph，表儿茶素－间苯三酚；EGC-Ph，表没食子儿茶素－间苯三酚；同一列不同字母表示相应数据差异显著（P <0.05）。

3.4 讨论

本章围绕特色谷物菰米中的原花青素成分展开研究。实现以中国菰米为原料提取原花青素，以提取物中原花青素含量为量化指标，在单因素试验的基础上，用响应面法中心组合设计确定菰米中原花青素提取的最佳工艺参数，试验取得了较好的结果。确定了菰米中原花青素提取的最佳工艺为乙醇浓度 94%、液料比 50mL/g、提取温度 44℃、超声功率 330W，按照以上参数进行验证试验，得到提取物原花青素含量为（6.33±0.10）mg/g。

为进一步探讨菰米原花青素的结构特征及相关性质，本研究对菰米原花青素进行了纯化及分级分离。在菰米原花青素的纯化研究中，首先通过溶剂萃取，然后结合 D101 大孔吸附树脂柱层析方法可将菰米原花青素实现有效的纯化富集，原花青素类化合物主要存在于组分 C2（10%～30% 乙醇洗脱液）和 C3（40%～60% 乙醇洗脱液）中。将纯化后的组分经葡聚糖凝胶 Sephadex LH-20 柱层析可将菰米原花青素按照化学结构的不同进行分级分离，得到 6 个具有不同特点的组分，每个组分的 DPPH 自由基清除能力、α- 葡萄糖苷酶和胰脂肪酶抑制活性均有所差异。由间苯三酚降解分析可以得出，菰米原花青素的结构组成单元主要包括儿茶素、表儿茶素、表没食子儿茶素；6 个组分 WRPs-1～WRPs-6 原花青素结构单元组成比例不同，平均聚合度在（2.66±0.04）～（10.30±0.46），呈现出逐渐增高的趋势。对于 DPPH 自由基清除能力，组分 WRPs-6（平均聚合度最高）活性最低，其次是 WRPs-1（平均聚合度最低），说明伴随着原花青素平均聚合度的升高，其 DPPH 自由基清除能力呈现出先增高后降低的趋势。相似地，Jerez 等（2007）发现对于来源于新西兰辐射松树皮的原花青素来说，其平均聚合度在小于 6.5 时，DPPH 自由基清除能力随着平均聚合度的增高而增高，当平均聚合度从 9.2 增加到 14.6 时，DPPH 自由基清除能力又呈现出下降趋势。而对于酶抑制活性，组分 WRPs-6（平均聚合度最高）展现出最高的 α- 葡萄糖苷酶和胰脂肪酶抑制活性。Hsu 等（2018）同样发现，来源于台湾扁柏叶子的原花青素 α- 葡萄糖苷酶活性和来源于柿子果实的原花青素的胰脂肪酶抑制活性均随着其聚合度的增加而增加。因此，菰米原花青素的结构，尤其是聚合度对其生物活性有重要的影响。阐明原花青素的结构可以更有效地开发利用促进原花青素功能成分。目前的分级分离方法可以在一定程度上筛选出具有 DPPH 自由基清除能力、α- 葡萄糖苷酶和胰脂肪酶抑制活性的原花青素组分。研究结果可为菰米原花青素在抗氧化、α- 葡萄糖苷酶和胰脂肪酶抑制活性（与预防糖尿病及肥胖等疾病有关）方面的应用提供借鉴。

经过近几十年的研究和开发，对植物来源原花青素的提取、纯化、性质及生理活性的研究已取得很大进展。原花青素在食品、保健品和药品等领域的应用也展现出诱人的前景，但是对其发挥生物活性所涉及的分子结构及作用机制等尚缺乏足够的证据。针对目前国内外对原花青素功能成分的迫切需求，研究开发中国菰米中富含的原花青素具有深远意义。

3.5 结论

本章对特色食品菰米中原花青素成分的研究进行了介绍。研究中通过响应面法优化菰米原花青素超声辅助提取实验，得出菰米原花青素提取的最佳条件：乙醇浓度 94%、液料比 50mL/g、提取温度 44℃、超声功率 330W，在此条件下得到的菰米提取物中原花青素含量高达（6.33±0.10）mg/g。实验中通过建立正丁醇萃取、D101 大孔吸附树脂富集纯化以及 Sephadex LH-20 柱层析分离的方法，将菰米原花青素分离成具有不同结构特征及生物活性特点的 6 个组分。经纯化分离得到的组分均具有较高的原花青素含量、DPPH 自由基清除能力和一定程度的 α- 葡萄糖苷酶和胰脂肪酶抑制活性。比较 6 个组分的化学结构和生物活性可以发现，不同组分具有不同的结构单元组成、平均聚合度及生物活性。研究结果进一步揭示了菰米中富含原花青素成分及其在预防糖尿病及肥胖等方面具有潜在的价值，可为菰米中原花青素成分的进一步深入研究及开发利用提供参考依据。

参考文献

陈梦雨，黄小丹，王钊，等，2018. 植物原花青素的研究进展及其应用现状 [J]. 中国食物与营养，24(3)：54-58.

霍文兰，2008. 高粱米糠中原花青素的提取、纯化及其抗氧化性研究 [J]. 食品科技，10：145-148.

刘新，陈卫中，韩琴，2012. 响应面法优化超声波辅助提取芒果核中原花青素的研究 [J]. 食品工业科技，33(3)：227-231.

孙芸，谷文英，2003. 硫酸 - 香草醛法测定葡萄籽原花青素含量 [J]. 食品与发酵工业，29(9)：43-46.

杨青，2013. 山竹壳中原花青素的提取纯化与活性研究 [D]. 厦门：集美大学.

杨清山，张燕，连运河，等，2017. 葡萄籽、松树皮和花生衣提取物中原花青素成分研究 [J]. 食品研究与开发，8(10)：159-164.

王婉愉，李姣，王霄凯，等，2019. 沙葱水提液体外抗氧化及 α- 葡萄糖苷酶与胰脂肪酶抑制作用的研究 [J]. 食品研究与开发，40(3)：1-6.

张慧文，张玉，马超美，2015. 原花青素的研究进展 [J]. 食品科学，36(5)：296-304.

张蕾，吕宁，展雯琳，2016. 原花青素的生物活性 [J]. 安徽化工，42(3)：1-2.

张荣泉，2006. 原花青素的生物活性研究 [J]. 食品研究与开发，10：181-184.

BINDON K A, SMITH P A, HOLT H, et al., 2010. Interaction between grape-derived proanthocyanidins and cell wall material. 2. Implications for vinification[J]. Journal of Agricultural and Food Chemistry, 58(19)：10 736-10 746.

CHEMAT F, ROMBAUT N, SICAIRE A G, et al., 2017. Ultrasound assisted extraction of food and natural products. Mechanisms, techniques, combinations, protocols and applications : a review[J]. Ultrasonics Sonochemistry, 34 : 540−560.

CHU M J, DU Y M, LIU X M, et al., 2019. Extraction of proanthocyanidins from Chinese wild rice (*Zizania latifolia*) and analyses of structural composition and potential bioactivities of different fractions[J]. Molecules, 24(9) : 1681.

CHU M J, LIU X M, YAN N, et al., 2018. Partial purification, identification, and quantitation of antioxidants from wild rice (*Zizania latifolia*)[J]. Molecules, 23(11) : 2 782.

HSIEH C Y, CHANG S T, 2010. Antioxidant activities and xanthine oxidase inhibitory effects of phenolic phytochemicals from *Acacia confusa* twigs and branches[J]. Journal of Agricultural and Food Chemistry, 58(3) : 1 578−1 583.

HSU C Y, LIN G M, LIN H Y, et al., 2018. Characteristics of proanthocyanidins in leaves of *Chamaecyparis obtusa* var. formosana as strong α-glucosidase inhibitors[J]. Journal of the Science of Food and Agriculture, 98(10): 3 806−3 814.

HAN S F, ZHANG H, ZHAI C K, 2012. Protective potentials of wild rice (*Zizania latifolia* (Griseb) Turcz) against obesity and lipotoxicity induced by a high-fat/cholesterol diet in rats[J]. Food and Chemical Toxicolody, 50(7) : 2 263−2 269.

JAKOBEK L, GARCIA-VILLALBA R, TOMAS-BARBERAN F A, 2013. Polyphenolic characterisation of old local apple varieties from Southeastern European region[J]. Journal of Food Composition and Analysis, 31(2) : 199−211.

JEREZ M, TOURINO S, SINEIRO J, et al., 2007. Procyanidins from pine bark : relationships between structure, composition and antiradical activity[J]. Food Chemistry, 104(2) : 518−527.

KARONEN M, LEIKAS A, LOPONEN J, et al., 2007. Reversed-phase HPLC-ESI/MS analysis of birch leaf proanthocyanidins after their acidic degradation in the presence of nucleophiles[J]. Phytochemical Analysis, 18(5) : 378−386.

KENNEDY J A, JONES G P, 2001. Analysis of proanthocyanidin cleavage products following acid-catalysis in the presence of excess phloroglucinol[J]. Journal of Agricultural and Food Chemistry, 49(4) : 1 740−1 746.

LI S Y, XIAO J, CHEN L, et al., 2012. Identification of A-series oligomeric procyanidins from pericarp of *Litchi chinensis* by FT-ICR-MS and LC-MS[J]. Food Chemistry, 135(1) : 31−38.

LI S Y, YANG Y J, LI J S, et al., 2018. Increasing yield and antioxidative performance of litchi pericarp procyanidins in baked food by ultrasound-assisted extraction coupled with enzymatic treatment[J]. Molecules, 23(9) : 2 089.

LIN G M, LIN H Y, HSU C Y, et al., 2016. Structural characterization and bioactivity of proanthocyanidins from indigenous cinnamon (*Cinnamomum osmophloeum*)[J]. Journal of the Science of Food and Agriculture,

96(14)：4 749-4 759.

LIU Z Z, MO K L, FEI S M, et al., 2017. Efficient approach for the extraction of proanthocyanidins from *Cinnamomum longepaniculatum* leaves using ultrasonic irradiation and an evaluation of their inhibition activity on digestive enzymes and antioxidant activity *in vitro*[J]. Journal of Separation Science, 40(15)：3 100-3 113.

NUNES M A, PIMENTEL F, COSTA A S G, et al., 2016. Cardioprotective properties of grape seed proanthocyanidins: an update[J]. Trends in Food Science & Technology, 57(A)：31-39.

ODABAŞ H İ, KOCA I, 2016. Application of response surface methodology for optimizing the recovery of phenolic compounds from hazelnut skin using different extraction methods[J]. Industrial Crops and Products, 91：114-124.

QIU Y, LIU Q, BETA T, 2009. Antioxidant activity of commercial wild rice and identification of flavonoid compounds in active fractions[J]. Journal of Agricultural and Food Chemistry, 57(16)：7 543-7 551.

RAHMAN M J, CAMARGO A C, SHAHIDI F, 2017. Phenolic and polyphenolic profiles of chia seeds and their in vitro biological activities[J]. Journal of Functional Foods, 35：622-634.

SUMCZYNSKI D, KOTÁSKOVÁ E, ORSAVOVÁ J, et al., 2017. Contribution of individual phenolics to antioxidant activity and in vitro digestibility of wild rices (*Zizania aquatica* L.)[J]. Food Chemistry, 218：107-115.

SUMCZYNSKI D, KOUBOVÁ E, ŠENKÁROVÁ L, et al., 2018. Rice flakes produced from commercial wild rice：Chemical compositions, vitamin B compounds,mineral and trace element contents and their dietary intake evaluation[J]. Food Chemistry, 264：386-392.

TANG Y, ZHANG B, LI X H, et al., 2016. Bound phenolics of quinoa seeds released by acid, alkaline, and enzymatic treatments and their antioxidant and alpha-glucosidase and pancreatic lipase inhibitory effects[J]. Journal of Agricultural and Food Chemistry, 64(8)：1 712-1 719.

TIAN M, LIU F, LIU H, et al., 2018. Grape seed procyanidins extract attenuates Cisplatin-induced oxidative stress and testosterone synthase inhibition in rat testes[J]. Systems Biology in Reproductive Medicine, 64(4)：246-259.

WEI S D, ZHOU H C, LIN Y M, 2011. Antioxidant activities of fractions of polymeric procyanidins from stem bark of *Acacia confusa*[J]. International Journal of Molecular Sciences, 12(2)：1 146-1 160.

YAN N, DU Y M, LIU X M, et al., 2018. Morphological characteristics, nutrients, and bioactive compounds of *Zizania latifolia*, and health benefits of its seeds[J]. Molecules, 23(7)：1 561.

YUAN Y, XU X, JING C L, et al., 2018. Microwave assisted hydrothermal extraction of polysaccharides from *Ulva prolifera*：Functional properties and bioactivities[J]. Carbohydrate Polymers, 181：902-910.

ZHAI C K, LU C M, ZHANG X Q, et al., 2001. Comparative study on nutritional value of Chinese and North American wild rice[J]. Journal of Food Composition and Analysis, 14(4)：371-382.

ZHANG H, CAO P, AGELLON L B, et al., 2009. Wild rice (*Zizania latifolia* (Griseb) Turcz) improves the serum lipid profile and antioxidant status of rats fed with a high fat/cholesterol diet[J]. British Journal of Nutrition, 102(12) : 1 723–1 727.

ZHANG H W, YERIGUI, YANG Y M, et al., 2013. Structures and antioxidant and intestinal disaccharidase inhibitory activities of A-type proanthocyanidins from peanut skin[J]. Journal of Agricultural and Food Chemistry, 61(37) : 8 814–8 820.

ZHANG S T, LI L X, CUI Y, et al., 2017. Preparative high-speed counter-current chromatography separation of grape seed proanthocyanidins according to degree of polymerization[J]. Food Chemistry, 219 : 399–407.

ZHOU H C, LIN Y M, WEI S D, et al., 2011. Structural diversity and antioxidant activity of condensed tannins fractionated from mangosteen pericarp[J]. Food Chemistry, 129(4) : 1 710–1 720.

ZHOU P Y, ZHANG L M, LI W, et al., 2008. In vitro evaluation of the anti-digestion and antioxidant effects of grape seed procyanidins according to their degrees of polymerization[J]. Journal of Functional Foods, 49 : 85–95.

ZHU W, JIA Y Y, PENG J M, et al., 2018. Inhibitory effect of persimmon tannin on pancreatic lipase and the underlying mechanism *in vitro*[J]. Journal of Agricultural and Food Chemistry, 66(24) : 6 013–6 021.

4

中国菰米酚类化合物的绿色提取
技术研究

目前，绿色技术是化学领域的关键问题之一，因为它旨在保护环境并减少人类活动的负面影响。在绿色技术的各种方式中，开发新的绿色溶剂是最重要的主题之一。本章研究采用深共熔溶剂（deep eutectic solvents，DESs）对中国菰米中有价值的酚类化合物进行超声辅助提取（UAE）。为此，以 7 种不同的基于氯化胆碱（choline chloride，CC）的深共熔溶剂作为绿色萃取溶剂进行了试验。氯化胆碱 /1,4- 丁二醇在总黄酮含量（TFC）、总酚含量（TPC）和抗氧化活性（DPPH 自由基清除能力和 ABTS$^{·+}$ 自由基吸收能力）等参数方面表现出最佳的萃取效率。随后，用 76.6% DES-2 对超声辅助提取工艺进行了优化：通过响应面法，确定萃取温度 51.2℃、固液比 37.0mg/mL 为最佳提取条件。采用超高效液相色谱 – 三重四极杆串联质谱（UPLC-QqQ-MS）对提取物进行定量分析，结果显示优化的提取工艺对中国菰米中 9 种酚酸类化合物和 3 种类黄酮化合物的提取效果较好。因此，本项研究展示了定制绿色溶剂的可能性，该绿色溶剂比有机溶剂具有更强的萃取能力。

4.1 前言

酚类化合物是植物中重要的次生代谢物和生物活性物质，结构中一般含有一个或多个羟基的芳环，它们的结构可以从简单的酚类分子到复杂的高分子量聚合物。作为植物中一大类生物活性物质，酚类化合物具有很多种生物功能。通常情况下，酚类化合物可以作为植物抗毒素、植物色素、拒食剂、传粉媒介的引诱剂，以及抗氧化剂和抗紫外线的保护剂等，在植物生长和繁殖中发挥重要作用，保护植物免受病原体和捕食者的危害，此外还有助于提高植物的颜色和感官特性。作为一大类具有显著生物活性的功能物质，酚类化合物现在被称为第七大营养素，在功能食品和保健食品生产中应用广泛。大量实验研究表明，酚类化合物具有很强的抗氧化、抗肿瘤、抗感染、保护肝脏、增强免疫力、降低胆固醇等作用。酚类化合物还具有明显的降血糖、降血脂作用，能诱导血管舒张，从而阻止血栓形成、防止中风、治疗动脉粥状硬化等。例如，黄麻叶中提取得到的酚类化合物可以有效抑制 α- 淀粉酶与 α- 葡萄糖苷酶的活性，从而发挥降低血糖的作用。葡萄籽酚类化合物能够降低小鼠血浆低密度脂蛋白胆固醇（low density lipoprotein cholesterol，LDL-C）水平，并可以提高高密度脂蛋白胆固醇（HDL-C）水平，最终达到降低血脂的效果。目前，很多流行病学研究以及体内外实验证明，酚类化合物能诱导肿瘤细胞凋亡、抑制癌细胞增殖，为癌症的有效治疗提供了新方向。医学基础实验发现，许多植物含有的天然酚类化合物可以对肿瘤发生的特定阶段进行干预与阻断。王小红等（2009）探究了茶多酚、莲房原花青素以及葡萄籽多酚对 Hela 肿瘤细胞株的体外抑制效果，实验结果表明，在固定浓度范围内，所选用的 3 种酚类化合物对 Hela 肿瘤细胞均有比较明显的抑制作用，并且剂量效应关系显著。许海棠等（2019）就百香果叶多酚与体外抗氧化能力的关系展开研究，结果表明，百香果叶多酚具有较好的体外抗氧化活性。

近年来，植物中酚类化合物的提取研究引起了广泛关注。有机溶剂（甲醇、乙醇、石油醚等）萃取是酚类化合物提取、分离和使用中最常见的方法，借助的主要提取技术有加热搅拌提取、超声辅助提取、微波辅助提取以及超临界流体提取。其中，超声波辅助提取技术利用超声波的粉碎作用、空化作用以及热效应，能够加速植物细胞壁的破碎，促进细胞内活性成分的溶出，此提取过程是一种纯物理的破碎过程。超声辅助提取方法高效的特点已使其逐渐成为植物功能成分提取领域的热点技术。超声波辅助提取法对热敏性成分的提取具有显著优势，它不会破坏提取物的结构，而且操作方便、设备要求简单。陈学等（2018）通过响应面试验，对无花果酚类化合物的提取过程进行研究，结果表明，在超声功率为 100W、超声温度为 38℃、料液比为 1∶50（g∶mL）的条件下，48% 的乙醇溶液对无花果酚类化合物的提取率为 45.42%。邓汉珍等（2018）研究了超声温度和超声时间对玄参中酚类化合物提取的影响，最终发现超声温度为 50℃、超声时间为 1.0h、超声功率为 900W 时，玄参多酚的提取效率最高。

在绿色溶剂领域，深共熔溶剂被认为是替代有机溶剂的最佳选择。深共熔现象又称低温共熔，是指将两种或两种以上固体物质，按照一定比例反应，使其反应物熔点发生下降的现象。季铵盐可以和酰胺类化合物形成低温共熔体系，称为深共熔溶剂。这种新型溶剂具有电化学稳定窗口宽、蒸汽压较低、不可燃烧、导电性优良的理化特点，同时还有合成成本低、合成路线简单、无毒环保的优点，是一种环境友好型绿色溶剂。由于深共熔溶剂优越的特性，其在生物活性物质提取、有机化学合成、电化学、能源、材料等研究领域的应用日益广泛。较低的熔点是深共熔溶剂一个鲜明的物理特性，深共熔溶剂体系的熔点大都低于 95℃，较低的熔点不仅利于分离过程中介质的传输，还拓宽分离提取过程的操作温度范围。黏度亦是深共熔溶剂体系的重要物理性质参数，深共熔溶剂的黏度一般小于 500mPa·s，温度越高，体系的氢键供体含量越大，深共熔溶剂的黏度就会越小。对于大多数深共熔溶剂而言，黏度是限制其应用的最大因素，因此，设计合成低黏度的深共熔溶剂是很有必要的。深共熔溶剂种类繁多，改变氢键受体与氢键供体的组合以及比例，均可以设计合成出不同类型的深共熔溶剂，其有两种合成方式：一是不加水直接合成；二是提前向深共熔溶剂体系中加入一定比例的水。深共熔溶剂通常可通过直接加热固体混合物进行制备合成，将按照一定摩尔比组成好的混合物放入圆底烧瓶，并在一定温度（60～90℃）下加热搅拌，直到形成均一稳定的透明液体（一般需时为 120～180min）。直接合成法操作简便、设备要求低，然而有些组分自身黏度大，熔点高，通过直接加热合成法很难得到理想的深共熔溶剂，因此需要在加热前加入一定比例的水来降低黏度，以制备不同类型的深共熔溶剂。

为了改进化学过程的生态效率和评估其安全与可持续发展性，科学家们提出了绿色化学的概念，即利用各种化学原理，在化学品及其生产过程的设计、开发和应用过程中降低或消除对环境和人类健康有害物质的使用和产生。这一概念的提出，是人类可持续发展关键战略由被动转向主动的重要举措。传统的有机溶剂被应用于天然生物活性物质的分离提取，但易产生残留，会造成环境的污染，与绿色化学的原则不符合。因此，寻找绿色环保的溶剂替代传统有机溶剂用于提取分离至关重要。目前，深共熔溶剂在有机合成、材料化学、电化学、生物催化等诸多领域中得到广泛的应用。作为一种新型绿色介质溶剂，深共熔溶剂在溶解能力方面具有独一无二的性质，在植物功能成分分离提取方面的应用潜力巨大。

中国菰米是一种营养丰富的全谷物食品，在我国作为谷物食用已有 3 000 多年的历史。它含有蛋白质、矿物质、维生素和多种植物化学物质，如酚类、皂苷类、植物甾醇类和花青素类，这些物质具有许多生物活性，包括抗氧化、抗炎、抗肥胖和抗过敏作用。然而，从中国菰米中提取的具有显著抗氧化活性的酚酸和类黄酮化合物尚未得到充分研究和利用。中国菰米的总酚含量（TPC）为 1 698～4 108μg/g，阿魏酸、芥子酸和香草酸是其主要成分，它们具有广泛的生物活性，包括抗氧化、抗过敏和抗菌作用。中国菰米的总黄酮含量（TFC）在 578～791μg/g，主要由原花青素、槲皮素和儿茶素组成，可以改善胰岛素敏感性和血糖稳态，抑制肿瘤细胞增殖，并具有抗氧化活性。中国菰米酚类化合物的定性和定量研究具有重要的现实意义，利用这些生物活性物质的前提是提取。传统有机溶剂提取工艺通常会产生毒性，并涉及使用易燃、易爆和难生物降解的物质，因此有必要寻找一种绿色提取技术。绿色提取可利用最佳溶剂，最大限度降低工艺对环境的影响并有益于人类健康，因此目前在学术和工业研究中迫切需要开发有效的绿色提取工艺。深共熔溶剂由于其价格低廉、易于制备、大多可生物降解、毒性极低的特点受到广泛关注。深共熔溶剂通常由两种平价、安全的成分组成：氢键受体（通常是氯化胆碱）和氢键供体（甘油、糖、醇等），这些组分形成的共熔混合物的熔点低于每个组分的熔点。现在，已有越来越多的研究使用深共熔溶剂作为提取介质，其中也包括酚酸和黄酮等生物活性物质的提取，但是目前还未见国内外有关深共熔溶剂法提取中国菰米酚类化合物、不同提取方法效果的综合比较以及所提取物酚类化合物的定量检测等方面的研究报道。

本研究采用深共熔溶剂和超高效液相色谱–三重四极杆串联质谱法提取、定量了中国菰米中的 9 种酚酸类化合物和 3 种类黄酮化合物，并对 7 种深共熔溶剂的提取效率进行了比较，选取最适合的溶剂进行进一步的实验。优化反应条件后，采用超高效液相色谱–三重四极杆串联质谱对提取液进行定量分析。

4.2 材料与方法

4.2.1 样品

中国菰米（Z. latifolia）采自江苏省淮安市金湖县前锋镇白马湖村（33°11′9″ N；119°9′37″ E），经手工去壳、干燥得到菰米样品。干燥后的菰米经粉碎过筛（0.45mm），所得粉末样品避光在 –20°C 中储存。

4.2.2 试剂

深共熔溶剂合成过程中使用的氯化胆碱（≥98%）、甘油（≥99.0%）、1,4-丁二醇（≥99.0%）、果糖（≥99.0%）、葡萄糖（≥99.0%）、乳酸（≥85.0%）、苹果酸（≥99.0%）、尿素（≥99.0%）和乙醇（≥99.0%）试剂均购自国药集团化学试剂有限公司。去离子水采用 Milli-Q® 超纯水系统制备。香草醛（≥97%）、对羟基苯甲醛（≥97%）、对羟基苯甲酸（≥97%）、对香豆酸（≥98%）、原儿茶酸（≥98%）、丁香酸（≥98%）、阿魏酸（≥98%）、芥子酸（≥98%）、香草酸（≥97%）、原花青素 B1（≥97%）、儿茶素（≥97%）等标准品购于北京索莱宝科技有限公司。用于测定总黄酮、总多酚、DPPH 自由基和 ABTS 自由基的试剂福林试剂和没食子酸，购自 Sigma-Aldrich 公司；氯化铝（≥99.0%）购自 Aladdin 公司；ABTS（≥98.0%）、槲皮素（≥98.0%）和 DPPH（≥96.0%）购自麦克林生化有限公司；亚硝酸钠（≥98.5%）、碳酸钠（≥99.8%）、甲醇（≥99.5%）、氢氧化钠（≥96.0%），过硫酸钾（≥99.5%）、醋酸（≥99.8%）购自国药化学试剂有限公司。色谱级乙腈购自 Merk 公司。

4.2.3 试验设备

利用 Waters ACQUITY UPLC 与 TSQ 量子三重四极串联质谱联用仪（Thermo Fisher Scientific）进行中国菰米酚类化合物的定量测定。磁力搅拌器 MS-H-Pro＋购自上海科淮仪器有限公司。旋涡混匀器购自 IKA（广州）仪器设备有限公司。超声波水浴

SBL-30DT，购自中国宁波科创生物科技有限公司。离心机 TDZ5-WS 购自长沙高新技术产业开发区湘仪离心机仪器有限公司。离心管购自北京兰杰柯科技有限公司。酶标仪 Multiscan™ FC、96 孔板、costar 3599 购自 Thermo Fisher scientific 公司。

4.2.4　深共熔溶剂的制备

研究中使用的深共熔溶剂按照 Duan 等（2016）和 Dai 等（2013）所述方法制备。将所需组分按摩尔比添加到圆底烧瓶中，放入磁转子，在 80℃ 下对混合物进行磁力搅拌，直到瓶中形成稳定、均匀、透明的液体。表 4-1 列出了本研究合成的 7 种深共熔溶剂。为便于实验操作，每种深共熔溶剂中加入 30% 的水。

表 4-1　本研究中使用的深共熔溶剂

深共熔溶剂	组成	摩尔比
DES-1	氯化胆碱 / 甘油	1 : 2
DES-2	氯化胆碱 /1,4- 丁二醇	1 : 6
DES-3	氯化胆碱 /D- 果糖	1 : 1
DES-4	氯化胆碱 /D- 葡萄糖	3 : 2
DES-5	氯化胆碱 / 乳酸	1 : 2
DES-6	氯化胆碱 /DL- 苹果酸	1 : 1
DES-7	氯化胆碱 / 尿素	1 : 2

4.2.5　超声提取研究

本研究采用超声辅助提取法用深共熔溶剂提取菰米粉末中的总黄酮和总多酚，测定其含量并做抗氧化活性检测。首先，称取 50mg 菰米粉末于 10mL 玻璃管中，然后准确快速地将 2mL 深共熔溶剂加入玻璃管中，将混合物置于旋涡混匀器充分混匀（10s）。预先将超声波水浴设置为 20min、50℃、25kHz 和 200W，超声结束后获得固液混合物。试管冷却至室温后，于离心机中 3 000r/min 离心 10min。取上清液（1mL）用甲醇（4mL）稀释，过 0.22μm 有机滤膜用于后续分析。每种溶剂提取重复 3 次，提取率（E_y）计算如下：

$$E_y = \frac{C_0 \times V_0}{M_0}$$

式中，C_0 为超高效液相色谱 – 质谱联用分析法在深共熔溶剂中测定的酚酸或黄酮的浓度；V_0 为稀释液的体积；M_0 为样品的质量。

4.2.6 酚类化合物单体的定量分析

香草酸、对羟基苯甲醛、对羟基苯甲酸、对香豆酸、原儿茶酸、丁香酸、阿魏酸、芥子酸、香草酸、原花青素 B1、儿茶素、槲皮素均采用 Waters ACQUITY UPLC 系统，结合 TSQ 三重四极杆串联质谱仪（Thermo Fisher Scientific）进行超高效液相色谱 – 三重四极杆串联质谱定量分析。

梯度洗脱采用溶剂 A（乙腈+0.1% 乙酸）和溶剂 B（去离子水+0.1% 乙酸）在以下条件下进行。色谱柱：2.1mm×50mm；1.7μm C18 颗粒。进样体积：1μL。流速：0.3mL/min。柱温：25℃。梯度洗脱程序如下：0～5min，5%～10% A；5～7min，10%～20% A；7～8min，20%～60% A；8～9min，60%～100% A；9～10min，100%～5% A；10～12min，95% A。

负离子多反应监测（MRM）模式采用电喷雾离子源（ESI）。优化的离子喷射电压为3 000V，汽化器温度为 350℃，毛细管温度为 225℃。采用氮气作为保护层气体（30arb）和辅助气体（5arb），氩作为碰撞气体（1.5mTorr）。每个离子的碰撞能量均经优化确定，使用 Xcalibur 3.1 软件进行数据采集和处理。表 4–2 列出了 12 种标准物的离子跃迁、优化的质谱参数。标准品的线性回归参数、浓度范围、检测限（LOD）和定量限（LOQ）见表 4–3。

表 4–2　9 种酚酸类化合物和 3 种类黄酮化合物的保留时间、分子量、质量和 MS^2 碎片离子

化合物	Rt（min）	MW	[M–H]$^-$（m/z）			MS^2 碎片离子（m/z）
			检测值	计算值	误差（ppm）	
原儿茶酸	1.57	154.120	153.019 0	153.019 3	−2.15	91.099，108.084，109.179
对羟基苯甲酸	2.60	138.121	137.024 3	137.024 4	−0.59	65.238，75.046，93.220
原花青素 B1	2.65	578.520	579.148 0	579.149 7	−2.87	289.088，407.009，425.148
儿茶素	3.20	290.268	291.086 2	291.086 3	−0.56	203.256，245.129
香草酸	3.38	168.147	167.034 6	167.035 0	−2.31	91.078，108.118，123.106，152.027
对羟基苯甲醛	3.76	122.121	121.029 1	121.029 5	−3.51	92.224，120.306
丁香酸	4.07	198.173	197.044 7	197.045 5	−3.94	95.222，123.166，167.117，182.117
香草醛	5.02	152.147	151.039 8	151.040 1	−1.83	51.600，92.239，107.962，136.138
对香豆酸	5.82	164.158	163.039 7	163.040 1	−2.39	93.221，117.187，119.119

（续表）

化合物	Rt/min	MW	[M−H]⁻（m/z）			MS² 碎片离子（m/z）
			检测值	计算值	误差（ppm）	
阿魏酸	6.68	194.184	193.050 3	193.050 6	−2.05	133.097，134.166，167.117，182.117
芥子酸	6.84	224.210	223.060 3	223.061 2	−4.08	149.105，164.141，193.081，208.100
槲皮素	8.18	302.236	303.049 4	303.049 9	−1.61	107.184，121.176，151.074，179.060

注：Rt，保留时间；MW，分子量；MS，质量。

表 4-3　标准品的线性回归参数、浓度范围、LOD 和 LOQ

标准品	线性回归参数	浓度范围（µg/g）	R^2	LOD（ng/mL）	LOQ（ng/mL）
香草醛	$y=330\ 396x+58\ 003$	0.3～30.0	0.997 2	7.073	23.278
对羟基苯甲醛	$y=37\ 875x+10\ 863$	0.2～20.0	0.999 2	1.493	6.563
对羟基苯甲酸	$y=195\ 770x+3\ 998$	0.2～20.0	0.999 3	6.374	22.570
对香豆酸	$y=627\ 355x+29\ 882$	0.1～5.0	0.999 5	3.547	13.621
原儿茶酸	$y=32\ 574x+425$	0.2～20.0	0.999 8	1.348	5.704
丁香酸	$y=16\ 972x+12\ 951$	0.1～10.0	0.998 9	7.469	25.581
阿魏酸	$y=18\ 582x-40\ 196$	0.5～120.0	0.994 4	3.241	10.834
芥子酸	$y=222\ 815x+65\ 084$	0.5～120.0	0.999 5	4.684	15.302
香草酸	$y=341\ 171x-73\ 698$	0.2～20.0	0.992 1	7.561	16.320
儿茶素	$y=39\ 553x-23\ 123$	0.5～25.0	0.999 8	9.747	30.422
原花青素 B1	$y=29\ 832x-16\ 920$	0.5～20.0	0.998 5	4.360	14.071
槲皮素	$y=235\ 670x-42\ 503$	0.5～20.0	0.992 4	0.479	2.690

注：通过绘制峰面积与每种标准品的浓度的关系曲线来构建回归方程。LOD，检测限；LOQ，定量限。

4.2.7　总黄酮含量的测定

总黄酮测定参照 Rodrigues 等（2015）的方法，并进行了一些修改。分别将 50μL 甲醇空白对照、槲皮素标准溶液和 5 倍稀释的深共熔溶剂提取液与 10μL 5% $NaNO_2$ 在 96 孔板内充分混匀。5min 后，加入 10μL 10% $AlCl_3$ 并充分混合均匀。1min 后，迅速加入 100μL NaOH 混匀。立即在酶标仪中测量 510nm 条件下的吸光度值，每处理重复 3 次。以槲皮素浓度－吸光度值做标准曲线，总黄酮含量以每克菰米中槲皮素当量的毫克数表示

（mg QE/g）。用于测定槲皮素含量的校正曲线方程为：

$$y = 1.415\ 6x + 0.035\ 7 \qquad (R^2 = 0.999,\ n = 6)$$

浓度范围为 $10 \sim 100 \mu g/mL$。

4.2.8　总酚含量的测定

总多酚测定参照 Singleton 等（1999）的方法进行测定。样品反应在 5mL 塑料离心管中进行。用去离子水将福林酚试剂稀释 10 倍。向离心管中加入 $250 \mu L$ 稀释后的福林酚试剂，然后分别向离心管中加入 $250 \mu L$ 甲醇空白对照、没食子酸标准溶液和 5 倍稀释的深共熔溶剂提取液，涡旋混匀，室温反应 5min。然后加入 1mL 去离子水和 $250 \mu L$ $20\%\ Na_2CO_3$ 溶液，全部混匀后，避光反应 30min。将离心管置于离心机中以 3 000r/min 离心 10min。再将反应上清液吸入 96 孔板中，于 740nm 测量反应液的吸光度，每处理作 3 次重复。以没食子酸浓度 – 吸光度值作标准曲线，总多酚含量以每克菰米中没食子酸当量的毫克数（mg GAE/g）表示。测定没食子酸含量的校正曲线方程为：

$$y = 0.744\ 9x + 0.106\ 7 \qquad (R^2 = 0.999\ 5,\ n = 6)$$

测定浓度范围为 $100 \sim 1\ 000 \mu g/mL$。

4.2.9　抗氧化活性的测定

抗氧化活性通过 DPPH 自由基清除能力和 $ABTS^{\cdot +}$ 自由基吸收能力测定。DES-菰米提取液的抗氧化能力以每克菰米中槲皮素当量的毫克数（mg QE/g）表示，并使用这两种方法建立槲皮素的校正曲线方程。

4.2.9.1　DPPH 自由基清除能力的测定

DPPH 自由基清除能力参照 Amarowicz 等（2004）的方法进行测定。将 $50 \mu L$ 深共熔溶剂提取物和 $150 \mu L$ 0.3mmol/L DPPH 甲醇溶液添加到 96 孔板中，混匀后在室温下置于暗处反应 30min。每个处理重复 4 次，并用酶标仪在 510nm 波长下测量吸光度。根据以下公式计算 DPPH 自由基清除率：

$$清除率\ A（\%） = \frac{A_0 - A_i}{A_0} \times 100$$

式中，A_0 为空白对照的吸光度；A_i 为样品反应液的吸光度。

根据槲皮素浓度绘制自由基清除能力曲线。测定槲皮素含量的校正曲线方程为：

$$y = 37.456\ln(x) + 183.19 \qquad (R^2 = 0.997,\ n = 6)$$

浓度范围为 $10 \sim 100 \mu g/mL$。

4.2.9.2　$ABTS^{\cdot +}$ 自由基吸收能力的测定

$ABTS^{\cdot +}$ 自由基吸收能力参照 Re 等（1999）的方法进行测定。首先，制备 $ABTS^{\cdot +}$ 自由基工作液，将 1.1mg/mL ABTS 甲醇溶液与 0.68mg/mL 过硫酸钾水溶液等体积混合；

让混合物于暗室静置过夜。其次，调整吸光度值至 0.7 左右，将 150μL ABTS$^+$自由基工作液和 50μL 深共熔溶剂提取液加入到 96 孔板中，混匀后在室温下置于暗处反应 30min，每个处理重复 4 次，并用酶标仪在 734nm 波长下测定吸光度值。ABTS$^+$自由基吸收率按照下式进行计算：

$$吸收率\ A\ (\%) = \frac{A_0 - A_i}{A_0} \times 100$$

式中，A_0 为空白对照的吸光度；A_i 为样品反应溶液的吸光度。

根据槲皮素的浓度绘制了活性曲线。测定槲皮素含量的校正曲线为：

$$y = 34.855\ln(x) + 178.63 \qquad (R^2 = 0.992\ 3,\ n=6)$$

浓度范围为 10～100μg/mL。

4.2.10　试验设计

以菰米粉末中总黄酮得率为评价指标进行单因素试验。考察了深共熔溶剂含水率（0%～50%）、温度（30～60℃）、固液比（10～100mg/mL）和提取时间（1～20min）对总黄酮得率的影响。总黄酮含量以每克菰米中槲皮素当量的毫克数表示（mg QE/g）。

在单因素试验结果的基础上，通过单因素方差分析，选择了影响较大的 3 个因素：含水量（A，%），温度（B，℃），固液比（C，mg/mL）。利用响应面分析软件中的 Box-Behnken（BBD）模型，以总黄酮收率为响应值进行响应面试验分析，确定了总黄酮提取的最佳工艺条件。共设计 17 个实验，包括 5 个中心点。响应面因素编码和各自变量水平如表 4–4 所示。使用 Design-Expert 8.5 统计软件对数据进行处理。

表 4–4　响应面分析因素与水平

变量	符号	水平		
		−1	0	1
含水量（%）	A	10	30	50
温度（℃）	B	30	45	60
S/L 比率	C	30	50	70

注：S/L 比率为每毫升深共熔溶剂中的菰米粉末（mg）。

4.2.11　数据处理与统计分析

采用单因素方差分析（analysis of variance，ANOVA）进行统计学比较，$P < 0.05$ 被认为有显著性差异。采用 SPSS 统计软件 17.0 进行邓肯显著性检验，$P < 0.05$ 被认为有显著性差异。使用皮尔森相关方法评价变量间的相关性，$P < 0.01$ 被认为有极显著差异。文

中数据用平均值 ± 标准差（*SD*）表示。

4.3　结果分析

4.3.1　深共熔溶剂提取效率的评估

利用具有良好的生物可降解性、低成本的氢键受体氯化胆碱和一系列氢键供体化合物合成环保深共熔溶剂。通过将氯化胆碱和4种类型的氢键供体：醇（甘油，1,4-丁二醇）、糖（*D*-果糖，*D*-葡萄糖）、酸（乳酸，*DL*-苹果酸）、胺（尿素）合成7种深共熔溶剂（表4–1）。提取条件如下：提取时间20min、提取温度50℃、固液比50mg/mL。

通过相应提取物的总黄酮和总多酚含量来评价深共熔溶剂的提取性能。以槲皮素和没食子酸为代表性生物活性酚类化合物分别量化总黄酮和总多酚。同时进行抗氧化活性（DPPH自由基清除能力和$ABTS^+$自由基吸收能力）的测定。将7种不同深共熔

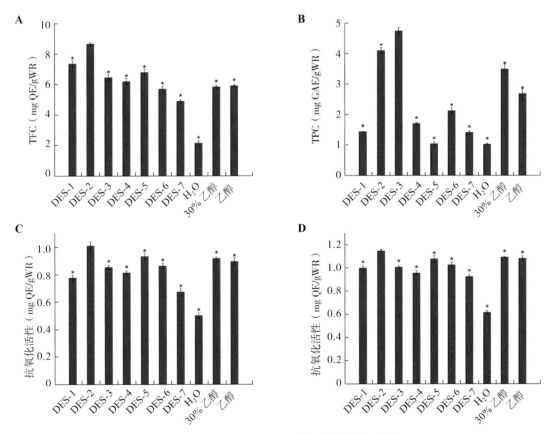

图4–1　7种溶剂和3种传统溶剂的提取效率

A. 总黄酮含量（TFC）；B. 总多酚含量（TPC）；C. DPPH自由基法测定抗氧化活性；D. ABTS自由基法测定抗氧化活性

注：提取效率与DES-2有显著差异用星号 * 表示（$P<0.05$），数据采用方差分析后进行图基检验。

溶剂制备的菰米提取物，与纯水、30% 乙醇和乙醇 3 种常规溶剂进行比较。图 4-1A 比较了几种溶剂总黄酮提取效果，结果显示 DES-2（8.67±0.15）的总黄酮提取性能显著超过 DES-1（7.37±0.20）、DES-3（6.45±0.19）、DES-4（6.20±0.15）、DES-5（6.80±0.20）、DES-6（5.70±0.17）、DES-7（4.90±0.10）、H_2O（2.15±0.06）、30% 乙醇（5.83±0.13）、100% 乙醇（5.91±0.07）。从 DES-2 中提取的总黄酮略低于 Chu 等（2018）的报道，但这种新方法有潜力成为一种提取、分离天然产物更可持续的方法。DES-3（4.74±0.12）在所有测试溶剂中表现出最好的总多酚提取结果，其次是 DES-2（4.10±0.10），均高于传统溶剂。

最近的一项研究指出，几乎所有基于氯化胆碱的深共熔溶剂在桑叶中酚类化合物的提取实验中都显示出更好的效果。与传统溶剂（水或甲醇溶液）相比，Zhou 等（2018）自制的氯化胆碱/柠檬酸对各种极性的酚类化合物都是一种优良的萃取溶剂。本实验结果显示，总黄酮值与 DPPH 自由基清除能力（$R=0.851$）和 $ABTS^+$ 自由基吸收能力（$R=0.871$）高度相关（图 4-2）。综上，选择 DES-2 溶剂继续进行后续实验。

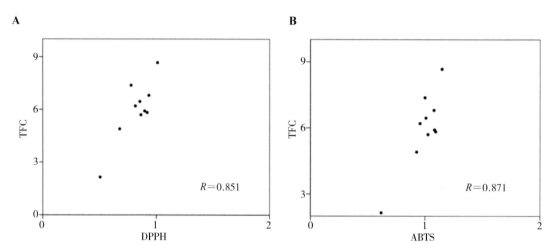

图 4-2　总黄酮值（TFC）与 DPPH 自由基清除能力和 $ABTS^+$ 自由基吸收能力的相关性

A. TFC 与 DPPH 自由基清除能力的相关性；B. TFC 与 $ABTS^+$ 自由基吸收能力的相关性

4.3.2　提取条件的优化

以 DES-2 为最佳提取剂，考察了提取条件（DES 含水率、提取温度、提取时间、固液比）对提取物总黄酮含量的影响（图 4-3）。

4.3.2.1　深共熔溶剂含水量

当提取温度为 50℃、提取时间为 20min、固液比为 50mg/mL 时，随着 DES 的含水率从 0% 增加到 50%，TFC 先上升后下降。TFC 在含水率为 30% 时达到最高值。因此，30% 为最佳的 DES 含水率，此时 TFC 为（6.61±0.01）mg/g。

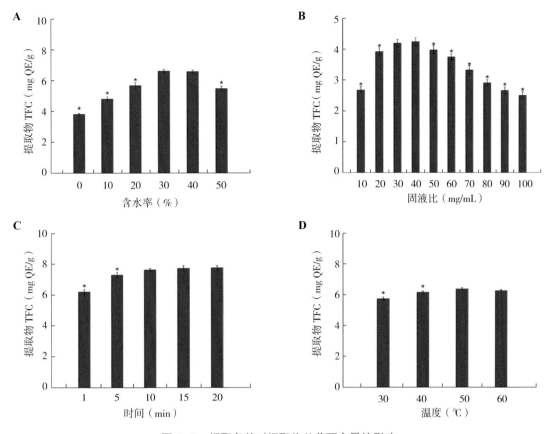

图 4-3 提取条件对提取物总黄酮含量的影响

A. DES 含水率对提取物 TFC 的影响；B. DES 固液比对提取物 TFC 的影响；

C. 提取时间对提取物 TFC 的影响；D. 提取温度对提取物 TFC 的影响

4.3.2.2 提取温度

在 DES 含水率为 30%、提取时间为 20min、固液比为 50mg/mL 的条件下，当提取温度在 30～50℃ 范围内升高时，TFC 呈上升趋势，50℃ 时提取率达到最大值，此后 TFC 随温度的升高而略有下降，但差异并不显著（$P>0.05$）。因此，选择 50℃ 为最佳提取温度，此时 TFC 为（6.38±0.10）mg/g。

4.3.2.3 提取时间

在 DES 含水率为 30%、提取温度为 50℃、固液比为 50mg/mL 的条件下，当提取时间在 1～10min 范围内增加时，TFC 呈上升趋势，10min 时提取率达到最大值，此后，提取率提高随着时间的推移，提取率虽略有上升，但差异不显著（$P>0.05$）。从节约时间，提高反应效率等方面考虑，优选提取时间为 10min，此时 TFC 为（7.64±0.10）mg/g。

4.3.2.4 固液比

在 DES 含水率为 30%、提取温度为 50℃、提取时间为 20min 的条件下，当固液比在 40～100mg/mL 范围内增加时，TFC 呈下降趋势。而固液比在 10～40mg/mL 范围内，TFC 呈上升趋势。从节约溶剂和控制提取成本的角度出发，确定了最佳固液比为 40mg/mL，在此条件下 TFC 为（4.25±0.13）mg/g。

4.3.3 试验设计的条件优化

基于单因素实验结果设计 Box-Behnken 响应面试验。以 DES 含水率（变量 A）、提取温度（变量 B）和固液比（变量 C）为自变量，以 TFC 作为响应值评估提取效率，对菰米中总黄酮的提取效率进行优化。为了避免系统误差，所有实验均以随机顺序进行。表 4-5 列出了响应面因子编码和相应的变量水平。对实验数据进行二次多项式回归分析。基于响应和编码水平变量的回归模型方程如下：

$$Y=9.01-0.42A+0.19B-0.63C-0.22AB+0.35AC+0.060BC-1.11A^2-0.28B^2-0.55C^2$$

式中，A 为 DES 含水率；B 为提取温度；C 为固液比。

表 4-5 提取响应面分析方案及结果

试验编号	试验设计						响应值
	编码变量			变量			提取率（mg/g）
	A	B	C	A（%）	B（℃）	C（mg/mL）	
1	0	−1	−1	30	30	30	8.75
2	0	0	0	30	45	50	9.10
3	−1	−1	0	10	30	50	7.62
4	0	0	0	30	45	50	8.90
5	0	0	0	30	45	50	9.15
6	0	−1	1	30	30	70	7.52
7	1	0	−1	50	45	30	7.42
8	1	−1	0	50	30	50	6.93
9	0	1	1	30	60	70	7.72
10	0	0	0	30	45	50	8.70
11	−1	0	−1	10	45	30	8.65
12	1	0	1	50	45	70	6.74
13	−1	0	1	10	45	70	6.56
14	−1	1	0	10	60	50	8.76
15	1	1	0	50	60	50	7.16
16	0	1	−1	30	60	30	8.72
17	0	0	0	30	45	50	9.20

模型回归方差分析结果如表 4-6 所示。回归模型 $P=0.000\ 6$（$P<0.01$），即回归模型达到极显著水平；方程决定系数 $R^2=0.956\ 7$，表明该方程具有较高的拟合度。失拟项 $F=0.41$，$P=0.145\ 3>0.05$，无显著性差异。因此，该模型可用于深共熔溶剂对菰米中总黄酮含量的分析和预测。

表 4-6　回归模型方程的方差分析

方差来源	平方和	自由度	均方	F 值	P 值
模型	12.90	9	1.43	17.19	0.000 6
A	1.39	1	1.39	16.70	0.004 7
B	0.30	1	0.30	3.59	0.100 1
C	3.13	1	3.13	37.54	0.000 5
AB	0.20	1	0.20	2.41	0.164 4
AC	0.50	1	0.50	5.99	0.044 3
BC	0.014	1	0.014	0.17	0.692 3
A^2	5.21	1	5.21	62.46	$<0.000\ 1$
B^2	0.33	1	0.33	3.94	0.087 6
C^2	1.28	1	1.28	15.40	0.005 7
剩余项	0.58	7	0.083		
失拟项	0.41	3	0.14	3.20	0.145 3
纯误差	0.17	4	0.043		
相关性	$R^2=0.956\ 7$				

使用该模型的三维响应表面图对 3 个变量之间的相互作用对 TFC 的显著影响进行解释，如图 4-4 所示，TFC 的提取率与主变量明显相关。DES 含水率（变量 A）和固液比（变量 C）在统计学上极显著（$P<0.01$），说明 DES 含水率和固液比对提取效率有极显著影响。与此相反，提取温度（B）无显著性差异（$P>0.05$）。

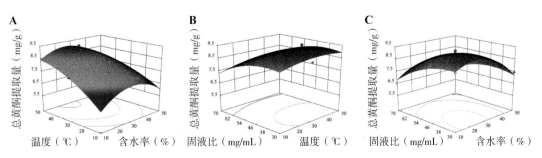

图 4-4　总黄酮含量（TFC）的响应面优化

通过软件 Design Expert 8.0.5 求解方程，确定最佳提取条件为：DES 含水率 23.4%，提取温度 51.2℃，固液比 37.0mg/mL。在该条件下，响应面模型预测的 TFC 提取率为 9.38mg/g。为了验证模型的可靠性，利用优化的工艺条件进行了 3 次验证试验。结果得出菰米的 TFC 的平均提取率为 9.30mg/g，与理论预测相比，相对偏差为 1.04%。说明该方程与实际情况基本相符，验证了响应面模型的正确性，可用于菰米中 TFC 提取率的理论预测。

4.3.4 抗氧化物的定量分析

采用 UPLC-QqQ-MS/MS 多反应监测（MRM）模式，测定菰米和对照品中 DES 粗提物中化合物的含量。由于缺乏标准物，仅对 9 种酚酸类化合物和 3 种类黄酮化合物进行了定量分析（表 4-7）。从菰米酚类化合物组成来看，香草醛、对羟基苯甲醛、对羟基苯甲酸、原儿茶酸、阿魏酸和芥子酸含量较高。如表 4-7 所示，阿魏酸是所有粗提物中含量最高的酚酸。

4.4 讨论

作为植物体中一类重要的次生代谢物，酚类化合物具有广泛的营养保健作用，已被应用到多个领域中，尤其是医药和化工方面，在开发新药、保健食品、功能食品和化妆品等领域扮演着重要的角色。传统的有机溶剂提取酚类化合物的方法具有污染大、效率低的缺陷，因此寻找绿色高效的酚类化合物提取方法对于医药、食品工业的发展具有重要作用。深共熔溶剂作为一种新型绿色溶剂，具有易合成、低成本与高效率的特点，在植物天然成分分离提取应用中具有巨大的优势，为寻找有机溶剂的替代品提供了重要选择，并逐渐成为酚类化合物提取的首选溶剂。

目前，从菰米中分离得到的酚酸类化合物主要包括阿魏酸、芥子酸、香草酸等；从菰米中分离得到的类黄酮化合物主要有槲皮素、儿茶素、原花青素等。菰米中酚类化合物的提取方法主要为有机溶剂提取法，使用的有机溶剂主要有甲醇、乙醇、丙酮和氯仿等。然而在提取过程中，由于有机溶剂有毒、蒸气压低、易挥发、易燃，容易对环境造成污染。本研究的目的在于提供一种利用深共熔溶剂提取菰米中酚类化合物的方法，采用的深共熔溶剂无毒、可生物降解、可回收重复利用、绿色环保，对菰米中酚类化合物的提取效率高、检测限低。

本研究中，菰米 DES-2 粗提物中阿魏酸的最高浓度为 114.84μg/g。芥子酸含量排第二，为 42.00～103.50μg/g。DES-2 和 DES-3 的含量高于传统提取溶剂甲醇（25.4μg/g 和 53.6μg/g）。除阿魏酸和芥子酸外，香草醛、对羟基苯甲醛和香草酸分别在 DES-6（18.01μg/g）、DES-6（18.82μg/g）和 DES-3（17.04μg/g）提取物中含量显著较高（$P < 0.05$）。DES-6 粗提物中香草醛和对羟基苯甲醛的含量高于 Chu 等（2018）的天然溶剂粗体物（13.1μg/g

表4-7　不同溶剂对菰米酚类化合物及对照品的定量测定

	化合物	DES-1	DES-2	DES-3	DES-4	DES-5	DES-6	DES-7	水	30%乙醇	乙醇
类黄酮	儿茶素	12.87±0.1e	23.51±0.6a	11.64±0.1f	10.25±0.1h	15.99±0.1c	12.94±0.1d	nd	nd	17.90±0.1b	10.53±0.1g
	原花青素B1	11.68±0.2d	10.02±0.3f	8.30±0.2h	12.87±0.2a	10.11±0.2e	8.89±0.1g	7.01±0.1j	7.51±0.2i	11.90±0.2b	11.89±0.1c
	槲皮素	18.12±0.5b	21.12±0.7a	15.80±0.4c	15.84±0.4c	15.80±0.4c	nd	15.70±0.3d	15.72±0.3d	15.80±0.3c	14.45±0.3e
	总黄酮	42.67	54.65	35.74	38.96	41.90	21.83	22.71	23.23	45.60	36.87
酚酸类	香草醛	11.23±0.3e	9.41±0.3i	8.27±0.3j	10.56±0.2g	13.13±0.2d	18.01±0.4a	15.65±0.3b	10.82±0.2f	14.90±0.3c	9.63±0.2h
	对羟基苯甲醛	14.40±0.1b	6.08±0.3f	2.24±0.1h	8.96±0.4d	0.32±0.2i	18.82±0.3a	9.56±0.1c	4.64±0.2g	6.96±0.2e	nd
	对羟基苯甲酸	8.48±0.1c	9.52±0.2b	7.92±0.2d	6.96±0.2f	7.60±0.2e	9.60±0.3b	9.28±0.2b	5.52±0.1g	11.36±0.2a	3.44±0.1h
	对香豆酸	nd	0.58±0.1f	0.84±0.1f	1.82±0.1e	2.80±0.2d	8.00±0.3a	5.86±0.2b	2.38±0.1d	4.98±0.2c	nd
	原儿茶酸	3.16±0.3i	2.90±0.2j	4.46±0.2h	7.18±0.3e	9.36±0.2b	8.40±0.3c	11.64±0.3a	4.54±0.2g	7.48±0.1d	5.38±0.1f
	丁香酸	0.02±0.1j	5.52±0.3e	3.24±0.3g	3.64±0.3f	1.92±0.2i	5.88±0.3d	6.02±0.3c	9.42±0.3a	6.54±0.2b	2.26±0.2h
	阿魏酸	94.98±0.7d	114.84±1.3a	107.90±1.5b	7.04±0.3j	58.20±0.6i	77.12±0.6g	80.50±0.8f	58.96±0.6h	85.50±0.9e	111.50±0.9c
	芥子酸	81.10±0.8e	103.50±1.3a	95.64±0.9b	42.00±0.4h	68.56±0.7f	80.18±0.8e	69.26±0.5f	49.74±0.5g	86.00±0.7d	91.00±0.9c
	香草酸	11.28±0.2g	15.24±0.3d	17.04±0.3a	15.32±0.2c	nd	9.58±0.1i	11.38±0.2f	16.74±0.2b	12.88±0.2e	9.74±0.1h
	总酚酸	224.65	267.59	247.55	103.48	161.89	235.59	219.15	162.76	236.6	232.95

注：提取条件为：DES含水率30%，提取温度50℃，提取时间10min，固液比40mg/mL。结果表示为μg/g菰米干重，数值均为平均值±标准差（n=3）。同一行不同字母的数值有显著性差异（P<0.05）。nd为未检测到。

和 15.6μg/g）。此外，菰米 DES-6 和 DES-7 粗提物富含对香豆酸和原儿茶酸。该研究确定的菰米 DES 粗提取物中的总酚酸含量排序如下：DES-2（267.59μg/g）＞DES-3（247.55μg/g）＞DES-6（235.59μg/g）＞DES-1（224.65μg/g）＞DES-7（219.15 μg/g）＞DES-5（161.89μg/g）＞DES-4（103.48μg/g）。Ozturk 等（2018）的研究还表明，与甘油和乙二醇配对的 ChCl 基 DESs 在提取橘皮多酚化合物的 TPC 和抗氧化活性方面均优于传统溶剂（30 % 乙醇）。提取前后生物质的结构分析表明，DES 是细胞壁溶解的高效溶剂，这可能与它们较高的氢键碱度使得溶剂与纤维素链之间能够发生高效的分子间相互作用有关，这可能是 DES 提取效率相对较高的原因。在类黄酮化合物方面，菰米中只检测到儿茶素、原花青素 B1 和槲皮素。儿茶素和槲皮素在 DES-2 提取物中的最高含量分别为 23.51μg/g 和 21.12μg/g。DES-2 提取的儿茶素和槲皮素含量高于 Sumczynski 等（2017）的甲醇提取法（22.1μg/g 和 11.4μg/g）。此外，DES-4 中原花青素 B1 含量最高（12.87μg/g）。然而与 Chu 等（2018）的研究（13.0μg/g）相比，DES-2 提取物中原花青素 B1 的含量略低。

综上可见，与传统溶剂相比，DESs 具有制备简单、毒性极低等不可替代的优势，可被广泛应用于生物活性物质的提取。在今后的研究中，考虑到 DESs 对目标化合物具有更高萃取效率，利用 DESs 进行萃取可以成为绿色高效地提取天然来源酚类化合物的一种选择。

4.5 结论

针对中国菰米中黄酮和酚酸的提取，研究了影响深共熔溶剂（DESs）和超声辅助提取（UAE）性能的因素。结果表明，76.64% 氯化胆碱 /1,4- 丁二醇是最有前景的萃取溶剂，它比其他 DESs 以及考察的传统有机溶剂更有效。经验证实验证实，该 DES 可用于从中国菰米中提取多种酚类和类黄酮化合物。UAE 的优化条件如下：提取温度为 51.2℃、固液比为 37.0mg/mL。此外，76.6% 氯化胆碱 /1,4- 丁二醇也可作为 UPLC 分析前的稀释溶剂。因此，本文提出的基于 UAE 使用 DES 的方法提供了从植物材料中绿色提取生物活性物质的可能途径。中国菰米具有悠久的食用历史，含有多种重要的功能成分，特别是具有生物活性的酚酸和类黄酮化合物。作为酚类化合物中最主要的组成成分，酚酸类物质、类黄酮物质的绿色高效提取具有重大的经济价值。本研究可为中国菰米在功能食品、医药和化妆品等领域的综合利用提供理论基础。

参考文献

陈学，程泓森，倪孟祥，2018. 响应面法优化无花果多酚的超声辅助提取工艺 [J]. 化学与生物工程，

35(12)：38−42.

邓汉珍，钟朝阳，周雄，等，2018. 玄参中多酚类物质的超声波提取工艺优化 [J]. 绿色科技，20：206−209.

蓝梧涛，吴雪辉，章文，等，2019. 油茶叶多酚的提取工艺优化及其体外抗氧化性的研究 [J]. 中国油脂，44(2)：118−122.

王小红，王一娴，曹艳妮，等，2009. 几种植物多酚对 Hela 细胞抑制作用的初步研究 [J]. 现代食品科技，25(1)：10−14.

许海棠，田程飘，赵彦芝，等，2019. 百香果叶总酚的提取工艺优化、抗氧化活性及其抑制 α- 葡萄糖苷酶活性 [J]. 食品工业科技，40（20）：223−227，236.

许金蓉，熊建文，2014. 响应面优化法微波辅助提取火龙果果皮中花青素的研究 [J]. 河南工业大学学报：自然科学版，35(6)：81−85.

徐璐，陈文，祁荣，等，2015. 葡萄籽多酚降血脂及抗动脉粥样硬化的作用及机制 [J]. 中国动脉硬化杂志，23(2)：121−126.

袁莹，李乐，陈静霞，等，2018. 多酚类化合物的提取及功效研究进展 [J]. 粮食与油脂，267(7)：21−23.

AMAROWICZ R，PEGG R B，RAHIMI-MOGHADDAM P，et al.，2004. Free-radical scavenging capacity and antioxidant activity of selected plant species from the Canadian prairies[J]. Food Chemistry，84(4)：551−562.

BAJKACZ S，ADAMEK J，2017. Evaluation of new natural deep eutectic solvents for the extraction of isoflavones from soy products[J]. Talanta，168：329−335.

CAO J，CHEN L Y，LI M H，et al.，2018. Two-phase systems developed with hydrophilic and hydrophobic deep eutectic solvents for simultaneously extracting various bioactive compounds with different polarities[J]. Green Chemistry，20：1 879−1 886.

CAO Q，LI J，XIA Y，et al.，2018. Green extraction of six phenolic compounds from rattan (*Calamoideae faberii*) with deep eutectic solvent by homogenate-assisted vacuum-cavitation method[J]. Molecules，24(1)：113.

CHU M J，LIU X M，YAN N，et al.，2018. Partial purification, identification, and quantitation of antioxidants from wild rice (*Zizania latifolia*)[J]. Molecules，23(11)：2 782.

CVJETKO BUBALO M，CURKO N，TOMASEVIC M，et al.，2016. Green extraction of grape skin phenolics by using deep eutectic solvents[J]. Food Chemistry，200：159−166.

DAI Y，VAN SPRONSEN J，WITKAMP G J，et al.，2013. Natural deep eutectic solvents as new potential media for green technology[J]. Analytica Chimica Acta, 766：61−68.

DUAN L，DOU L L，GUO L，et al.，2016. Comprehensive evaluation of deep eutectic solvents in extraction of bioactive natural products[J]. ACS Sustainable Chemistry & Engineering，4(4)：2 405−2 411.

EL KANTAR S，RAJHA H N，BOUSSETTA N，et al.，2019. Green extraction of polyphenols from grapefruit peels using high voltage electrical discharges, deep eutectic solvents and aqueous glycerol[J]. Food Chemistry, 295：165-171.

FERNANDEZ M L A, ESPINO M, GOMEZ F J V, et al., 2018. Novel approaches mediated by tailor-made green solvents for the extraction of phenolic compounds from agro-food industrial by-products[J]. Food Chemistry, 239：671-678.

GARCIA A, RODRIGUEZ-JUAN E, RODRIGUEZ-GUTIERREZ G, et al., 2016. Extraction of phenolic compounds from virgin olive oil by deep eutectic solvents (DESs)[J]. Food Chemistry, 197：554-561.

GUO N, PING K, JIANG Y W, et al., 2019. Natural deep eutectic solvents couple with integrative extraction technique as an effective approach for mulberry anthocyanin extraction[J]. Food Chemistry, 296：78-85.

HAN S, ZHANG H, ZHAI C, 2012. Protective potentials of wild rice (*Zizania latifolia* (Griseb) Turcz) against obesity and lipotoxicity induced by a high-fat/cholesterol diet in rats[J]. Food and Chemical Toxicology, 50(7)：2 263-2 269.

HUANG Y, FENG F, JIANG J, et al., 2017. Green and efficient extraction of rutin from tartary buckwheat hull by using natural deep eutectic solvents[J]. Food Chemistry, 221：1 400-1 405.

JIANG M X, ZHAI L J, YANG H, et al., 2016. Analysis of active components and proteomics of Chinese wild rice (*Zizania latifolia* (Griseb) Turcz) and *Indica* rice (*Nagina22*)[J]. Journal of Medicinal Food, 19(8)：798-804.

LEE C W, CHI M C, CHANG T M, et al., 2018. Artocarpin induces cell apoptosis in human osteosarcoma cells through endoplasmic reticulum stress and reactive oxygen species[J]. Journal of Cellular Physiology, 234(8)：13 157-13 168.

LEE S S, BAEK Y S, EUN C S, et al., 2015. Tricin derivatives as anti-inflammatory and anti-allergic constituents from the aerial part of *Zizania latifolia*[J]. Journal Bioscience, Biotechnology, and Biochemistry, 79(5)：700-706.

LIU W, ZHANG K D, YU J J, et al., 2017. A Green Ultrasonic-assisted liquid-liquid microextraction based on deep eutectic solvent for the HPLC-UV determination of TBHQ in edible oils[J]. Food Analytical Methods, 10(9)：3 209-3 215.

LIU W, ZONG B Y, YU J J, et al., 2018. Ultrasonic-assisted liquid-liquid microextraction based on natural deep eutectic solvent for the HPLC-UV determination of tert-butylhydroquinone from soybean oils[J]. Food Analytical Methods, 11(3)：1 797-1 803.

MANSU A R, SONG N E, JANG H W, et al., 2019. Optimizing the ultrasound-assisted deep eutectic solvent extraction of flavonoids in common buckwheat sprouts[J]. Food Chemistry, 293：438-445.

OZTURK B, PARKINSON C, GONZALEZ-MIQUEL M, et al., 2018. Extraction of polyphenolic antioxidants from orange peel waste using deep eutectic solvents[J]. Separation and Purification Technology, 206：

1-13.

PARADISO V M, CLEMENTE A, SUMMO C, et al., 2016. Towards green analysis of virgin olive oil phenolic compounds: extraction by a natural deep eutectic solvent and direct spectrophotometric detection[J]. Food Chemistry, 212：43-47.

QIU Y, LIU Q, BETA T, 2009. Antioxidant activity of commercial wild rice and identification of flavonoid compounds in active fractions[J]. Journal of Agricultural and Food Chemistry, 57(16)：7 543-7 551.

QIU Y, LIU Q, BETA T, 2010. Antioxidant properties of commercial wild rice and analysis of soluble and insoluble phenolic acids[J]. Food Chemistry, 121：140-147.

RE R, PELLEGRINI N, PROTEGGENTE A, et al., 1999. Antioxidant activity applying an improved ABTS radical cation decolorization assay[J]. Free Radical Biology and Medicine. 1999, 26(9-10)：1 231-1 237.

RODRIGUES F, PALMEIRA-DE-OLIVEIRA A, das Neves J, et al., 2015. Coffee silverskin: a possible valuable cosmetic ingredient[J]. Pharmaceutical Biology, 53(3)：386-394.

RUSSO B, PICCONI F, MALANDRUCCO I, et al., 2019. Flavonoids and insulin-resistance：from molecular evidences to clinical trials[J]. International Journal of Molecular Sciences, 20(9)：2 061.

SHANG X, TAN J N, DU Y, et al., 2018. Environmentally-friendly extraction of flavonoids from *Cyclocarya paliurus* (Batal.) iljinskaja leaves with deep eutectic solvents and evaluation of their antioxidant activities[J]. Molecules, 23(9)：2 110.

SINGLETON V L, ORTHOFER R, LAMUELA-RAVENTOS R M, et al., 1999. Analysis of total phenols and other oxidation substrates and antioxidants by means of folin-ciocalteu reagent[J]. Methods in Enzymology, 299(1)：152-178.

SUMCZYNSKI D, KOTÁSKOVÁ E, ORSAVOVÁ J, et al., 2017. Contribution of individual phenolics to antioxidant activity and in vitro digestibility of wild rices (*Zizania aquatica* L.)[J]. Food Chemistry, 218：107-115.

TAHIRA R, NAEEMULLAH M, AKBAR F, et al., 2011. Major phenolic acids of local and exoticmint germplasm grown in islamabad[J]. Pakistan Journal of Botany, 43：151-154.

TAN T, ZHANG M, WAN Y, et al., 2016. Utilization of deep eutectic solvents as novel mobile phase additives for improving the separation of bioactive quaternary alkaloids[J]. Talanta, 149：85-90.

TUMOVA S, KERIMI A, WILLIAMSON G, et al., 2019. Long term treatment with quercetin in contrast to the sulfate and glucuronide conjugates affects HIF1α stability and Nrf2 signaling in endothelial cells and leads to changes in glucose metabolism[J]. Free Radical Biology and Medicine, 137：158-168.

WANG M, WANG J Q, ZHOU Y Y, et al., 2017. Ecofriendly mechanochemical extraction of bioactive compounds from plants with deep eutectic solvents[J]. ACS Sustainable Chemistry & Engineering, 5(7)：6 297-6 303.

YAN N, DU Y, LIU X, et al., 2018. Morphological characteristics, nutrients, and bioactive compounds of

Zizania latifolia, and health benefits of its seeds[J]. Molecules, 23(7): 1 561.

YOO D E, JEONG K M, HAN S Y, et al., 2018. Deep eutectic solvent-based valorization of spent coffee grounds[J]. Food Chemistry, 255: 357-364.

ZAINAL-ABIDIN M H, HAYYAN M, HAYYAN A, et al., 2017. New horizons in the extraction of bioactive compounds using deep eutectic solvents: A review[J]. Analytica Chimica Acta, 979: 1-23.

ZENG J, DOU Y, YAN N, et al., 2019. Optimizing ultrasound-assisted deep eutectic solvent extraction of bioactive compounds from Chinese wild rice[J]. Molecules, 24(15): 2 718.

ZHAI C K, LU C M, ZHANG X Q, et al., 2001. Comparative study on nutritional value of Chinese and North American wild rice[J]. Journal of Food Composition & Analysis, 14(4): 371-382.

ZHOU P F, WANG X P, LIU P Z, et al., 2018. Enhanced phenolic compounds extraction from *Morus alba* L. leaves by deep eutectic solvents combined with ultrasonic-assisted extraction[J]. Industrial Crops and Products, 120: 147-154.

5

中国菰米与北美菰米的次级代谢组比较

许多消费者现在已视菰米为一种保健食品。多年生中国菰（原产亚洲）和一年生沼生菰（原产北美洲）分别用来生产中国菰米和北美菰米。本章中的研究利用基于UPLC-QqQ-MS的次级代谢组学检测平台对中国菰米和北美菰米的代谢产物进行了比较，共从中国菰米和北美菰米中鉴定出672种代谢产物，其中357种表现出差异表达（160种上调，197种下调）。这些差异代谢产物在"苯丙烷生物合成"代谢通路上显著富集。对两种植物的差异代谢物进行聚类分析，发现5种花青素和4种儿茶素衍生物在两组间的相对含量差异显著。本研究首次明确了菰米中的次级代谢产物类型、组成和含量，可为菰米功能食品的开发奠定理论基础。

5.1 前言

代谢组学旨在研究生物体或组织甚至单个细胞的全部小分子代谢物成分及其动态变化。将代谢组学分析获得的大量代谢物定性和定量数据，根据代谢途径或代谢网络及其参与的功能进行分类整理，得到有生物学意义的数据是代谢组学数据注释的主要研究内容。植物的代谢网络是自然界中复杂的天然网络结构之一，通常习惯上将植物代谢网络分为初生代谢和次生代谢。一般认为，初生代谢与碳水化合物、脂类和蛋白质等代谢相关，对植物生命活动具有重要意义；而次生代谢则与植物天然产物合成相关，居于次要、从属的地位；但事实上二者无明显界限，且相互关联。植物代谢组学是代谢组学研究的重要组成部分，特别是植物次生代谢产物类型多样、结构迥异。植物代谢组学已逐步应用于基因功能研究、代谢途径及代谢网络调控机理的解析等基础生物学的研究中，也开始应用于作物营养成分分析等方面。植物代谢组学研究在柑橘类水果、新鲜生姜、甘草根和桂花等植物代谢物鉴定及其区域差异、自然变异、品种或种属间差异以及有机和常规生产差异等方面的研究中发挥了重要作用。

世界上的菰属（*Zizania* spp.）植物主要有 4 种，包括产于亚洲的中国菰（*Zizania latifolia*）和产于北美洲的水生菰（*Zizania aquatica*）、沼生菰（*Zizania palustris*）和得克萨斯菰（*Zizania texana*）。中国菰和得克萨斯菰是多年生物种，而水生菰和沼生菰是一年生物种。菰的种子去皮后得到的颖果称为菰米（wild rice），在中国作为粮食已经有 3000 多年的历史，是重要的 "六谷"（稻、黍、稷、粱、麦、菰）之一。北美菰米（沼生菰种子）是原北美洲土著印第安人的粮食，1960 年美国开始了北美菰米的驯化育种并取得成功。中国菰和沼生菰分别是生产中国菰米和北美菰米的主要物种。同时，考虑到沼生菰是目前北美菰米的主要栽培种，而水生菰和得克萨斯菰主要为野生状态，因此本研究选择了沼生菰种子作为北美菰米的代表进行次级代谢组学研究。

菰米因营养价值高、富含多种生物活性物质并具有保健价值而被许多消费者视为一种保健食品。中国菰米和北美菰米富含蛋白质、氨基酸、矿物质以及维生素 B_1、维生素 B_2 和维生素 E。目前，北美菰米中类黄酮、酚酸、植物甾醇、γ- 谷维素和细胞壁中的羟基肉桂酸类化合物等物质已经有相应的检测数据，但中国菰米中的生物活性物质尚未被广泛研究。同时，中国菰米的生物活性和潜在的保健价值包括抗氧化活性、减轻胰岛素抵抗、降低脂毒性和预防心血管疾病等。因此，食用菰米可辅助治疗代谢类疾病，如糖尿病、肥胖症和心血管疾病。

尽管许多文献和资料揭示了菰米的营养成分、生物活性和保健价值，但菰米代谢组学的相关研究结果却很少。据我们所知，目前还没有关于中国菰米和北美菰米次级代谢产物的组学比较分析报告。本章节对中国菰米和北美菰米的次级代谢产物进行了比较，利用基于 UHPLC-QqQ-MS 的次级代谢组学检测平台，解析二者次生代谢产物的类型和相对含量，并进行了代谢途径分析和层次聚类分析，进一步明确了菰米生物活性和保健价值的功能成分基础，为菰米功能食品的开发提供理论基础。

5.2 材料与方法

5.2.1 样品

中国菰米采自长江流域和淮河流域，这两个地区是中国菰的典型分布区域。通过人工采集成熟中国菰的穗，晒干后手工脱壳获得 6 份中国菰米样品，编号为 ZL-1～ZL-6。样品 ZL-1～ZL-3（图 5–1A）采集于长江流域中的湖北省荆州市江陵县三湖农场（30°13′10″N；112°34′5″E），样品 ZL-4～ZL-6（图 5–1B）采集于淮河流域中的江苏省淮安市金湖县白马湖村（33°11′9″N；119°9′37″E）。6 份北美菰米样品购自 Kagiwiosa Manomin Inc.，编号为 ZP-1～ZP-6。其中，样品 ZP-1～ZP-3（图 5–1C）为北美菰米大粒种子，而 ZP-4～ZP-6（图 5-1D）为北美菰米小粒种子。

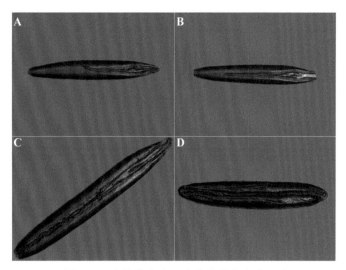

图 5-1 中国菰米（ZL）和北美菰米（ZP）

A. ZL-1～ZL-3；B. ZL-4～ZL-6；C. ZP-1～ZP-3；D. ZP-4～ZP-6

5.2.2 试剂

所有的化学试剂都是分析纯或色谱纯。甲醇、乙腈与乙醇购自 Merk 公司。所用水是双重去离子后的超纯水，超纯水仪纯化系统为 Millipore 产品。化学标准品购自 BioBioPha 公司与 Sigma-Aldrich 公司。标准品通过二甲基亚砜（DMSO）或甲醇作为溶剂溶解，保存在 –20℃ 冰箱中。标准品的工作样品在使用前用 70% 甲醇稀释成不同梯度浓度用于质谱分析。

5.2.3 样品提取

取出超低温冷冻保存的菰米样本，进行真空冷冻干燥。干燥后的样品，利用研磨仪（MM 400，Retsch）在 30 Hz 条件下研磨 1.5min，称取 100mg 的粉末。然后将粉末溶解于 1.0mL 提取液（70% 甲醇）。样品于 4℃ 冰箱中过夜，期间涡旋 3 次，使提取更为充分。提取后，10 000g 离心 10min，吸取上清，用微孔滤膜（0.22μm）过滤样品，并保存在进样瓶中随后用于 LC-MS/MS 分析。质量控制样本（quality control，QC）由样本提取物混合制备而成，用于分析样本在相同处理方法下的重复性。在仪器分析的过程中，每 6 个检测分析样本中插入一个质量控制样本，以监测分析过程的重复性。

5.2.4 超高效液相色谱条件和电喷雾串联四级杆线性离子阱质谱

5.2.4.1 超高效液相色谱条件

数据采集仪器系统主要包括超高效液相色谱正离子串联质谱（LC-ESI-MS/MS）。超高效液相色谱柱：Waters ACQUITY UPLC HSS T3 C18 柱（1.8μm，2.1mm×100mm）。

流动相水相为超纯水（+0.04%乙酸），有机相为乙腈（+0.04%乙酸）。洗脱梯度：水：乙腈，0min 为 95∶5；11.0min 为 5∶95；12.0min 为 5∶95；12.1min 为 95∶5；15.0min 为 95∶5。流速：0.4mL/min。柱温：40℃。进样量：5μL。然后将流出物连接到 ESI 三重四极杆线性离子阱（triple quadrupole-linear iontrap，QqQ-LIT）质谱仪。

5.2.4.2　电喷雾串联四级杆线性离子阱质谱

线性离子阱（linear ion trap，LIT）和三重四极杆（triple quadrupole，QqQ）扫描配备在 API 4500 QTRAP LC/MS/MS 系统中，配备 ESI 涡轮离子喷射接口，在离子对模式下工作，所得到的数据利用软件 Analyst 1.6.1（AB SCIEX）进行数据处理。ESI 操作参数如下：离子源；涡轮喷雾；温度550℃，质谱电压为 5 500V，帘气压力（CUR）分别设置为55psi、60psi 和 25psi，碰撞诱导电离参数设置为高。分别用 10μmol/L 和 100μmol/L 的聚丙二醇溶液在 QqQ 和 LIT 模式下进行仪器调谐和质量校准。QqQ 在多反应监测（MRM）模式下进行，碰撞气体氮气设置为 5psi。在串联三重四级杆（QqQ）中，每个离子对是根据优化的去簇电压（declustering potential，DP）和碰撞能（collision energy，CE）进行扫描检测。根据在此期间洗脱的碎片离子，在每个多反应监测模式时期监测一组特定的转变。

5.2.5　代谢物定性与定量原理

5.2.5.1　代谢物的定性

基于迈维代谢自建数据库（MetWare DataBase，MWDB）及代谢物信息公共数据库，对质谱检测的一级谱、二级谱数据进行定性分析。其中部分物质定性，分析时去除了同位素信号，含 K^+、Na^+、NH^{4+} 的重复信号，以及本身是其他更大分子量物质的碎片离子的重复信号。代谢物结构解析参考了 MassBank（http://www.massbank.jp/）、KNAPSAcK（http://kanaya.naist.jp/KNApSAcK/）、Human Metabolom Database（http://www.hmdb.ca/）、MoTo DB（http://www.ab.wur.nl/moto/）和 METLIN（http://metlin.scripps.edu/index.php）等已有的质谱公共数据库。

5.2.5.2　代谢物的定量测定

代谢物定量是利用三重四级杆质谱的 MRM 模式分析完成。MRM 模式中，首先筛选目标物质的前体离子（母离子），排除掉其他分子量物质对应的离子以初步排除干扰；前体离子经碰撞室诱导电离后断裂形成很多碎片离子，碎片离子再通过三重四级杆过滤选择出所需要的一个特征碎片离子，排除非目标离子干扰，使定量更精确、重复性更好。获得不同样本的代谢物质谱分析数据后，对所有物质质谱峰进行峰面积积分，并对其中同一代谢物在不同样本中的质谱出峰进行积分校正。为了筛选出中国菰米和北美菰米之间的差异代谢物，根据各代谢物的保留时间（Rt）和峰形对样品中代谢物的质谱峰进行校正，以保证定性和定量分析的准确性。

5.2.6 原始数据预处理

在本研究中，为便于数据分析，要对原始数据执行一系列数据处理。首先，对单个质谱峰进行过滤，以保留单组空值不多于50%或所有组中空值不多于50%的峰面积数据。然后，通过缺失值重新编码模拟原始数据中缺失的值，对原始数据中的缺失值用最小二分之一法进行模拟填补空缺值。最后，根据总离子流（total ioncurrent，TIC）对每个样品的质谱数据进行归一化。

5.2.7 基础数据分析

5.2.7.1 主成分分析

使用 SIMCA 软件（V14.1，MKS Data Analytics Solutions），对数据进行对数（LOG）转换加中心化（CTR）格式化处理，然后自动建模进行主成分分析（principal component analysis，PCA）。

5.2.7.2 正交偏最小二乘法判别分析

为了更好地进行数据可视化和后续分析，采用正交偏最小二乘法判别分析（orthogonal partial least squares discrimination analysis，OPLS-DA）方法对结果进行分析。通过 SIMCA 软件对数据进行对数转换和单位方差缩放格式化处理。首先，对第一主成分（PC1）进行 OPLS-DA 建模，并通过7折交叉验证检验模型质量。然后，用交叉验证后得到的 R^2Y（模型对分类变量 Y 的可解释性）和 Q^2（模型的可预测性）对模型有效性进行评判。随机多次改变分类变量 Y 的排列顺序得到不同的随机 Q^2 值，用于进一步检验模型的有效性。通过 OPLS-DA 分析，我们可以过滤掉代谢物中，与分类变量不相关的正交变量，并对非正交变量和正交变量分别分析，从而获取更加可靠的代谢物的组间差异与实验组的相关程度信息。

5.2.7.3 单因素分析和差异代谢物筛选

单变量分析（univariate analysis，UVA），即学生 t 检验（Student's t-test）和方差分析，用于比较代谢物的相对含量。本项目使用的卡值标准为学生 t 检验（Student's t-test）的 P 值（P-value）小于0.05，同时 OPLS-DA 模型第一主成分的空间变量重要性投影（variable importance in the projection，VIP）大于1。在 R 语言包 plotROC 中进行了接受者操作特性曲线（receiver operating characteristic curve，ROC）分析，并用 R 中的 boxplot 函数生成箱形图。

5.2.8 差异代谢物的 KEGG 注释与代谢途径分析

京都基因与基因组百科全书（Kyoto Encyclopedia of Genes and Genomes，KEGG）路径数据库（http://www.kegg.jp/kegg/pathway.html）以基因和基因组的功能信息为基础，以代

谢反应为线索，串联可能的代谢途径及对应的调控蛋白。通过对存在差异代谢物的代谢途径进行富集分析和拓扑分析，可以进一步筛选出与代谢物差异相关性最高的关键通路。

5.3 结果分析

5.3.1 代谢物的定性和定量分析及样品的质量控制分析

一个质谱分析质量控制（QC）样品总离子流图如图 5-2A 所示；总离子流图为每个时间点质谱中所有离子强度加和后连续描绘得到的图谱。MRM 模式下代谢物的多峰检测图如图 5-2B 所示。该图显示了多物质提取的离子流谱图，其中横坐标为代谢物检测的保留时间（Rt），纵坐标为某代谢物离子检测的离子流强度（强度单位为 cps，count per second）。基于本地代谢物数据库，对样品中代谢物进行了定性和定量质谱分析。如图 5-2 B 所示，MRM 模式代谢物检测多峰图展示了样本中能够检测到的物质。图中每个不

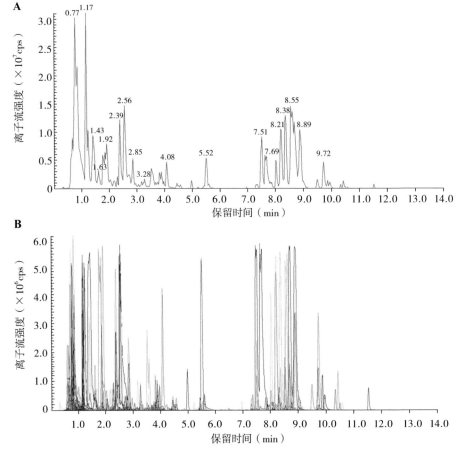

图 5-2 代谢物的定性和定量分析及样品的质量控制分析

A. 质谱分析质量控制样品总离子流图；B.MRM 模式代谢物检测多峰图

同颜色的质谱峰代表检测到的一个代谢物；代谢物编号及积分数值、对应代谢物名称等信息可以参见 Yan 等（2019）一文的补充资料（Supplementary data）中的 Table S1。本次样品中共鉴定出 672 种代谢产物，包括 9 种醇和多元醇、6 种生物碱、54 种氨基酸衍生物、28 种氨基酸、9 种花青素、13 种苯甲酸衍生物、19 种碳水化合物、11 种儿茶素衍生物、7 种胆碱、13 种香豆素、19 种黄烷酮、54 种黄酮、23 种碳苷黄酮、29 种黄酮醇、7 种黄酮木酯素、35 种羟基肉桂酰衍生物、5 种吲哚衍生物、6 种异黄酮、70 种脂类、4 种烟酸衍生物、59 种核苷酸及其衍生物、73 种有机酸、30 种酚胺、14 种植物激素、4 种原花青素、3 种吡啶衍生物、20 种奎宁及其衍生物、2 种萜类化合物、7 种色胺衍生物、12 种维生素以及 27 种其他代谢物（图 5-3）。

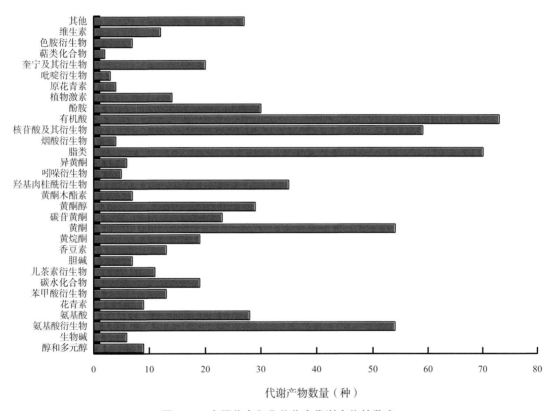

图 5-3　中国菰米和北美菰米代谢产物的鉴定

通过对不同质量控制（QC）样本质谱检测分析的 TIC 图进行重叠展示分析，可以判断代谢物提取和检测的重复性，即技术重复。图 5-4 是第一个到最后一个 QC 样本质谱检测 TIC 图的叠加图，结果显示代谢物检测总离子流的曲线重叠性高，即保留时间和峰强度均一致，表明质谱对同一样品不同时间检测时，信号稳定性较好。此外，对全部样品（包括 QC 样品）进行主成分分析，各组样品之间的总体代谢差异和组内样品之间的变异度大小。

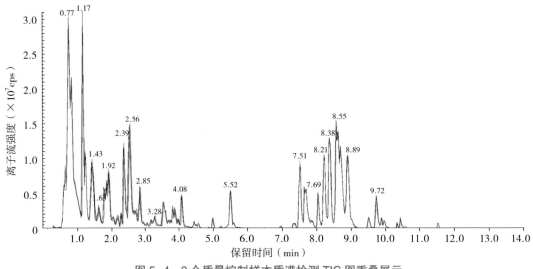

图5-4 3个质量控制样本质谱检测TIC图重叠展示

PCA生成两个PC，得分图如图5-5所示。质控样品（QC）几乎重叠，表示质控样品重复性好，表明样品质谱检测分析较为稳定，数据重复性和可信度较高。

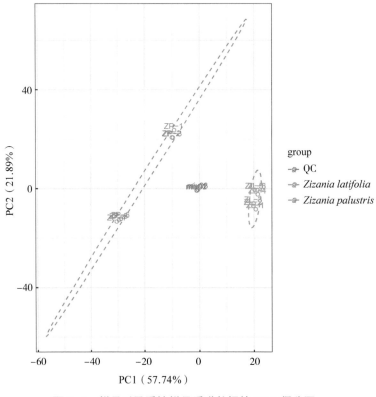

图5-5 样品以及质控样品质谱数据的PCA得分图

注：X轴表示第一个主成分（PC1），Y轴表示第二个主成分（PC2）。

5.3.2 中国菰米与北美菰米代谢组主成分分析

所有样本（包括 QC 样本）的 PCA 得分散点图如图 5-6A 所示，其中横坐标（PC1）和纵坐标（PC2）分别表示第一主成分和第二主成分的得分。中国菰米组、北美菰米组与质量控制组的组别间的区分在排名靠前的主成分上非常显著，样本全部处于 95% 置信区间（Hotelling's T-squared ellipse）内（图 5-6A）。对于组间比较，图 5-6B 显示了中国菰米、北美菰米代谢组的主成分分析分散点图；PCA 的结果比较表明两组之间存在显著差异，所有样本均在 95% 置信区间内。以上结果表明中国菰米、北美菰米两组的代谢表型存在显著差异。相比之下，中国菰米 6 个样品之间没有显著差异，即从两个不同地区采集的中国菰米样品的次级代谢物并没有显著差异（图 5-6A 和 5-6B）。

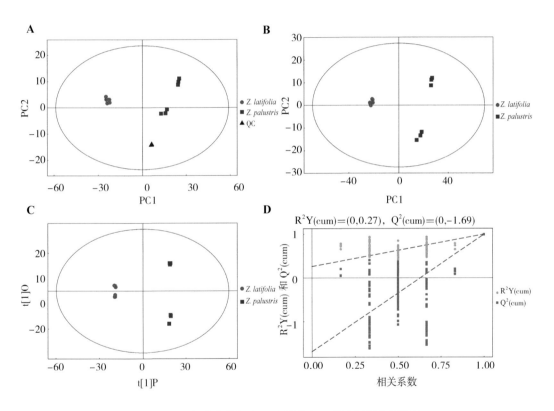

图 5-6　主成分分析和正交偏最小二乘法判别分析结果

A. 全部样本（包括 QC 样本）的 PCA 得分散点图；B. 中国菰米组与北美菰米组的 PCA 得分散点图；C. 中国菰米组与北美菰米组的 OPLS-DA 得分散点图；D. 中国菰米组与北美菰米组 OPLS-DA 模型的置换检验结果

5.3.3 中国菰米与北美菰米代谢组正交偏最小二乘法判别分析

在正交偏最小二乘法分析（OPLS-DA）中，首先筛选出与代谢物中分类变量无关的正交变量；然后对非正交变量和正交变量进行分别分析，以获得实验组代谢物组间差异

与实验组的相关程度信息。中国菰米组与北美菰米组的 OPLS-DA 模型得分散点图如图
5-6C 所示；横坐标（t[1]P）表示第一主成分的预测主成分得分，纵坐标（t[1]O）表示
正交主成分得分。如图 5-6C 所示，中国菰米组与北美菰米组之间存在显著差异，所有样
本均在 95% 置信区间内。因此，OPLS-DA 的结果显示中国菰米组与北美菰米组的代谢表
型存在显著差异（图 5-6C）。

置换检验通过随机改变分类变量 Y 的排列顺序，多次（次数 $n=200$）建立对应的
OPLS-DA 模型以获取随机模型的 R^2 和 Q^2 值，在避免检验模型的过拟合以及评估模型的
统计显著性上有重要作用。图 5-6D 中的横坐标表示置换检验的置换保留度（与原模型 Y
变量顺序一致的比例，置换保留度等于 1 处的点即为原模型的 R^2 和 Q^2 值），纵坐标表示
R^2 或 Q^2 的取值，绿色圆点表示置换检验得到的 R^2 值，蓝色方点表示置换检验得到的 Q^2
值，两条虚线分别表示 R^2 和 Q^2 的回归线。如图 5-6D 所示，原始模型 R^2 接近 1，说明
建立的模型符合样本数据的真实情况。Q^2 接近于 1，说明如果有新样本加入模型，会得
到近似的分布情况。总的来说原模型可以很好地解释两组样本之间的差异。同时随着置换
保留度逐渐降低，置换的 Y 变量比例增大，随机模型的 R^2 和 Q^2 均逐渐下降。因此，这
些结果表明 OPLS-DA 模型是稳定的、可重复的［R^2Y（cum）=（0, 0.27），Q^2（cum）=
（0, -1.69）］。

5.3.4　中国菰米与北美菰米代谢组单变量统计分析和差异代谢物筛选

基于代谢组数据的固有特性要求，应用多元变量统计分析方法对数据进行分析。这种
方法更加注重代谢产物之间的关系以及它们在生物过程中的促进和拮抗作用。相比之下，
单变量统计分析（UVA）更关注代谢物水平的独立变化。同时使用两类统计分析的结果有
助于从不同的角度观察数据，并避免由于使用单一方法而导致的假阳性结果或模型过度拟
合。在本研究中，通过对中国菰米和北美菰米代谢产物的比较，共鉴定出 357 种差异代谢
产物（$P<0.05$，VIP<1）。两组的差异代谢物分为 31 个不同的类别（图 5-7A）。在这些
差异代谢物中，124 种酚酸和类黄酮包括 5 种花青素、7 种苯甲酸衍生物、4 种儿茶素衍
生物、7 种香豆素、8 种黄烷酮、30 种黄酮、19 种碳苷黄酮、18 种黄酮醇、4 种黄酮木酯
素、18 种羟基肉桂酰衍生物、1 种异黄酮和 3 种原花青素，其详细鉴定结果可以参见 Yan
等（2019）一文的补充资料（Supplementary data）中的 Table S2。差异代谢物如图 5-7B
所示。图中每个点代表一种代谢物，横坐标表示组中每种物质的差异倍数（fold change，
FC）以 2 为底的对数，纵坐标表示学生 t 检验的 P 值（取以 10 为底的对数）；散点大小
代表 OPLS-DA 模型的 VIP 值，散点越大 VIP 值越大。与北美菰米相比，中国菰米有 160
种代谢物上调（红色散点）和 197 种代谢物下调（蓝色散点）；315 种代谢物在两组之间
没有显著差异。

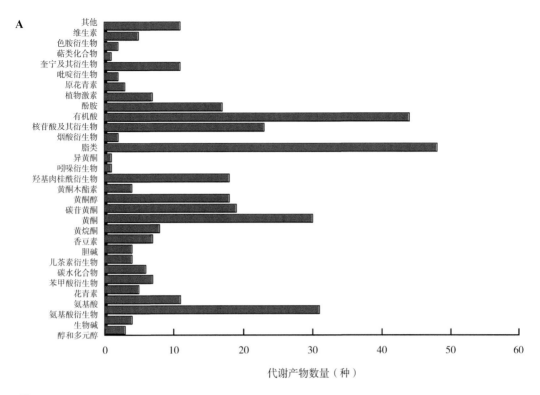

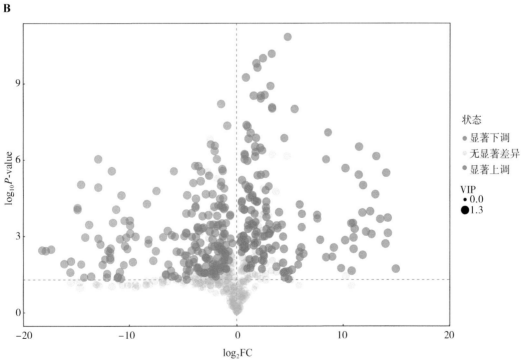

图 5-7　中国菰米与北美菰米差异代谢物的分析和筛选

A. 不同类型的差异代谢物的数量；B. 差异代谢物筛选火山图

5.3.5　中国菰米与北美菰米差异代谢物的 KEGG 注释和代谢途径分析

复杂的代谢反应及其在生物体内的调节并不是单独进行的，而是涉及不同的基因和蛋白质，它们形成复杂的通路和网络，相互影响和相互调控最终导致代谢组发生系统性的改变。中国菰米和北美菰米差异代谢物映射对应物种 *Oryza sativa japonica*（Japanese rice）的所有通路见表 5-1。

中国菰米和北美菰米差异代谢物的 KEGG 路径图如图 5-8 所示。从图中可以看出，与北美菰米相比，中国菰米"苯丙烷生物合成"、"类黄酮化合物生物合成"、"黄酮和黄酮醇生物合成"和"花青素生物合成"等酚类化合物（酚酸和类黄酮）生物合成相关的代谢途径上调。

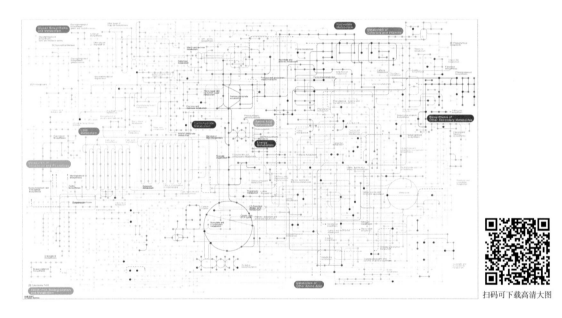

扫码可下载高清大图

图 5-8　中国菰米与北美菰米差异代谢物的 KEGG 通路图

注：亮红（上调）/亮蓝（下调）色标记的是差异代谢物。

在获得差异代谢物的匹配信息后，检索来自水稻的通路数据库，并进行代谢途径分析（表 5-2）。如图 5-9 所示，中国菰米与北美菰米差异代谢物通路分析涉及 41 条通路，图中每一个气泡代表一个代谢通路，气泡所在横坐标和气泡大小表示该通路在拓扑分析中的影响因子（Impact）大小，气泡越大影响因子越大；气泡所在纵坐标和气泡颜色表示富集分析的 P 值（取负自然对数，即 $-\ln P$），颜色越深 P 值越小，富集程度越显著。

表5-1 *Oryza sativa japonica* (Japanese rice) KEGG 通路注释信息表

KEGG 代谢通路	化合物
osa01100 metabolic pathways-*Oryza sativa japonica* (Japanese rice) (RefSeq)(83)	cpd:C00245 taurine; cpd:C00978 *N*-acetylserotonin; cpd:C01672 cadaverine; cpd:C02325 sinapyl alcohol; cpd:C00239 dCMP; cpd:C00055 CMP; cpd:C00105 UMP; cpd:C00329 *D*-glucosamine; cpd:C01013 3-hydroxypropanoate; cpd:C00108 anthranilate; cpd:C00092 *D*-glucose 6-phosphate; cpd:C00144 GMP; cpd:C00423 *trans*-cinnamate; cpd:C02646 4-coumaryl alcohol; cpd:C02666 coniferyl aldehyde; cpd:C04294 5-(2-hydroxyethyl)-4-methylthiazole; cpd:C00475 cytidine; cpd:C00299 uridine; cpd:C01717 4-hydroxy-2-quinolinecarboxylic acid; cpd:C00627 pyridoxine phosphate; cpd:C00633 4-hydroxybenzaldehyde; cpd:C00755 4-hydroxy-3-methoxy-benzaldehyde; cpd:C00811 4-coumarate; cpd:C10164 picolinic acid; cpd:C00253 nicotinate; cpd:C00156 4-hydroxybenzoate; cpd:C00042 succinate; cpd:C00408 *L*-pipecolate; cpd:C00009 orthophosphate; cpd:C00230 3,4-dihydroxybenzoate; cpd:C01035 4-guanidinobutanoate; cpd:C00805 salicylate; cpd:C00072 ascorbate; cpd:C00020 AMP; cpd:C00974 dihydrokaempferol; cpd:C00255 riboflavin; cpd:C04717 (9*Z*,11*E*)-(13*S*)-13-hydroperoxyoctadeca-9,11-dienoic acid; cpd:C00360 dAMP; cpd:C00148 *L*-proline; cpd:C00327 *L*-citrulline; cpd:C00047 *L*-lysine; cpd:C00387 guanosine; cpd:C00073 *L*-methionine; cpd:C00295 orotate; cpd:C01197 caffeate; cpd:C00544 homogentisate; cpd:C00449 *N*6-(*L*-1,3-dicarboxypropyl)-*L*-lysine; cpd:C02378 6-aminohexanoate; cpd:C06104 Adipate; cpd:C00407 *L*-isoleucine; cpd:C00188 *L*-threonine; cpd:C00183 *L*-valine; cpd:C00021 *S*-adenosyl-*L*-homocysteine; cpd:C00122 fumarate; cpd:C00847 4-pyridoxate; cpd:C00123 *L*-leucine; cpd:C00954 indole-3-acetate; cpd:C02679 dodecanoic acid; cpd:C00864 pantothenate; cpd:C01697 galactitol; cpd:C06427 (9*Z*,12*Z*,15*Z*)-octadecatrienoic acid; cpd:C00430 5-aminolevulinate; cpd:C00114 choline; cpd:C04076 *L*-2-aminoadipate 6-semialdehyde; cpd:C00257 *D*-gluconic acid; cpd:C01904 *D*-arabitol; cpd:C00666 *LL*-2,6-diaminoheptanedioate; cpd:C00719 betaine; cpd:C01617 taxifolin; cpd:C00534 pyridoxamine; cpd:C00234 10-formyltetrahydrofolate; cpd:C05841 nicotinate *D*-ribonucleoside; cpd:C01026 *N*,*N*-dimethylglycine; cpd:C00334 4-aminobutanoate; cpd:C00643 5-hydroxy-*L*-tryptophan; cpd:C05625 rutin; cpd:C02291 *L*-cystathionine; cpd:C00669 gamma-*L*-glutamyl-*L*-cysteine; cpd:C00581 guanidinoacetate; cpd:C02918 1-methylnicotinamide; cpd:C00455 nicotinamide *D*-ribonucleotide; cpd:C00003 NAD$^+$
osa01230 biosynthesis of amino acids - *Oryza sativa japonica* (Japanese rice) (RefSeq)(14)	cpd:C00108 anthranilate; cpd:C00148 *L*-proline; cpd:C00327 *L*-citrulline; cpd:C00449 *N*6-(*L*-1,3-dicarboxypropyl)-*L*-lysine; cpd:C00047 *L*-lysine; cpd:C00188 *L*-isoleucine; cpd:C00183 *L*-threonine; cpd:C00021 *S*-adenosyl-*L*-homocysteine; cpd:C00123 *L*-leucine; cpd:C04076 *L*-2-aminoadipate 6-semialdehyde; cpd:C00666 *LL*-2,6-diaminoheptanedioate; cpd:C02291 *L*-cystathionine
osa00940 phenylpropanoid biosynthesis - *Oryza sativa japonica* (Japanese rice) (RefSeq)(10)	cpd:C02325 sinapyl alcohol; cpd:C00423 *trans*-Cinnamate; cpd:C02646 4-coumaryl alcohol; cpd:C02666 coniferyl aldehyde; cpd:C00811 4-coumarate; cpd:C01752 scopoletin; cpd:C01197 caffeate; cpd:C10945 caffeic aldehyde; cpd:C00933 sinapine; cpd:C01533 syringin
osa00760 nicotinate and nicotinamide metabolism - *Oryza sativa japonica* (Japanese rice) (RefSeq)(9)	cpd:C00253 nicotinate; cpd:C00042 succinate; cpd:C00122 fumarate; cpd:C05841 nicotinate *D*-ribonucleoside; cpd:C01004 *N*-methylnicotinate; cpd:C00334 4-aminobutanoate; cpd:C02918 1-methylnicotinamide; cpd:C00455 nicotinamide *D*-ribonucleotide; cpd:C00003 NAD$^+$

（续表）

KEGG 代谢通路	化合物
osa00360 phenylalanine metabolism - *Oryza sativa japonica* (Japanese rice) (RefSeq)(8)	cpd:C00423 trans-cinnamate; cpd:C00755 4-hydroxy-3-methoxy-benzaldehyde; cpd:C00811 4-coumarate; cpd:C00156 4-hydroxybenzoate; cpd:C00042 succinate; cpd:C00805 salicylate; cpd:C00642 4-hydroxyphenylacetate; cpd:C00122 fumarate
osa00944 flavone and flavonol biosynthesis - *Oryza sativa japonica* (Japanese rice) (RefSeq)(8)	cpd:C01470 acacetin; cpd:C12633 laricitrin; cpd:C10098 kaempferide; cpd:C01714 isovitexin; cpd:C12627 apigenin 7-*O*-neohesperidoside; cpd:C12626 kaempferol-3-*O*-galactoside; cpd:C12249 kaempferol 3-*O*-glucoside; cpd:C05625 rutin
osa00260 glycine, serine and threonine metabolism - *Oryza sativa japonica* (Japanese rice) (RefSeq)(7)	cpd:C00188 *L*-threonine; cpd:C00430 5-aminolevulinate; cpd:C00114 choline; cpd:C00719 betaine; cpd:C01026 *N,N*-dimethylglycine; cpd:C02291 *L*-cystathionine; cpd:C00581 guanidinoacetate
osa00330 arginine and proline metabolism - *Oryza sativa japonica* (Japanese rice) (RefSeq)(7)	cpd:C04498 *p*-coumaroylagmatine; cpd:C01035 4-guanidinobutanoate; cpd:C00148 *L*-proline; cpd:C00431 5-aminopentanoate; cpd:C00334 4-aminobutanoate; cpd:C10497 feruloylputrescine; cpd:C00581 guanidinoacetate
osa00380 tryptophan metabolism-*Oryza sativa japonica* (Japanese rice) (RefSeq)(6)	cpd:C00978 *N*-acetylserotonin; cpd:C00108 anthranilate; cpd:C01717 4-hydroxy-2-quinolinecarboxylic acid; cpd:C10164 picolinic acid; cpd:C00954 indole-3-acetate; cpd:C00643 5-hydroxy-*L*-tryptophan
osa00480 glutathione metabolism-*Oryza sativa japonica* (Japanese rice) (RefSeq)(5)	cpd:C01672 cadaverine; cpd:C00072 ascorbate; cpd:C01879 pidolic acid; cpd:C03740 (5-*L*-glutamyl)-*L*-amino acid; cpd:C00669 gamma-*L*-glutamyl-*L*-cysteine
osa01210 2-oxocarboxylic acid metabolism-*Oryza sativa japonica* (Japanese rice) (RefSeq)(5)	cpd:C00047 *L*-lysine; cpd:C00073 *L*-methionine; cpd:C00407 *L*-isoleucine; cpd:C00183 *L*-valine; cpd:C00123 *L*-leucine
osa00190 oxidative phosphorylation- *Oryza sativa japonica* (Japanese rice) (RefSeq)(4)	cpd:C00042 succinate; cpd:C00009 orthophosphate; cpd:C00122 fumarate; cpd:C00003 NAD$^+$
osa00290 valine, leucine and isoleucine biosynthesis-*Oryza sativa japonica* (Japanese rice) (RefSeq)(4)	cpd:C00407 *L*-isoleucine; cpd:C00188 *L*-threonine; cpd:C00183 *L*-valine; cpd:C00123 *L*-leucine
osa00640 propanoate metabolism-*Oryza sativa japonica* (Japanese rice) (RefSeq)(4)	cpd:C01013 3-hydroxypropanoate; cpd:C05984 2-hydroxybutanoate; cpd:C00042 succinate; cpd:C02170 methylmalonate
osa00966 glucosinolate biosynthesis - *Oryza sativa japonica* (Japanese rice) (RefSeq)(4)	cpd:C00073 *L*-methionine; cpd:C00407 *L*-isoleucine; cpd:C00183 *L*-valine; cpd:C00123 *L*-leucine

（续表）

KEGG 代谢通路	化合物
osa00270 cysteine and methionine metabolism-*Oryza sativa japonica* (Japanese rice) (RefSeq)(3)	cpd:C00073 *L*-methionine; cpd:C00021 *S*-adenosyl-*L*-homocysteine; cpd:C02291 *L*-cystathionine
osa00750 vitamin B6 metabolism- *Oryza sativa japonica* (Japanese rice) (RefSeq)(3)	cpd:C00627 pyridoxine phosphate; cpd:C00847 4-pyridoxate; cpd:C00534 pyridoxamine
osa00020 citrate cycle (TCA cycle) - *Oryza sativa japonica* (Japanese rice) (RefSeq)(2)	cpd:C00042 succinate; cpd:C00122 fumarate
osa00220 arginine biosynthesis - *Oryza sativa japonica* (Japanese rice)(2)	cpd:C00327 *L*-citrulline; cpd:C00122 fumarate
osa00460 cyanoamino acid metabolism- *Oryza sativa japonica* (Japanese rice) (RefSeq)(2)	cpd:C00407 *L*-isoleucine; cpd:C00183 *L*-valine
osa00630 glyoxylate and dicarboxylate metabolism - *Oryza sativa japonica* (Japanese rice) (RefSeq)(2)	cpd:C01127 4-hydroxy-2-oxoglutarate; cpd:C00042 succinate
osa00770 pantothenate and CoA biosynthesis - *Oryza sativa japonica* (Japanese rice) (RefSeq)(2)	cpd:C00183 *L*-valine; cpd:C00864 pantothenate
osa00920 sulfur metabolism-*Oryza sativa japonica* (Japanese rice) (RefSeq)(2)	cpd:C00245 taurine; cpd:C00042 succinate
osa01110 biosynthesis of secondary metabolites - *Oryza sativa japonica* (Japanese rice) (RefSeq)(46)	cpd:C09762 liquiritigenin; cpd:C01672 cadaverine; cpd:C02325 sinapyl alcohol; cpd:C00108 anthranilate; cpd:C00423 trans-cinnamate; cpd:C02646 4-coumaryl alcohol; cpd:C02666 coniferyl aldehyde; cpd:C03582 resveratrol; cpd:C01762 xanthosine; cpd:C00755 4-Hydroxy-3-methoxy-benzaldehyde; cpd:C00811 4-coumarate; cpd:C00253 nicotinate; cpd:C00156 4-hydroxybenzoate; cpd:C00042 succinate; cpd:C00408 *L*-pipecolate; cpd:C00230 3,4-dihydroxybenzoate; cpd:C00805 salicylate; cpd:C00072 ascorbate; cpd:C00020 AMP; cpd:C01752 scopoletin; cpd:C00974 dihydrokaempferol; cpd:C00255 riboflavin; cpd:C00148 *L*-proline; cpd:C00327 *L*-citrulline; cpd:C00047 *L*-lysine; cpd:C00073 *L*-methionine; cpd:C01197 caffeate; cpd:C00449 *N*6-(*L*-1,3-dicarboxypropyl)-*L*-lysine; cpd:C10945 caffeic aldehyde; cpd:C00407 *L*-isoleucine; cpd:C00188 *L*-threonine; cpd:C00183 *L*-valine; cpd:C00122 fumarate; cpd:C00123 *L*-leucine; cpd:C00864 pantothenate; cpd:C06627 (9*Z*,12*Z*,15*Z*)-octadecatrienoic acid; cpd:C00430 5-aminolevulinate; cpd:C04076 *L*-2-aminoadipate 6-semialdehyde; cpd:C00257 *D*-gluconic acid; cpd:C00666 *LL*-2,6-diaminoheptanedioate; cpd:C06562 (+)-catechin; cpd:C01617 taxifolin; cpd:C09320 afzelechin; cpd:C12249 kaempferol 3-*O*-glucoside; cpd:C05625 rutin; cpd:C02291 *L*-cystathionine

（续表）

KEGG 代谢通路	化合物
osa02010 ABC transporters - *Oryza sativa japonica* (Japanese rice) (RefSeq)(11)	cpd:C00245 taurine; cpd:C00009 orthophosphate; cpd:C00148 *L*-proline; cpd:C00047 *L*-lysine; cpd:C00407 *L*-isoleucine; cpd:C00188 *L*-threonine; cpd:C00183 *L*-valine; cpd:C00123 *L*-leucine; cpd:C00430 5-aminolevulinate; cpd:C00114 choline; cpd:C00719 betaine
osa00240 pyrimidine metabolism - *Oryza sativa japonica* (Japanese rice) (RefSeq)(9)	cpd:C00239 dCMP; cpd:C00055 CMP; cpd:C00105 UMP; cpd:C01013 3-hydroxypropanoate; cpd:C00672 2-deoxy-*D*-ribose 1-phosphate; cpd:C00475 cytidine; cpd:C00299 uridine; cpd:C02170 methylmalonate; cpd:C00295 orotate
osa00230 purine metabolism - *Oryza sativa japonica* (Japanese rice) (RefSeq)(8)	cpd:C00942 3',5'-cyclic GMP; cpd:C00144 GMP; cpd:C01762 xanthosine; cpd:C00020 AMP; cpd:C00575 3',5'-cyclic AMP; cpd:C01367 3'-AMP; cpd:C00360 dAMP; cpd:C00387 guanosine
osa00941 flavonoid biosynthesis - *Oryza sativa japonica* (Japanese rice) (RefSeq)(8)	cpd:C09762 liquiritigenin; cpd:C09827 pinocembrin; cpd:C00974 dihydrokaempferol; cpd:C06562 (+)-catechin; cpd:C01617 taxifolin; cpd:C16417 xanthohumol; cpd:C09320 afzelechin; cpd:C09806 neohesperidin
osa00970 aminoacyl-tRNA biosynthesis - *Oryza sativa japonica* (Japanese rice) (RefSeq)(8)	cpd:C00148 *L*-proline; cpd:C00047 *L*-lysine; cpd:C00073 *L*-Methionine; cpd:C00407 *L*-isoleucine; cpd:C00188 *L*-threonine; cpd:C00183 *L*-valine; cpd:C00123 *L*-leucine; cpd:C00234 10-formyltetrahydrofolate
osa00310 lysine degradation - *Oryza sativa japonica* (Japanese rice) (RefSeq)(7)	cpd:C01672 cadaverine; cpd:C00408 *L*-pipecolate; cpd:C00047 *L*-lysine; cpd:C00489 glutarate; cpd:C00449 *N*6-(*L*-1,3-dicarboxypropyl)-*L*-lysine; cpd:C00431 5-aminopentanoate; cpd:C04076 *L*-2-aminoadipate 6-semialdehyde
osa00960 tropane, piperidine and pyridine alkaloid biosynthesis - *Oryza sativa japonica* (Japanese rice) (RefSeq)(7)	cpd:C01672 cadaverine; cpd:C00253 nicotinate; cpd:C00408 *L*-pipecolate; cpd:C00047 *L*-lysine; cpd:C01746 piperidine; cpd:C00407 *L*-isoleucine; cpd:C04076 *L*-2-aminoadipate 6-semialdehyde
osa00350 tyrosine metabolism - *Oryza sativa japonica* (Japanese rice) (RefSeq)(5)	cpd:C00811 4-coumarate; cpd:C00042 succinate; cpd:C006424-hydroxyphenylacetate; cpd:C00544 homogentisate; cpd:C00122 fumarate
osa01200 carbon metabolism - *Oryza sativa japonica* (Japanese rice) (RefSeq)(5)	cpd:C01013 3-hydroxypropanoate; cpd:C00042 succinate; cpd:C00122 fumarate; cpd:C00257 *D*-gluconic acid; cpd:C00234 10-formyltetrahydrofolate
osa00130 ubiquinone and other terpenoid-quinone biosynthesis - *Oryza sativa japonica* (Japanese rice) (RefSeq)(4)	cpd:C00423 *trans*-cinnamate; cpd:C00811 4-coumarate; cpd:C00156 4-hydroxybenzoate; cpd:C00544 homogentisate

（续表）

KEGG 代谢通路	化合物
osa00280 valine, leucine and isoleucine degradation - Oryza sativa japonica (Japanese rice) (RefSeq)(4)	cpd:C02170 methylmalonate; cpd:C00407 L-isoleucine; cpd:C00183 L-valine; cpd:C00123 L-leucine
osa00300 lysine biosynthesis - Oryza sativa japonica (Japanese rice) (RefSeq)(4)	cpd:C00047 L-lysine; cpd:C00449 N6-(L-1,3-dicarboxypropyl)-L-lysine; cpd:C04076 L-2-aminoadipate 6-semialdehyde; cpd:C00666 LL-2,6-diaminoheptanedioate
osa00650 butanoate metabolism - Oryza sativa japonica (Japanese rice) (RefSeq)(4)	cpd:C00042 succinate; cpd:C00497 (R)-malate; cpd:C00122 fumarate; cpd:C00334 4-aminobutanoate
osa00250 alanine, aspartate and glutamate metabolism - Oryza sativa japonica (Japanese rice) (RefSeq)(3)	cpd:C00042 succinate; cpd:C00122 fumarate; cpd:C00334 4-aminobutanoate
osa00410 beta-alanine metabolism - Oryza sativa japonica (Japanese rice) (RefSeq)(3)	cpd:C01013 3-hydroxypropanoate; cpd:C00864 pantothenate; cpd:C00334 4-aminobutanoate
osa00942 anthocyanin biosynthesis - Oryza sativa japonica (Japanese rice) (RefSeq)(3)	cpd:C08604 chrysanthemin; cpd:C08620 cyanidin 3-O-rutinoside; cpd:C16315 tulipanin
osa00030 Pentose phosphate pathway - Oryza sativa japonica (Japanese rice) (RefSeq)(2)	cpd:C00672 2-deoxy-D-ribose 1-phosphate; cpd:C00257 D-gluconic acid
osa00400 phenylalanine, tyrosine and tryptophan biosynthesis - Oryza sativa japonica (Japanese rice) (RefSeq)(2)	cpd:C00108 anthranilate; cpd:C00230 3,4-dihydroxybenzoate
osa00620 pyruvate metabolism - Oryza sativa japonica (Japanese rice) (RefSeq)(2)	cpd:C00042 succinate; cpd:C00122 fumarate
osa00730 thiamine metabolism - Oryza sativa japonica (Japanese rice) (RefSeq)(2)	cpd:C04294 5-(2-hydroxyethyl)-4-methylthiazole; cpd:C00003 NAD$^+$
osa00860 porphyrin and chlorophyll metabolism - Oryza sativa japonica (Japanese rice) (RefSeq)(2)	cpd:C00188 L-threonine; cpd:C00430 5-aminolevulinate
osa04075 plant hormone signal transduction - Oryza sativa japonica (Japanese rice) (RefSeq)(2)	cpd:C00805 salicylate; cpd:C00954 indole-3-acetate

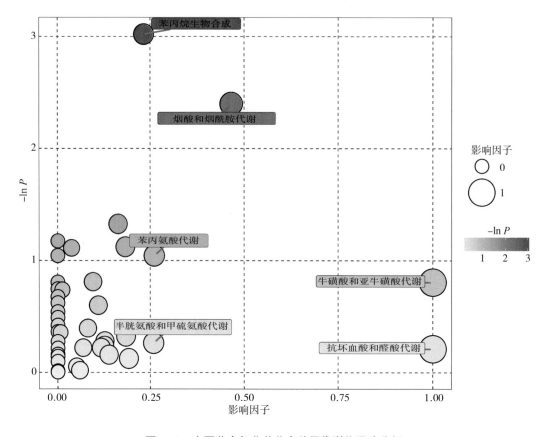

图 5-9　中国茹米与北美茹米差异代谢物通路分析

中国茹米和北美茹米差异代谢物的代谢途径分析结果表明，代谢途径富集分析 P 值排名前六位的代谢途径分别为"苯丙烷生物合成"、"烟酸和烟酰胺代谢"、"赖氨酸生物合成""托烷、哌啶和吡啶生物碱生物合成"、"酪氨酸代谢"和"缬氨酸、亮氨酸和异亮氨酸生物合成"。在这些代谢途径中，只有"苯丙烷类代谢途径"在富集分析中显示 P 值小于 0.05（图 5-9，表 5-2）。此外，富集分析（图 5-9，表 5-2）结果显示，中国茹米与北美茹米之间有 124 种不同的酚酸和类黄酮，与图 5-7 结果相符。

表 5-2　差异代谢产物代谢途径分析

代谢通路	Total	Hits	Raw p	$-\ln P$	Holm adjust	FDR	Impact
苯丙烷生物合成 phenylpropanoid biosynthesis	31	7	0.048 8	3.019 8	1	1	0.232 2
烟酸和烟酰胺代谢 nicotinate and nicotinamide metabolism	10	3	0.090 9	2.398 2	1	1	0.465 1
赖氨酸生物合成 lysine biosynthesis	9	2	0.265 7	1.325 4	1	1	0.162 2

（续表）

代谢通路	Total	Hits	Raw p	$-\ln P$	Holm adjust	FDR	Impact
托烷、哌啶和吡啶生物碱生物合成 tropane, piperidine and pyridine alkaloid biosynthesis	10	2	0.309 4	1.173 1	1	1	0
酪氨酸代谢 tyrosine metabolism	18	3	0.325 8	1.121 5	1	1	0.181 8
缬氨酸、亮氨酸和异亮氨酸生物合成 valine, leucine and isoleucine biosynthesis	26	4	0.329 1	1.111 3	1	1	0.036 5
维生素 B_6 代谢 vitamin B_6 metabolism	11	2	0.352 6	1.042 4	1	1	0
苯丙氨酸代谢 phenylalanine metabolism	11	2	0.352 6	1.042 4	1	1	0.260 0
嘧啶代谢 pyrimidine metabolism	39	5	0.445 2	0.809 2	1	1	0.094 3
亚油酸代谢 linoleic acid metabolism	5	1	0.447 5	0.804 1	1	1	0
牛磺酸和亚牛磺酸代谢 taurine and hypotaurine metabolism	5	1	0.447 5	0.804 1	1	1	1
丙酸代谢 propanoate metabolism	14	2	0.475 2	0.744 1	1	1	0
氨酰 tRna 生物合成 aminoacyl-tRna biosynthesis	67	8	0.478 9	0.736 3	1	1	0.011 6
二苯乙烯类、二芳基庚烷类和姜辣素的生物合成 stilbenoid, diarylheptanoid and gingerol biosynthesis	6	1	0.509 5	0.674 3	1	1	0
缬氨酸、亮氨酸和异亮氨酸降解 valine, leucine and isoleucine degradation	34	4	0.538 0	0.619 9	1	1	0
泛酸和辅酶 a 生物合成 pantothenate and CoA biosynthesis	16	2	0.548 8	0.600 0	1	1	0.108 1
乙醛酸和二羧酸代谢 glyoxylate and dicarboxylate metabolism	17	2	0.582 9	0.539 8	1	1	0
叶酸—碳池 one carbon pool by folate	8	1	0.613 5	0.488 6	1	1	0
黄酮与黄酮醇生物合成 flavone and flavonol biosynthesis	8	1	0.613 5	0.488 6	1	1	0
核黄素代谢 riboflavin metabolism	9	1	0.657 0	0.420 1	1	1	0
柠檬酸循环（TCA 循环） citrate cycle (TCA cycle)	20	2	0.673 6	0.395 2	1	1	0.080 1

（续表）

代谢通路	Total	Hits	Raw p	−ln P	Holm adjust	FDR	Impact
硫胺代谢 thiamine metabolism	10	1	0.695 6	0.363 0	1	1	0
丙氨酸、天冬氨酸和谷氨酸代谢 alanine, aspartate and glutamate metabolism	21	2	0.700 1	0.356 6	1	1	0.006 9
泛醌和其他萜醌生物合成 ubiquinone and other terpenoid-quinone biosynthesis	22	2	0.724 8	0.321 9	1	1	0.183 5
嘌呤代谢 purine metabolism	55	5	0.756 5	0.279 1	1	1	0.125 8
β- 丙氨酸代谢 beta-alanine metabolism	12	1	0.760 4	0.274 0	1	1	0
半胱氨酸和甲硫氨酸代谢 cysteine and methionine metabolism	35	3	0.769 9	0.261 5	1	1	0.258 2
色氨酸代谢 tryptophan metabolism	25	2	0.788 8	0.237 3	1	1	0.125 0
精氨酸和脯氨酸代谢 arginine and proline metabolism	37	3	0.802 5	0.220 1	1	1	0.067 5
类黄酮生物合成 flavonoid biosynthesis	37	3	0.802 5	0.220 1	1	1	0.116 0
谷胱甘肽代谢 glutathione metabolism	26	2	0.807 1	0.214 4	1	1	0
抗坏血酸和醛酸代谢 ascorbate and aldarate metabolism	14	1	0.811 4	0.208 9	1	1	1
玉米素生物合成 zeatin biosynthesis	16	1	0.851 7	0.160 5	1	1	0
甘氨酸、丝氨酸和苏氨酸代谢 glycine, serine and threonine metabolism	29	2	0.853 7	0.158 1	1	1	0.137 1
肌醇磷酸代谢 inositol phosphate metabolism	17	1	0.868 5	0.141 0	1	1	0
α- 亚麻酸代谢 alpha-linolenic acid metabolism	18	1	0.883 4	0.124 0	1	1	0.191 3
丁酸代谢 butanoate metabolism	20	1	0.908 4	0.096 1	1	1	0
甘油磷脂代谢 glycerophospholipid metabolism	25	1	0.950 0	0.051 3	1	1	0.050 4
卟啉与叶绿素代谢 porphyrin and chlorophyll metabolism	33	1	0.981 1	0.019 1	1	1	0.058 6

（续表）

代谢通路	Total	Hits	Raw p	$-\ln P$	Holm adjust	FDR	Impact
氨基糖和核苷酸糖代谢 amino sugar and nucleotide sugar metabolism	37	1	0.988 4	0.011 7	1	1	0
脂肪酸生物合成 fatty acid biosynthesis	47	1	0.996 6	0.003 4	1	1	0

注：Total，该通路中所有代谢物的个数；Hits，差异代谢物命中该通路的个数；Raw p，富集分析得到的 P 值；$-\ln P$，P 值取负自然对数；Holm adjust，经 Holm-Bonferroni 方法进行多重假设检验校正后的 P 值；FDR，经错误发现率（false discovery rate，FDR）方法进行多重假设检验校正后的 P 值；Impact，拓扑分析得到的影响因子。

5.3.6　中国菰米与北美菰米差异代谢物的层次聚类分析

通过以上分析得到的差异代谢物，在生物学上往往具有结果和功能相似性或互补性，或者受同一代谢通路的正调控或负调控，表现为在不同实验组间具有相似或相反的表达特征。对这类特征进行层次聚类分析，可以将具有相同特征的代谢物归为一类，并发现代谢物在实验组间的变化特征。对于每组比较，对差异代谢物的定量值计算欧式距离矩阵，并以完全连锁方法对差异代谢物进行聚类，并以热力图进行展示。图 5-10 展示了对中国菰米和北美菰米 357 种差异代谢物的层次聚类分析结果。横坐标表示不同实验分组，纵坐标表示中国菰米与北美菰米的差异代谢物。橙色部分表示代谢物含量相对较高，而蓝色部分表示代谢物含量相对较低，从橙色到蓝色的颜色顺序表明代谢物的含量减少。两种差异代谢物的层次聚类分析显示出明显的分组模式。由相应位置的颜色段表示的相对代谢物含量可以参见 Yan 等（2019）文中的补充资料（Supplementary data）中的 Table S5。

5.3.7　中国菰米与北美菰米差异代谢物的 ROC 曲线

在代谢组学数据分析中，ROC 曲线常被用来评估差异代谢物或其组合对一组对比样本进行区分的效果。当发现差异代谢物或其组合在 ROC 曲线上的阳性率较高，而阴性或假阳性率较低时，这些代谢物可被视为潜在的生物标志物（biomarker）。图 5-11 所示为研究中的两个物种已确认的差异代谢物的 ROC 曲线和曲线下积分面积（area under curve，AUC）。在中国菰米和北美菰米的比较中发现了 4 种不同的生物碱：氨茶碱（aminophylline）、甜菜碱（betaine）、哌啶（piperidine）和葫芦巴碱（trigonelline）。如图 5-12 所示，氨茶碱、甜菜碱和葫芦巴碱的 AUC 大于 0.5，表明这 3 种代谢物是潜在的生物标志物。然而，哌啶的 AUC 小于 0.5，表明该代谢物不是潜在的生物标志物。表 5-3 列出了中国菰米和北美菰米两组之间 357 种差异代谢物的 AUC。在这些差异代谢物中，160 种代谢物的 AUC 大于 0.5，表明这些代谢物是潜在的生物标志物。

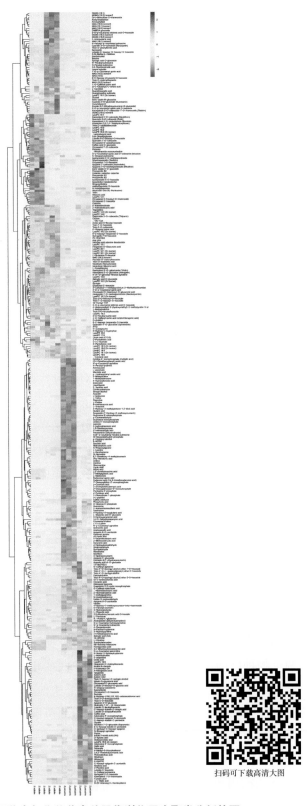

扫码可下载高清大图

图 5-10　中国菰米与北美菰米差异代谢物层次聚类分析热图

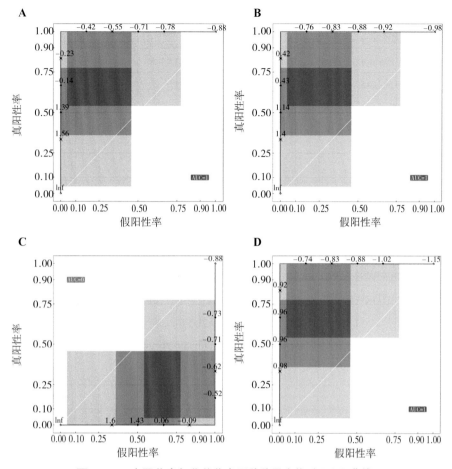

图 5-11 中国菰米与北美菰米四种差异生物碱 ROC 曲线

注：ROC 曲线的横坐标为假阳性率（即 1- 特异度），纵坐标为真阳性率（灵敏度），曲线表示在不同的差异代谢物的表达量卡值下，该物质判断假阳性率和真阳性率的值，曲线越靠近点（0，1），说明区分效果越好。黑色圆点表示若干关键卡值点，旁边的数值为归一化后的物质表达量。灰色矩形框为置信度为 95% 的 Clopper-Pearson 置信区间。

表 5-3 中国菰米与北美菰米差异代谢物的 AUC 统计

化合物	AUC	化合物	AUC
13-HPODE	0	tricin 5-O-hexoside	0
13-HpOTrE(r)	0	tricin O-hexosyl-O-syringin alcohol	0
1,5-diaminopentane	0	uridine 5'-monophosphate	0
1-methyladenosine	0	vanillin	0
1-methylguanidine	0	xanthosine	0
2,3-dimethylsuccinic acid	0	α-hydroxyisobutyric acid	0
2,5-dihydroxy benzoic acid O-hexside	0	indole 3-acetic acid (IAA)	0.027 777 778
2-aminoethanesulfonic acid	0	L-citrulline	0.027 777 778
2'-deoxyadenosine-5'-monophosphate	0	L-homocitrulline	0.027 777 778

（续表）

化合物	AUC	化合物	AUC
2'-deoxycytidine-5'-monophosphate	0	succinyladenosine	0.027 777 778
2-deoxyribose 1-phosphate	0	5-oxoproline	0.055 555 556
2-(formylamino)benzoic acid	0	14,15-dehydrocrepenynic acid	0.055 555 556
2–furanoic acid	0	aminopurine	0.083 333 333
2-hydroxybutanoic acid	0	cyclic AMP	0.083 333 333
2-methoxybenzoic acid	0	uridine	0.111 111 111
2-methylglutaric acid	0	kinetin 9-riboside	0.166 666 667
2-picolinic acid	0	luteolin *O*-feruloylhexoside	0.166 666 667
3,4,5-trimethoxycinnamic acid	0	velutin *O*-glucuronic acid	0.166 666 667
3,4-dihydroxybenzeneacetic acid	0	guanidineacetic acid	0.916 666 667
(3,4-dimethoxyphenyl) acetic acid	0	*trans*-zeatin 9-*O*-glucoside	0.916 666 667
3-aminosalicylic acid	0	(5-*L*-glutamyl)-*L*-amino acid	0.944 444 444
3-hydroxy-3-methylpentane-1,5-dioic acid	0	guanidinoethyl sulfonate	0.944 444 444
3-hydroxybutyrate	0	lauric acid (C120)	0.944 444 444
3-hydroxypropanoic acid	0	*N*-acetylthreonine	0.944 444 444
3-hydroxypyridine	0	5-aminovaleric acid	0.972 222 222
4-guanidinobutyric acid	0	*L*-carnitine	0.972 222 222
4-hydroxy-2-oxoglutaric acid	0	LysoPC 183 (2n isomer)	0.972 222 222
4-hydroxy-7-methoxycoumarin-beta-rhamnoside	0	*N*-sinapoyl putrescine	0.972 222 222
4-hydroxybenzaldehyde	0	10-formyl-THF	1
4-hydroxybenzoic acid	0	1-methylhistidine	1
4-hydroxycoumarin	0	1-*O*-caffeoyl quinic acid	1
4-methyl-5-thiazoleethanol	0	1-*O*-*p*-coumaroyl quinic acid	1
4-oxopentanoate	0	2,6-diaminooimelic acid	1
4-pyridoxic acid	0	2-aminoisobutyric acid	1
5-hydroxyhexanoic acid	0	3-carbamyl-1-methylpyridinium (1-methylnicotinamide)	1
5-methyluridine	0	3-*N*-methyl-L-histidine	1
6,7-dimethoxy-4-methylcoumarin	0	3-*O*-feruloyl quinic acid	1
6-aminocaproic acid	0	3-*O*-*p*-coumaroyl quinic acid	1
6-*C*-hexosyl luteolin *O*-pentoside	0	3-*O*-*p*-coumaroyl shikimic acid *O*-hexoside	1

化合物	AUC	化合物	AUC
9-HOTrE	0	4-(aminomethyl)-5-(hydroxymethyl)-2-methylpyridin-3-ol	1
9-HpOTrE	0	4-*O*-caffeoyl quinic acid (criptochlorogenic acid)	1
9-hydroxy-(10*E*,12*Z*,15*Z*)-octadecatrienoic acid	0	5-aminolevulinate	1
acacetin	0	5-hydroxy-*L*-tryptophan	1
acetoxyacetic acid	0	5-*O*-p-coumaroyl quinic acid *O*-hexoside	1
adenosine 3'-monophosphate	0	5-*O*-p-coumaroyl shikimic acid *O*-hexoside	1
adenosine 5'-monophosphate	0	6-*C*-hexosyl-hesperetin *O*-hexoside	1
adipic acid	0	8-*C*-hexosyl chrysoeriol *O*-hexoside	1
α-ketoglutaric acid	0	8-*C*-hexosyl-hesperetin *O*-hexoside	1
allopurinol	0	acetyl tryptophan	1
anthranilic acid	0	afzelechin (3,5,7,4'-tetrahydroxyflavan)	1
apigenin 5-*O*-glucoside	0	allysine(6-oxo *DL*-norleucine)	1
apigenin 6-*C*-pentoside	0	aminophylline	1
apigenin 8-*C*-pentoside	0	anisic acid *O*-feruloyl hexoside	1
apigenin *C*-glucoside	0	apigenin 7-*O*-neohesperidoside (rhoifolin)	1
aromadedrin (dihydrokaempferol)	0	apigenin 7-rutinoside (isorhoifolin)	1
aspartic acid di-*O*-glucoside	0	asp-Phe	1
azelaic acid	0	betaine	1
caffeic acid	0	caffeic acid *O*-glucoside	1
caffeic aldehyde	0	catechin	1
C-hexosyl-apigenin *C*-pentoside	0	catechin-catechin-catechin	1
C-hexosyl-apigenin *O*-pentoside	0	choline	1
C-hexosyl-luteolin *C*-pentoside	0	chrysoeriol 7-*O*-hexoside	1
C-hexosyl-luteolin *O*-sinapic acid	0	chrysoeriol 7-*O*-rutinoside	1
chrysoeriol 5-*O*-hexoside	0	chrysoeriol *C*-hexoside	1
chrysoeriol *O*-glucuronic acid	0	chrysoeriol *C*-hexosyl-*O*-rhamnoside	1
cinnamic acid	0	chrysoeriol *O*-acetylhexoside	1
coniferylaldehyde	0	chrysoeriol *O*-rhamnosyl-*O*-glucuronic acid	1

化合物	AUC	化合物	AUC
coumaroyl choline	0	cucurbitacin D	1
C-pentosyl-C-hexosyl-apigenin	0	cyanidin 3-O-glucoside (kuromanin)	1
cytidine	0	cyanidin 3-O-rutinoside (keracyanin)	1
cytidine 5'-monophosphate (cytidylic acid)	0	D-Arabitol	1
D-glucose 6-phosphate	0	delphinidin 3-O-rutinoside (tulipanin)	1
(+)-dihydrojasmonic acid	0	DGMG (181)	1
disinapoyl hexoside	0	DGMG (182) isomer1	1
DL-2-aminooctanoic acid	0	DGMG (182) isomer2	1
DL-glyceraldehyde3-phosphate	0	DGMG (182) isomer3	1
DL-norvaline	0	dihydroquercetin (taxifolin)	1
dodecanedioic aicd	0	DIMBOA glucoside	1
D-xylonic acid	0	D(+)-Melezitose O-rhamnoside	1
enterodiol	0	D-pantothenic acid	1
esculetin (6,7-dihydroxycoumarin)	0	D-pantothenic dcid	1
eudesmic acid (3,4,5-trimethoxybenzoic acid)	0	D-(+)-sucrose	1
eudesmoyl quinic acid	0	dulcitol	1
feruloylcholine	0	epicatechin-epiafzelechin	1
fumaric acid	0	eriodictyol C-hexoside	1
gallic acid	0	esculin (6,7-dihydroxycoumarin-6-glucoside)	1
glucosamine	0	gluconic acid	1
glutaric acid	0	hesperetin 7-O-neohesperidoside (neohesperidin)	1
glycitin	0	hesperetin O-glucuronic acid	1
guanosine	0	iP7G	1
guanosine 3',5'-cyclic monophosphate	0	isorhamnetin 3-O-neohesperidoside	1
guanosine 5'-monophosphate	0	isorhamnetin 5-O-hexoside	1
guanosine monophosphate	0	kaempferol 3-O-galactoside (trifolin)	1
hesperetin O-malonylhexoside	0	kaempferol 3-O-glucoside (astragalin)	1
hexanoyl glycine	0	kaempferol 3-O-robinobioside (biorobin)	1
H-homoArg-OH	0	kaempferol 3-O-robinoside-7-O-rhamnoside (robinin)	1

化合物	AUC	化合物	AUC
homogentisic acid	0	kaempferol 3-*O*-rutinoside (nicotiflorin)	1
indole-3-carboxaldehyde	0	*L*-cystathionine	1
isovitexin	0	*L*-glutamine *O*-hexside	1
isovitexin 7-*O*-glucoside (saponarin)	0	luteolin 8-*C*-hexosyl-*O*-hexoside	1
kaempferide	0	luteolin *O*-hexosyl-*O*-hexosyl-*O*-hexoside	1
kaempferol 7-*O*-rhamnoside	0	lysine butyrate	1
kynurenic acid	0	LysoPC 121	1
laricitrin	0	LysoPC 140	1
L-ascorbate	0	LysoPC 140 (2n isomer)	1
L-glutamic acid *O*-glucoside	0	LysoPC 150	1
liquiritigenin	0	LysoPC 151	1
L-isoleucine	0	LysoPC 160	1
L-leucine	0	LysoPC 160 (2n isomer)	1
L-(+)-lysine	0	LysoPC 161	1
L(-)-malic acid	0	LysoPC 161 (2n isomer)	1
L-methionine	0	LysoPC 162 (2n isomer)	1
L-pipecolic acid	0	LysoPC 170	1
L-proline	0	LysoPC 180	1
L-saccharopine	0	LysoPC 181 (2n isomer)	1
L-theanine	0	LysoPC 182	1
L-threonine	0	LysoPC 182 (2n isomer)	1
luteolin *C*-hexoside	0	LysoPC 183	1
luteolin *O*-hexosyl-*O*-gluconic acid	0	LysoPC 201	1
luteolin *O*-sinapoylhexoside	0	LysoPC 201 (2n isomer)	1
L-valine	0	LysoPE 160	1
LysoPC 190	0	LysoPE 160 (2n isomer)	1
LysoPE 180 (2n isomer)	0	LysoPE 180	1
mandelic acid	0	LysoPE 181 (2n isomer)	1
methylmalonic acid	0	LysoPE 182 (2n isomer)	1
*N*6-succinyl adenosine	0	MAG (181) isomer1	1
N-acetyl-5-hydroxytryptamine	0	MAG (181) isomer2	1

中国菰米功能成分研究

（续表）

化合物	AUC	化合物	AUC
N-acetylmethionine	0	MAG (182)	1
N-caffeoyl agmatine	0	MAG (182) isomer1	1
N-caffeoyl putrescine	0	MAG (183) isomer1	1
N-feruloyl tryptamine	0	MAG (183) isomer2	1
N-feruloyl tyramine	0	MAG (183) isomer4	1
nicotinic acid	0	MAG (183) isomer5	1
N',N-p-coumaroyl-feruloyl putrescine	0	methyl-quercetin O-hexoside	1
N-p-coumaroyl agmatine	0	MGMG (182) isomer2	1
N'-p-coumaroyl agmatine	0	N-(4'-O-glycosyl)-feruloyl agmatine	1
N-p-coumaroyl hydroxyagmatine	0	N-acetylglycine	1
N'-p-coumaroyl putrescine	0	N-feruloyl putrescine	1
N-p-coumaroyl spermidine	0	N'-feruloyl putrescine	1
N-propionylglycine	0	N-hexosyl-p-coumaroyl putrescine	1
N-sinapoyl agmatine	0	nicotinate ribonucleoside	1
N-sinapoyl cadaverine	0	nicotinic acid adenine dinucleotide	1
N-α-acetyl-L-glutamine	0	N,N-dimethylglycine	1
O-caffeoyl maltotriose	0	O-p-coumaroyl quinic acid O-rutinoside derivative	1
O-feruloyl coumarin	0	O-sinapoyl quinic acid	1
orotic acid	0	PC 192160	1
p-coumaraldehyde	0	peonidin O-malonylhexoside	1
p-coumaric acid	0	phloretin	1
p-coumaryl alcohol	0	procyanidin A3	1
peonidin	0	procyanidin B2	1
phosphoric acid	0	procyanidin B3	1
p-hydroxyphenyl acetic acid	0	quercetin 3-O-rutinoside (Rutin)	1
pinocembrin (dihydrochrysin)	0	quercetin 4'-O-glucoside (spiraeoside)	1
piperidine	0	quercetin 7-O-rutinoside	1
(+)-piperitol	0	salicylic acid O-glucoside	1
protocatechuic acid	0	sinapoylcholine	1
purine	0	spinacetin	1
pyridoxine 5'-phosphate	0	syringetin 7-O-hexoside	1
quercetin 7-O-β-D-glucuronide	0	syringic acid O-glucoside	1

化合物	AUC	化合物	AUC
resveratrol	0	syringin	1
riboflavin	0	*trans,trans*-muconic acid	1
(*R*)-lipoic acid	0	*trans*-zeatin *N*-glucoside	1
(*Rs*)-mevalonic acid	0	tricin	1
S-(5'-Adenosy)-*L*-homocysteine	0	tricin 5-*O*-feruloylhexoside	1
salicylic acid (SA)	0	tricin 5-*O*-hexosyl-*O*-hexoside	1
scopoletin (7-hydroxy-5-methoxycoumarin)	0	tricin 5-*O*-rutinoside	1
sebacate	0	tricin 7-*O*-hexoside	1
sinapinaldehyde	0	tricin 7-*O*-hexosyl-*O*-hexoside	1
sinapyl alcohol	0	tricin *O*-eudesmic acid	1
suberic acid	0	tricin *O*-malonylhexoside	1
succinic acid	0	tricin *O*-phenylformic acid	1
syringaldehyde	0	tricin *O*-vanilloylhexoside	1
syringetin 3-*O*-hexoside	0	trigonelline	1
tangeretin	0	xanthohumol	1
tricin 4'-*O*-syringyl alcohol	0	α-linolenic acid	1
tricin 4'-*O*-(syringyl alcohol) ether 5-*O*-hexoside	0	β-nicotinamide mononucleotide	1
tricin 4'-*O*-(syringyl alcohol) ether 7-*O*-hexoside	0	γ-aminobutyric acid	1
tricin 4'-*O*-(β-guaiacylglyceryl) ether *O*-hexoside	0	γ-Glu-Cys	1
tricin 5-*O*-acetylglucoside	0		

5.3.8　中国菰米与北美菰米差异代谢物的箱线图

该研究在鉴定了中国菰米与北美菰米的差异代谢物后，用箱线图表示了两组差异代谢物的相对含量变化。其中，中国菰米与北美菰米之间 357 种差异代谢物的相对含量详细鉴定结果可以参见 Yan 等（2019）文中的补充资料（Supplementary data）中的 Table S7。图 5-12 显示了中国菰米与北美菰米的花青素和儿茶素衍生物箱线图。在该研究鉴定的 9 种花青素中，有 5 种花青素的相对含量在两组间有显著差异，详细鉴定结果可以参见 Yan 等（2019）文中的补充资料（Supplementary data）中的 Table S1 和 S2。中国菰米中矢车菊素 -3-*O*- 葡萄糖苷（kuromanin）、矢车菊素 -3-*O*- 芸香糖苷（keracyanin）、飞燕草素 3-*O*- 芸香苷（tulipanin）和芍药花青素 *O*- 丙二酰己糖苷的相对含量显著高于北美菰米，但中国菰米芍药花青素的相对含量明显低于北美菰米（*P*<0.05）。在该研究确定的 11 种

儿茶素衍生物中，中国菰米与北美菰米中 4 种儿茶素衍生物的相对含量存在显著差异。中国菰米儿茶素、儿茶素三聚体、表儿茶素二聚体的相对含量显著高于北美菰米，而原儿茶酸的相对含量显著低于北美菰米（$P<0.05$）。

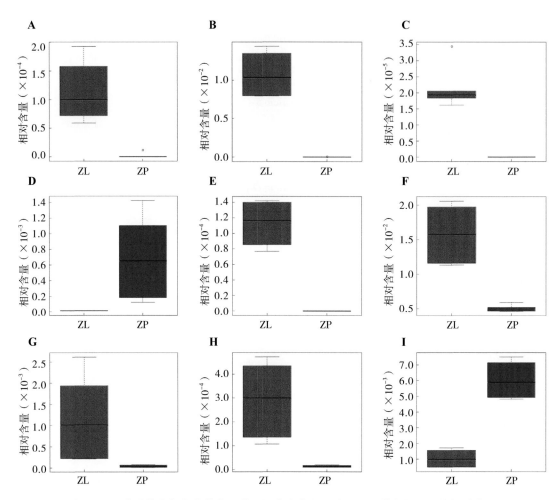

图 5-12　中国菰米与北美菰米 5 种不同花青素和 4 种不同儿茶素衍生物的相对含量

A. 矢车菊素 -3-*O*- 葡萄糖苷（kuromanin）；B. 矢车菊素 -3-*O*- 芸香糖苷（keracyanin）；C. 飞燕草素芸香糖苷（tulipanin）；D. 芍药花青素；E. 芍药花青素 *O*- 丙二酰己糖苷；F. 儿茶素；G. 儿茶素三聚体；H. 表儿茶素二聚体；I. 原儿茶酸

注：ZL，中国菰米；ZP，北美菰米。

5.4　讨论

5.4.1　菰米代谢产物的鉴定

本研究利用基于 UHPLC-QqQ-MS 的次级代谢组学检测平台，首次较为详细地剖析了中国菰米和北美菰米次生代谢产物的类型、组成和相对含量。虽然此前中国菰米中没有鉴定到次生代谢产物的单体化合物，但是北美菰米中已经鉴定到一些次生代谢产物的单体化合物，包括黄酮苷（二糖基芹菜素、阿拉伯糖基芹菜素和二阿拉伯糖基芹菜素）、黄烷-3-醇（儿茶素、表儿茶素和低聚原花青素）、单体酚酸（阿魏酸、芥子酸、对香豆酸、香草酸、丁香酸和对羟基苯甲酸）、酚酸醛（对羟基苯甲醛和香兰素）、酚酸脱氢聚合物（二聚阿魏酸和二聚芥子酸）、脂肪酸（亚油酸、亚麻酸、棕榈酸、硬脂酸和油酸）、甾醇（菜油甾醇、β-谷甾醇、Δ5-燕麦甾醇和环阿屯醇）和23种γ-谷维素组分。本研究在菰米中鉴定出10种芹菜素衍生物、11种儿茶素衍生物和4种原花青素；同时，本研究还鉴定了35个羟基肉桂酰衍生物和11个苯甲酸衍生物，其中包括Qiu等（2010）鉴定的阿魏酸、芥子酸、对香豆酸、香草酸和丁香酸、对羟基苯甲醛和香兰素。韩国科学家从中国菰植株的地上部分分离到麦黄酮以及salcolin A、salcolin B、salcolin C、salcolin D等麦黄酮糖苷衍生物。本章节中的研究在菰米中鉴定出了属于类黄酮和黄酮木脂素的麦黄酮和29种麦黄酮衍生物，其详细鉴定结果可以参见Yan等（2019）文中的补充资料（Supplementary data）中的Table S1。该研究从菰米中鉴定到的672种代谢物不仅能够与前人鉴定到的次级代谢产物互相验证，而且能够为菰米功能成分的分离鉴定提供一定的参考。

5.4.2　中国菰米与北美菰米的次级代谢组差异

通过比较中国菰米和北美菰米，共鉴定出357种差异代谢物，包括160种上调代谢物和197种下调代谢物（图5–7）。这些差异代谢物的代谢途径分析显示，只有"苯丙烷生物合成"代谢途径的富集分析 P 值小于0.05，表明中国菰米和北美菰米在苯丙烷类物质的相对含量方面存在显著差异（图5–9、表5–2）。对差异代谢物的层次聚类分析表明，中国菰米和北美菰米的代谢物表现出明显的分组模式（图5–10），这也表明具有相同特征的代谢物在生物学上往往具有功能相似性或互补性，或者是受同一代谢通路的正调控或负调控。5种花青素和4种儿茶素衍生物的相对含量在中国菰米与北美菰米之间存在显著差异，特别是中国菰米的4种花青素和3种儿茶素衍生物的相对含量显著高于北美菰米（图5–12）。不同水稻品种和不同小浆果中花青素含量的差异很大，花青素含量的变化会伴随着颜色和抗氧化活性的变化。本文鉴定的花青素和儿茶素衍生物属于类黄酮化合物，已有研究发现北美菰米的类黄酮含量及抗氧化活性显著高于白米。因此，今后的研究应阐明中国菰米和北美菰米生物活性差异的功能成分基础。

5.5　结论

本章中的研究利用基于UHPLC-QqQ-MS的次级代谢组学检测平台对中国菰米和北美菰米的次级代谢产物进行了比较研究。这是首次对菰米进行代谢组学研究，共鉴定出672

种代谢产物和 31 种化合物类型。通过对中国菰米和北美菰米的比较，确定了 160 种上调代谢产物和 197 种下调代谢产物。中国菰米和北美菰米差异代谢物的代谢通路分析表明"苯丙烷生物合成"通路中的代谢物显著富集。聚类分析表明，357 种差异代谢物表现出明显的分组模式，其中 5 种花青素和 4 种儿茶素衍生物在中国菰米和北美菰米中的相对含量存在显著差异。总的来说，该研究对菰米代谢产物组成的研究具有重要的贡献，为从菰米中分离和鉴定功能成分及其功能性食品开发提供了重要的参考。

参考文献

郭宏波，2008. 菰属食物营养研究与发展前景 [J]. 中国食物与营养，6：13–15.

金增辉，2016. 菰米的营养化学与开发利用 [J]. 粮食加工，41(1)：58–61.

漆小泉，王玉兰，陈晓亚，2011. 植物代谢组学方法与应用 [M]. 北京：化学工业出版社.

王营营，黄璐，樊龙江，2013. 菰 (*Zizania latifolia*) 主要农艺性状及其驯化育种 [J]. 浙江大学学报：农业与生命科学版，39(6)：629–635.

翟成凯，张小强，孙桂菊，等，2000. 中国菰米的营养成分及其蛋白质特性的研究 [J]. 卫生研究，29(6)：375–378.

赵军红，翟成凯，2013. 中国菰米及其营养保健价值 [J]. 扬州大学烹饪学报，30(1)：34–38.

ALADEDUNYE F，PRZYBYLSKI R，RUDZINSKA M，et al.，2013. γ-Oryzanols of North American wild rice (*Zizania palustris*)[J]. Journal of the American Oil Chemists' Society，90(8)：1 101–1 109.

ANWAR F，ZENGIN G，ALKHARFY K M，et al.，2017. Wild rice (*Zizania* sp.)：A potential source of valuable ingredients for nutraceuticals and functional foods[J]. Rivista Italiana Delle Sostanze Grasse，94(2)：81–89.

BRO R，SMILDE A K，2014. Principal component analysis[J]. Analytical Methods，6(9)：2 812–2 831.

BUNZEL M，ALLERDINGS E，SINWELL V，et al.，2002. Cell wall hydroxycinnamates in wild rice (*Zizania aquatica* L.) insoluble dietary fibre[J]. European Food Research and Technology，214(6): 482–488.

CHEN Y，LIU Y，FAN X，et al.，2017. Landscape-scale genetic structure of wild rice *Zizania latifolia*：The roles of rivers，mountains，and fragmentation[J]. Frontiers in Ecology and Evolution，5：17.

DENG G F，XU X R，ZHANG Y，et al.，2013. Phenolic compounds and bioactivities of pigmented rice[J]. Critical Reviews in Food Science and Nutrition，53(3)：296–396.

DUNN W B，BROADHURST D，BEGLEY P，et al.，2011. Procedures for large-scale metabolic profiling of serum and plasma using gas chromatography and liquid chromatography coupled to mass spectrometry[J]. Nature Protocols，6：1 060–1 083.

HAN S，ZHANG H，QIN L，et al.，2013. Effects of dietary carbohydrate replaced with wild rice (*Zizania latifolia* (Griseb) Turcz) on insulin resistance in rats fed with a high-fat/cholesterol diet[J]. Nutrients，5(2)：552–564.

HAN S，ZHANG H，ZHAI C，2012. Protective potentials of wild rice (*Zizania latifolia* (Griseb) Turcz) against obesity and lipotoxicity induced by a high-fat/cholesterol diet in rats[J]. Food and Chemical Toxicology，50(7)：2 263–2 269.

LEE S S，BAEK N I，BAEK Y S，et al.，2015. New flavonolignan glycosides from the aerial parts of *Zizania latifolia*[J]. Molecules，20(4)：5 616–5 624.

LEE S S，BAEK Y S，EUN C S，et al.，2015. Tricin derivatives as anti-inflammatory and anti-allergic constituents from the aerial part of *Zizania latifolia*[J]. Bioscience，Biotechnology，and Biochemistry，79(5)：700–706.

MAIS E，ALOLGA R N，WANG S L，et al.，2018. A comparative UPLC-Q/TOF-MS-based metabolomics approach for distinguishing *Zingiber officinale* Roscoe of two geographical origins[J]. Food Chemistry，240：239–244.

MOGHADASIAN M H，ALSAIF M，LE K，et al.，2016. Combination effects of wild rice and phytosterols on prevention of atherosclerosis in LDL receptor knockout mice[J]. The Journal of Nutritional Biochemistry，33：128–135.

MOGHADASIAN M H，ZHAO R，GHAZAWWI N，et al.，2017. Inhibitory effects of North American wild rice on monocyte adhesion and inflammatory modulators in low-density lipoprotein receptor-knockout mice[J]. Journal of Agricultural and Food Chemistry，65(41)：9 054–9 060.

MOYER R A，HUMMER K E，FINN C E，et al.，2002. Anthocyanins, phenolics, and antioxidant capacity in diverse small fruits：*Vaccinium, Rubus,* and *Ribes*[J]. Journal of Agricultural and Food Chemistry，50(3)：519–525.

PRZYBYLSKI R，KLENSPORF-PAWLIK D，ANWAR F，et al.，2009. Lipid components of North American wild rice (*Zizania palustris*)[J]. Journal of the American Oil Chemists' Society，86(6)：553–559.

QIU Y，LIU Q，BETA T，2009. Antioxidant activity of commercial wild rice and identification of flavonoid compounds in active fractions[J]. Journal of Agricultural and Food Chemistry，57(16)：7 543–7 551.

QIU Y，LIU Q，BETA T，2010. Antioxidant properties of commercial wild rice and analysis of soluble and insoluble phenolic acids[J]. Food Chemistry，121(1)：140–147.

RIZZATO G，SCALABRIN E，RADAELLI M，et al.，2017. A new exploration of licorice metabolome[J]. Food Chemistry，221：959–968.

SACCENTI E，HOEFSLOOT H C，SMILDE A K，et al.，2014. Reflections on univariate and multivariate analysis of metabolomics data[J]. Metabolomics，10：361–374.

SACHS M C，2017. plotROC：A tool for plotting ROC curves[J]. Journal of Statistical Software，79：c02.

SHAO Y，BAO J，2015. Polyphenols in whole rice grain：Genetic diversity and health benefits[J]. Food

Chemistry, 180：86–97.

SURENDIRAN G, ALSAIF M, KAPOURCHALI F R, et al., 2014. Nutritional constituents and health benefits of wild rice (*Zizania* spp.)[J]. Nutrition Reviews, 72(4)：227–236.

SURENDIRAN G, GOH C, LE K, et al., 2013. Wild rice (*Zizania palustris* L.) prevents atherogenesis in LDL receptor knockout mice[J]. Atherosclerosis, 230(2)：284–292.

TÖPFER N, KLEESSEN S, NIKOLOSKI Z, 2015. Integration of metabolomics data into metabolic networks[J]. Frontiers in Plant Science, 6：49.

TRYGG J, WOLD S, 2002. Orthogonal projections to latent structures (O-PLS)[J]. Journal of Chemometrics, 16(3)：119–128.

WANG S, TU H, WAN J, et al., 2016. Spatio-temporal distribution and natural variation of metabolites in citrus fruits[J]. Food Chemistry, 199：8–17.

WIKLUND S, JOHANSSON E, SJÖSTRÖM L, et al., 2008. Visualization of GC/TOF-MS-based metabolomics data for identification of biochemically interesting compounds using OPLS class models[J]. Analytical Chemistry, 8(1)：115–122.

WROLSTAD R E, DURST R W, LEE J, 2005. Tracking color and pigment changes in anthocyanin products[J]. Trends in Food Science & Technology, 16(9)：423–428.

XIA J, SINELNIKOV I V, HAN B, et al., 2015. MetaboAnalyst 3.0-making metabolomics more meaningful[J]. Nucleic Acids Research, 43：W251–W257.

XU X W, WU J W, QI M X, et al., 2015. Comparative phylogeography of the wild-rice genus *Zizania* (Poaceae) in eastern Asia and North America[J]. American Journal of Botany, 102(2)：239–247.

YAN N, DU Y, LIU X, et al., 2017. Analyses of effects of α- cembratrien-diol on cell morphology and transcriptome of *Valsa mali* var. *mali*[J]. Food Chemistry, 214：110–118.

YAN N, DU Y, LIU X, et al., 2018. Morphological characteristics, nutrients, and bioactive compounds of *Zizania latifolia*, and health benefits of its seeds[J]. Molecules, 23(7)：1 561.

YAN N, DU Y, LIU X, et al., 2019. A comparative UHPLC-QqQ-MS-based metabolomics approach for evaluating Chinese and North American wild rice[J]. Food Chemistry, 275：618–627.

ZHAI C K, LU C M, ZHANG X Q, et al., 2001. Comparative study on nutritional value of Chinese and North American wild rice[J]. Journal of Food Composition and Analysis, 14(4)：371–382.

ZHANG H, CAO P. AGELLON L B, et al., 2009. Wild rice (*Zizania latifolia* (Griseb) Turcz) improves the serum lipid profile and antioxidant status of rats fed with a high fat/cholesterol diet[J]. British Journal of Nutrition, 102(12)：1 723–1 727.

ZHOU F, PENG J, ZHAO Y, et al., 2017. Varietal classification and antioxidant activity prediction of *Osmanthus fragrans* Lour. flowers using UPLC-PDA/QTOF-MS and multivariable analysis[J]. Food Chemistry, 217：490–497.

6

稻米与中国菰米酚类化合物含量与抗氧化活性比较

本章主要比较了稻米（*Oryza sativa*，Os）与中国菰米（*Zizania latifolia*，Zl）的酚类化合物（主要涉及类黄酮化合物）含量和抗氧化活性。中国菰米的总酚、总黄酮和总原花青素含量和抗氧化活性显著高于籼米、粳米和红米。采用基于 UHPLC-QqQ-MS 的代谢组学方法比较中国菰米与稻米的类黄酮含量，共鉴定出 159 种类黄酮化合物，其中差异表达的类黄酮化合物共 78 种，在中国菰米中 72 种上调、6 种下调。京都基因与基因组百科全书（KEGG）注释分类表明，差异表达的类黄酮化合物主要与花青素的生物合成有关。此外，本章还初步鉴定了稻米与中国菰米类黄酮生物合成的候选基因。与无色素稻米和红米相比，中国菰米可能具有更高的营养价值，是一种更优的天然抗氧化剂来源。

6.1　前言

水稻（*Oryza sativa*，Os）属禾本科稻族稻属，作为全世界近一半人口的主食，是最重要的谷物之一。水稻种子在形态、质地、果皮颜色等方面表现出不同的表型和农艺性状，根据粒形和质地可分为籼米（Osx）和粳米（Osg）两个亚种。籼米谷粒较长，支链淀粉含量低、黏度低，而粳米的谷粒短、黏度较高。这两个亚种的种子通常呈白色，但也有呈红色、黑色和紫色的品种。稻米（包括有色米）除包含大量的营养物质外，还含有丰富的抗氧化活性物质，如谷维素、酚酸、花青素和原花青素。稻米的生物活性主要包括抗氧化、抗炎症、抗癌和抗糖尿病等，由于这些生物活性，稻米的生物活性物质引起了全球范围的关注，从而增加了稻米在营养食品中的应用。

中国菰米（*Zizania latifolia*，Zl）属于禾本科稻族菰属。作为最古老的栽培作物之一，中国菰米在中国已经有 3 000 多年的历史，早在公元前 2 世纪的《周礼》中，菰米就与稻、黍、稷、粱、麦和豆类一起列为常见的"六谷"。全谷物富含生物活性化合物，如维生素、矿物质、γ-氨基丁酸、γ-谷维素、植物甾醇、酚酸和类黄酮，其保健作用包括减轻胰岛素抵抗和脂毒性以及抗炎、抗过敏和免疫调节作用。菰米所含的酚酸、类黄酮和其他植物化学物质具有优异的抗氧化特性，有助于预防各种慢性疾病，是一种很有潜力的功能性食品原料。

酚类化合物作为稻米和中国菰米中研究最多的植物化学物质之一，具有抗氧化和保健作用，如降低患 2 型糖尿病、肥胖和心血管疾病的风险。米糠中主要有酚酸、花青素、原花青素等酚类化合物。从酚酸含量来看，黑米麸皮中没食子酸、羟基苯甲酸和原儿茶酸的含量明显高于红米和白米。从类黄酮来看，红米主要含有原花青素而不含花青素，而黑米两者都含有。北美菰米（*Zizania aquatica*）的总酚含量（TPC）显著高于白米。但是目前还没有关于稻米和菰米中类黄酮单体的详细比较研究。

与稻米相比，中国菰米蛋白质、矿物质、膳食纤维的含量更高，而碳水化合物含量相对较低。已有研究在中国菰米中检测到了花青素和叶绿素，但是稻米中并未检测到，而且目前还没有研究对中国菰米和稻米在总酚（TPC）、总黄酮（TFC）、总原花青素（TPAC）、类黄酮单体和抗氧化活性等方面进行比较。因此，本章将介绍籼米、粳米、红米、黑米和中国菰米在这些方面的差异，并进一步鉴定出稻米和中国菰米中存在差异的类黄酮化合物以及它们在京都基因与基因组百科全书（KEGG）中的标注和分类。另外，本章节还涉及总酚、总黄酮、总原花青素与稻米、中国菰米抗氧化活性的相关性以及水稻和中国菰米中的类黄酮生物合成的候选基因。

6.2 材料与方法

6.2.1 样品与准备

2019 年 5 月在湖北省荆州市江陵县三湖农场（30°13′10″N；112°34′5″E）和江苏省淮安市金湖县白马湖村（33°11′9″N；119°9′37″E）两个不同地区种植稻米（籼米、粳米、红米、黑米）和中国菰米样品，并在 10 月初收获种子。此外，2018 年也在两地收集了中国菰米样品。淮河流域（淮安市）和长江流域中部（荆州市）是中国菰米典型分布区域。表 6-1 总结了各谷粒样品不同的形态特征。样品使用冷冻干燥机（Alpha 1-2 LD Plus；Christ）干燥至恒重，并在 4℃ 条件下保存。在分析前，将稻米样品于室温下用脱壳器（THU-35A；Satake Engineering）脱壳，中国菰米样品为手工脱壳。将破碎和腐烂的碎米去除后，用磨粉机（MM-1B；Satake Engineering）磨粉，过 100 目筛得到糙米粉，每个样本有 3 个重复。

表 6-1 稻米与中国菰米样品形态特征

种植地区	稻米和中国菰米样品	样品名称	样品形态
荆州市	脱去颖壳，长粒	籼米 （ *O. sativa* Xian group，Osx）	
	脱去颖壳，短粒	粳米 （ *O. sativa* Geng group，Osg）	
	红色，长粒	红米（red rice）	
	黑色，短粒	黑米（black rice）	
	棕黑色，长粒，中国菰米	2018 年荆州中国菰米 （ *Z. latifolia*-2018，Zlj-2018）	
	棕黑色，长粒，中国菰米	2019 年荆州中国菰米 （ *Z. latifolia*-2019 Zlj-2019）	

（续表）

种植地区	稻米和中国茭米样品	样品名称	样品形态
淮安市	脱去颖壳，长粒	籼米 （*O. sativa* Xian group，Osx）	
	脱去颖壳，短粒	粳米 （*O. sativa* Geng group，Osg）	
	红色，长粒	红米（red rice）	
	黑色，短粒	黑米（black rice）	
	棕黑色，长粒，中国茭米	2018 年淮安中国茭米 （*Z. latifolia*-2018，Zlh-2018）	
	棕黑色，长粒，中国茭米	2019 年淮安中国茭米 （*Z. latifolia*-2019，Zlh-2019）	

6.2.2 酚类化合物的提取

根据 Chu 等（2019a）的方法提取样品中的游离酚和结合酚，并做了相应调整。分别称取稻米和中国菰米粉末 0.2 g（精度为 0.000 1）于 40mL 离心管中，每管加入 5mL 甲醇，50℃ 条件下超声提取 80min 后，混合物在低速离心机（Sorvall RC6＋；Thermo Fisher Scientific）中 4℃、15 300g 离心 10min。取其上清液，用 0.22μm 极性滤膜过滤，得到游离酚类提取物，4℃ 储存于 10mL 玻璃瓶中。

剩余滤渣用于提取结合态酚类化合物。向滤渣中加入 5mL 4mol/L NaOH 溶液，在 30℃、220r/min 恒温振荡器中水解 4h。将混合物在 4℃、15 300g 的条件下离心 10min，收集上清于 40mL 的玻璃离心管中。用 6mol/L HCl 调节上清液 pH 至 1.5～2.0，用 30mL 乙酸乙酯萃取结合酚 3 次。将得到的乙酸乙酯混合于 100mL 旋蒸瓶，于旋转蒸发仪上 35℃ 旋转蒸干后，加入 5mL 甲醇超声复溶。得到的溶液用 0.22μm 极性滤膜过滤得到结合酚提取物，4℃ 下保存。将等量（1mL）的游离酚和结合酚提取液于 2.5mL 离心管中涡旋混匀，得到总酚化合物溶液。该溶液在 4℃ 的冰箱中保存 2 天，直到用于酚类化合物和抗氧化活性测定。

6.2.3 总酚、总黄酮、总原花青素的测定

6.2.3.1 总酚含量的测定

采用福林酚比色法测定稻米和中国菰米样品中的总酚含量（Chu 等，2019a）。每个提取液重复测定 3 次，在酶标仪（Multiskan FC；Thermo Fisher Scientific）中测量其在 725nm 处的吸光度。实验以无水甲醇为空白对照，以没食子酸（GA）为标准品建立标准曲线。每个样品中的总酚含量以每 100g 稻米或中国菰米的当量没食子酸毫克数（mg GAE/100g）表示。

6.2.3.2 总黄酮含量的测定

稻米和中国菰米中总黄酮含量测定采用氯化铝比色法（Chu 等，2018），反应在 96 孔细胞培养板中进行。用酶标仪测量每个溶液在 510nm 处的吸光度，每个提取液重复测定 3 次。以纯甲醇为空白对照，儿茶素（C）为标准品构建标准曲线。每个样品的总黄酮含量以每 100g 稻米或中国菰米的当量儿茶素毫克数表示（mg CE/100g）。

6.2.3.3 总原花青素含量的测定

采用香兰素法测定稻米和中国菰米中总原花青素含量（Chu 等，2019b）。反应后的样品于酶标仪中测量其在 500nm 处的吸光度，每个提取液重复测定 3 次。以纯甲醇为空白对照，儿茶素（C）为标准品构建标准曲线。样品的总原花青素含量以每 100g 稻米或中国菰米的当量儿茶素毫克数表示（mg CE/100g）。

6.2.4 抗氧化活性的测定

6.2.4.1 DPPH 自由基清除能力的测定

稻米与中国菰米 DPPH 自由基清除能力测定参考 Chu 等（2020）的研究方法进行，利用酶标仪在 517nm 处测定每种溶液反应后的吸光度，每个提取液重复 3 次。以纯甲醇为对照，以水溶性维生素 E（Trolox）为标准品构建标准曲线。DPPH 自由基清除值表示为每 100g 稻米或中国菰米的当量 Trolox 微摩尔数（μmol TE/100g）。

6.2.4.2 ABTS$^{\cdot+}$ 自由基吸收能力的测定

根据 Chu 等（2020）的研究方法测定稻米与中国菰米 ABTS$^{\cdot+}$ 自由基吸收能力，用酶标仪在 734nm 处测量溶液吸光度，每个提取液重复测定 3 次。以纯甲醇为阳性对照，以 Trolox 为标准样品构建标准曲线。ABTS$^{\cdot+}$ 自由基吸收能力表示为每 100g 稻米或中国菰米的当量 Trolox 微摩尔数（μmol TE/100g）。

6.2.5 基于 UHPLC-QqQ-MS 的类黄酮代谢组学

根据 Chu 等（2018）的研究结果，考虑到中国菰米中的类黄酮化合物比酚酸具有更强的抗氧化活性，利用 UHPLC-QqQ-MS 对稻米和中国菰米进行了类黄酮代谢组学分析，以阐明两者之间的类黄酮代谢差异。

6.2.5.1 样品制备和提取

冷冻干燥后的稻米（荆州籼米、粳米）和中国菰米（2019 年荆州、淮安菰米）放置氧化锆珠，用混合磨（MM 400；Retsch）在 30Hz 下研磨 1.5min。取 100mg 稻米或中国菰米粉末加入 1.0mL 70% 甲醇，在 4℃ 条件下提取 10h 后，10 000g 离心 10min，吸附过滤。

6.2.5.2 超高效液相色谱

采用超高效液相色谱（HPLC：Shim-pack UFLC SHIMADZU CBM30A system；Shimadzu。MS：6500 Q TRAP；Applied Biosystems）系统对提取物进行分析。所使用的 HPLC 分析条件见 Chu 等（2020）的报告。

6.2.5.3 电喷雾四级杆线性离子阱串联质谱法

使用 Q trap-MS、API 6500 Q trap LC/MS/MS 系统进行线性离子阱和 QqQ 扫描，配备 ESI 电喷雾离子源，利用 Analyst 1.6.3（AB Sciex）软件处理质谱数据。ESI 源、仪器调试和质量校准的参数见 Chu 等（2020）的报告。采用多反应监测（MRM）模式检测每个时间段内洗脱的代谢物。

6.2.6 数据分析

根据 Yan 等（2019）的方法进行原始数据预处理及代谢物定性和定量。

6.2.6.1　主成分分析

使用 SIMCA 软件（V14.1，MKS Data Analytics Solutions）对数据进行对数变换和中心化，然后进行自动建模分析。

6.2.6.2　正交偏最小二乘法判别分析

OPLS-DA 用于更好地进行数据可视化和后续分析，该方法根据 Yan 等（2019）的方法进行。

6.2.7　差异代谢物 KEGG 功能注释及富集分析

利用 OPLS-DA 对样品进行类黄酮差异代谢物的筛选。使用 R 包 MetaboAnalystR 定量代谢组数据综合分析平台，得到多变量分析 OPLS-DA 模型的空间变量重要性投影（VIP）和分数图。一般认为在稻米和中国菰米中，VIP 值≥1 的类黄酮代谢物在两者间存在差异表达。差异倍数（FC）为一种代谢物在稻米与中国菰米之间的含量比，一般选择两组间 FC≥2 或 FC≤0.5 的代谢物作为候选差异代谢物。因此，在本研究中，在 VIP≥1 的条件下，FC≥2 或 FC≤0.5 时，认为两者差异显著。利用 R 语言包 plotROC 进行差异代谢物 ROC 曲线分析，并使用 R 中的"boxplot"函数生成箱线图。

利用 KEGG 数据库对不同的类黄酮代谢物进行注释和分类。首先，确定所有代谢物在 Metware 数据库中的化合物 ID。通过 ID 将稻米和中国菰米之间的差异代谢物匹配到 KEGG 数据库中，随后将路径注释匹配到 KEGG 路径图中。对存在差异代谢物的途径进行富集分析和拓扑分析，可以进一步识别与差异代谢物相关性最强的关键途径。

6.2.8　类黄酮生物合成候选基因的鉴定

通过在中国水稻数据中心（http://www.ricedata.cn/gene/）查询基因组信息获得水稻中的类黄酮生物合成基因。将水稻中的类黄酮合成基因与中国菰米基因组序列（数据未发表）进行比较，得到中国菰米类黄酮合成的候选基因。序列比对结果的 E-value 值设置为小于 $1×10^{-10}$（1E-10）。利用 MCScan（E_VALUE: 1e-05）软件进行候选基因共线性分析，找出共线性基因对所在的 block，并用红线标识。

6.2.9　统计分析

稻米和中国菰米样品各指标测量值以平均值 ± 标准差（$n=3$）表示。采用 SAS v.9.4（SAS Institute）软件进行方差分析。利用 Duncan 法多重比较检验在 $P<0.05$ 水平进行数据间差异显著性分析，Pearson 相关分析在 $P<0.01$ 水平进行数据间相关性分析。

6.3 结果分析

6.3.1 稻米和中国菰米中总酚、总黄酮、总原花青素含量的比较

稻米和中国菰米中的总酚、总黄酮、总原花青素含量见表 6-2。结果表明，中国菰米总酚、总黄酮、总原花青素含量均高于同一地区的籼米、粳米和红米（$P<0.05$）。

表 6-2　稻米与中国菰米总酚、总黄酮、总原花青素含量

种植地区	样品	总酚含量（mg GAE/100g）	总黄酮含量（mg CE/100g）	总原花青素含量（mg CE/100g）
荆州市	籼米（Osx）	74.35±4.14i	177.54±2.89g	50.89±1.00g
	粳米（Osg）	75.76±3.85i	139.84±2.14h	50.90±6.23g
	红米	120.73±0.10g	211.34±0.08f	101.90±5.34ef
	黑米	465.26±1.90b	437.90±1.21a	768.95±34.15a
	2018 年中国菰米（Zlj-2018）	443.87±12.91c	419.72±0.38b	244.27±19.58d
	2019 年中国菰米（Zlj-2019）	529.10±7.80a	434.96±2.30a	314.31±21.51c
淮安市	籼米（Osx）	36.59±2.33k	127.54±1.02i	47.36±2.43g
	粳米（Osg）	61.31±6.50j	143.38±2.04h	51.47±2.59g
	红米	104.08±1.83h	179.82±2.97g	95.09±0.54f
	黑米	335.55±2.16d	334.30±8.94c	446.27±30.50b
	2018 年中国菰米（Zlh-2018）	226.17±1.69e	247.83±5.24d	134.40±2.61e
	2019 年中国菰米（Zlh-2019）	141.81±6.23f	225.80±2.33e	122.81±11.00ef

注：表中不同小写字母表示差异达到显著水平。

荆州产地的红米、黑米、Zlj-2018 和 Zlj-2019 的总酚含量分别是籼米的 1.62 倍、6.26 倍、5.97 倍和 7.12 倍，粳米的 1.59 倍、6.14 倍、5.86 倍和 6.98 倍（$P<0.05$）；总黄酮含量分别是籼米的 1.19 倍、2.47 倍、2.36 倍和 2.45 倍，粳米的 1.51 倍、3.13 倍、3.00 倍和 3.11 倍（$P<0.05$）；总原花青素含量分别是籼米的 2.00 倍、15.11 倍、4.80 倍和 6.18 倍，粳米的 2.00 倍、15.11 倍、4.80 倍和 6.18 倍（$P<0.05$）。在淮安市收集样品中也表现出了类似的趋势。红米、黑米、Zlh-2018 和 Zlh-2019 的总酚含量分别是籼米的 2.84 倍、9.17 倍、6.18 倍和 3.88 倍，粳米的 1.70 倍、5.47 倍、3.69 倍和 2.31 倍（$P<0.05$）；总黄酮含量分别为籼米的 1.41 倍、2.62 倍、1.94 倍和 1.77 倍，粳米的 1.25 倍、2.33 倍、1.73 倍和 1.57 倍（$P<0.05$）；总原花青素含量分别为籼米的 2.01 倍、9.42 倍、2.84 倍

和 2.59 倍，粳米的 1.85 倍、8.67 倍、2.61 倍和 2.39 倍（$P<0.05$）。

值得注意的是，荆州市所产中国菰米（Zlj-2018 和 Zlj-2019）的总酚、总黄酮、总原花青素含量都显著高于淮安市所产的中国菰米（Zlh-2018 和 Zlh-2019）（$P<0.05$）。

6.3.2 稻米与中国菰米抗氧化活性的比较

稻米和中国菰米 DPPH 自由基清除能力和 ABTS$^+$ 自由基吸收能力情况如表 6-3 所示。总体而言，中国菰米的 DPPH 自由基清除能力和 ABTS$^+$ 自由基吸收能力显著高于同一区域的籼米、粳米和红米（$P<0.05$）。

表 6-3　稻米与中国菰米抗氧化活性比较

种植地区	样品	DPPH 自由基清除能力（μmol TE/100g）	ABTS$^+$自由基吸收能力（μmol TE/100g）
荆州市	籼米（Osx）	570.90±44.58j	145.18±0.05f
	粳米（Osg）	807.63±11.61h	211.72±2.88e
	红米	1 050.30±35.11f	257.17±0.26d
	黑米	2 735.71±16.39a	554.60±46.04a
	2018 年中国菰米（Zlj-2018）	2 235.83±30.65c	586.73±14.89a
	2019 年中国菰米（Zlj-2019）	2 466.87±49.90b	561.26±2.44a
淮安市	籼米（Osx）	218.20±17.83l	71.88±3.92g
	粳米（Osg）	368.48±29.89k	132.18±2.47f
	红米	702.99±16.63i	163.64±1.37f
	黑米	1 803.63±44.57d	377.42±33.47c
	2018 年中国菰米（Zlh-2018）	1 564.87±72.52e	482.76±38.34b
	2019 年中国菰米（Zlh-2019）	976.93±28.33g	412.09±10.35c

荆州市红米、黑米、Zlj-2018 和 Zlj-2019 的 DPPH 自由基清除能力分别是籼米的 1.84 倍、4.79 倍、3.92 倍和 4.32 倍，粳米的 1.30 倍、3.39 倍、2.77 倍和 3.05 倍（$P<0.05$）。相同样本的 ABTS$^+$ 自由基吸收能力分别是籼米的 1.77 倍、3.82 倍、4.04 倍和 3.87 倍，粳米的 1.21 倍、2.62 倍、2.77 倍和 2.65 倍（$P<0.05$）。淮安市红米、黑米、Zlh-2018 和 Zlh-2019 的 DPPH 自由基清除能力分别是籼米的 3.22 倍、8.27 倍、7.17 倍和 4.48 倍，粳米的 1.91 倍、4.89 倍、4.25 倍和 2.65 倍（$P<0.05$）。相同样本的 ABTS$^+$ 自由基吸收能力分别是籼米的 2.28 倍、5.25 倍、6.72 倍和 5.73 倍，粳米的 1.24 倍、2.86 倍、3.65 倍和 3.12 倍（$P<0.05$）。

值得注意的是，荆州市所产中国菰米（Zlj-2018 和 Zlj-2019）的 DPPH 自由基清除能力和 ABTS $^{+}$ 自由基吸收能力显著高于淮安市所产的中国菰米（Zlh-2018 和 Zlh-2019）（P<0.05）。

6.3.3 样品类黄酮代谢产物的定性和定量分析

一个质量控制样本（QC）的典型质谱检测分析总离子流图（TIC 图）如图 6-1 A 所示；TIC 图是每个时间点质谱图中所有离子的强度加和后连续描绘得到的图谱。图 6-1 B 显示了 MRM 模式下类黄酮代谢产物的多峰检测图，横坐标为类黄酮代谢产物的保留时间（Rt），纵坐标为离子检测的离子流强度（cps）。以本地代谢产物数据库为基础，利用质谱

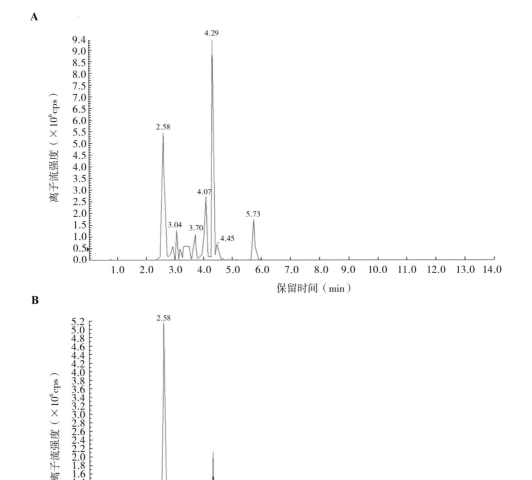

图 6-1 样品类黄酮代谢产物的定性和定量分析

A. 一个质量控制样本（QC）的典型质谱检测分析总离子流图；B, MRM 模式下类黄酮代谢产物的多峰检测图

对样品中的类黄酮代谢产物进行定性和定量分析。图 6-1B 中不同颜色的峰代表检测到的不同的类黄酮代谢物。

在稻米与中国菰米共鉴定出 159 种类黄酮代谢物，其中包括 12 种花青素、2 种查尔酮、10 种二氢黄酮、6 种二氢黄酮醇、1 种二氢异黄酮、8 种黄烷醇、70 种黄酮、14 种黄酮碳糖苷化合物、21 种黄酮醇和 15 种异黄酮。中国菰米（Zlh 和 Zlj）中总黄酮相对含量显著高于稻米（Osg 和 Osx）（图 6-2），这与中国菰米的总黄酮含量高于稻米的测量结果一致。

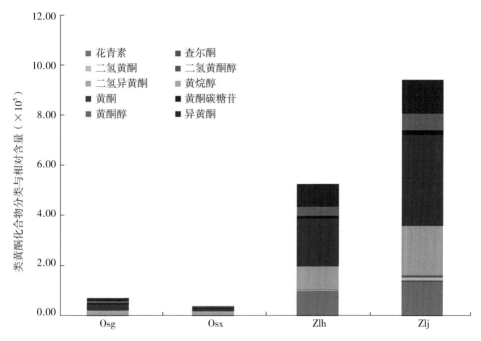

图 6-2　稻米和中国菰米中类黄酮化合物的分类及其相对含量

注：Osg，粳米；Osx，籼米；Zlh，淮安市中国菰米；Zlj，荆州市中国菰米。

6.3.4　基于主成分分析的稻米与中国菰米类黄酮代谢组比较

主成分分析（PCA）是一种无监督模式识别的多维数据统计分析方法，通过正交变换将一组可能存在相关性的变量转换为一组线性不相关的变量，转换后的这组变量叫主成分。第一个主成分 PC1 是最能解释多维数据矩阵方差的变量，第二个主成分 PC2 是解释方差的第二最佳变量。分量 PC3~PCn 表示对应的变量。稻米组与中国菰米组的 PCA 得分散点图和 3D 图分别见图 6-3A 和图 6-3B，PC1、PC2 和 PC3 的贡献率分别为 70.91%、13.84% 和 5.35%。组间比较 PCA 评分散点图显示稻米组与中国菰米组间差异具有统计学意义。因此，两组的类黄酮代谢产物表型可能存在显著差异。此外，PC1 将粳米和淮安中国菰米分离（图 6-3A）。值得注意的是，Zlh 和 Zlj 样品之间存在显著差异，说明中国菰米类黄酮代谢产物随生长区域（荆州和淮安）的不同而变化（图6-3A、B）。

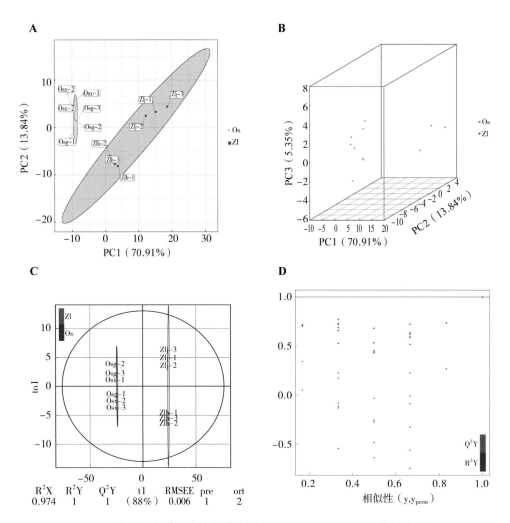

图6-3 稻米组与中国菰米组组的 PCA 和 OPLS-DA 分析结果

A. PC1 vs PC2（2D）散点图；B. PC1 vs PC2 vs PC3（3D）散点图；

C. OPLS-DA 模型得分图；D. 稻米组与中国菰米组的 OPLS-DA 分析模型验证

注：Osg，粳米；Osx，籼米；Zlh，淮安市中国菰米；Zlj，荆州市中国菰米。

6.3.5 基于正交偏最小二乘法判别分析的稻米与中国菰米类黄酮代谢组比较

根据正交偏最小二乘法判别分析（OPLS-DA）模型分析代谢组数据，绘制了稻米组与中国菰米组的评分图，进一步展示二者之间的差异。评价模型的预测参数有 R^2X，R^2Y 和 Q^2，其中 R^2X 和 R^2Y 分别表示所建模型对 X 和 Y 矩阵的解释率，Q^2 表示模型的预测能力，这 3 个指标越接近于 1 时表示模型越稳定可靠。从图 6-3 C 可以看出，它们的值分别为 0.974、1、1，说明该模型是稳定可靠的。各组间比较 OPLS-DA 评分散点图显示稻米组与中国菰米组的组间差异具有统计学意义，因此认为两组在类黄酮代谢表型上存在显著差异。如图 6-3C 所示，6 个中国菰米样品的组内差异大于 6 个稻米样品的组内差异，说明中国菰米内部的变异程度大于稻米内部的变异程度。

对 OPLS-DA 进行排列验证（$n=200$，即进行 200 次排列实验）。在模型（图 6-3C）验证中，横线表示原始模型的 R^2 和 Q^2 值，红点和蓝点表示 Y 置换后模型的 $R^{2'}$ 和 $Q^{2'}$。若 $R^{2'}$ 和 $Q^{2'}$ 均小于原始模型的 R^2 和 Q^2，即相应点都不超过相应的线，则说明模型有意义，可根据 VIP 值分析筛选其差异代谢物。如图 6-3D，横坐标表示排列的保留程度（描述 Y 中原始顺序保持不变的百分比），R^2Y 只有一个点在对应的直线上，其他所有点都在直线以下，即 OPLS-DA 模型的排列检验结果表明，该模型是有意义的，可以根据 VIP 值筛选出差异代谢物。

6.3.6 稻米与中国菰米差异类黄酮代谢物的鉴定

通过以 UHPLC-QqQ-MS 为基础的分析方法对稻米（荆州收获的籼米和粳米）和中国菰米（Zlj-2019 和 Zlh-2019）样品差异类黄酮代谢产物进行分析。根据筛选原则（FC≥2 或 FC≤0.5）和 VIP≥1，两组间共鉴别出 78 个类黄酮差异代谢产物，其中 72 个在中国菰米中上调、6 个下调（图 6-4 A）。图 6-4 A 为稻米与中国菰米相对含量差异显著性火山图，每个点代表一种类黄酮代谢物。在该图中，横坐标为稻米与中国菰米之间的差异倍数（FC）以 2 为底的对数（$\log_2 FC$），纵坐标为空间变量重要性投影（VIP）。红色和绿色分别表示类黄酮代谢物显著上调和下调，黑色表示两组无显著性差异。横轴上的绝对值越

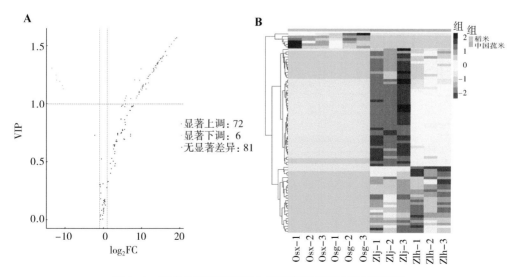

图 6-4　稻米与中国菰米组之间的类黄酮差异代谢物筛选

A. 差异代谢物火山图；B. 类黄酮差异代谢物的聚类层次分析

注：Osg，粳米；Osx，籼米；Zlh，淮安市中国菰米；Zlj，荆州市中国菰米。

大，则稻米组与中国菰米组之间的变化越大。纵轴值越大，相对含量差异越显著，即筛选出的差异代谢物可信度越高。利用层次聚类分析对表达特征相同的代谢产物进行分类，识别两组类黄酮代谢产物的变异特征。如图 6-4 B 所示，聚类分析结果展示了稻米与中国菰米之间非常明显的类黄酮差异代谢物分组模式，横轴表示不同的稻米和中国菰米样本，纵轴表示每个簇中的类黄酮代谢物差异。

6.3.7 稻米与中国菰米组类黄酮代谢产物的 KEGG 注释及分类

基于 KEGG 路径的分类结果如图 6-5 所示。图 6-5 A 中纵轴表示 KEGG 代谢途径的名称，横轴表示注释到该通路下的代谢物个数及其个数占被注释上的代谢物总数的比例，含量占比大于总注释代谢物 25% 的物质属于三大类："植物次生代谢物生物合成"（7，38.89%）、"类黄酮生物合成"（6，33.33%）和"花青素生物合成"（5，27.78%）。此外，还有另外三个类别占了全部注释代谢物的 16.67%，分别为："代谢途径"（3，16.67%）、"黄酮和黄酮醇生物合成"（3，16.67%）和"苯丙烷生物合成"（3，16.67%）。根据差异代谢物注释结果进行 KEGG 通路富集分析，富集因子（rich factor）为差异表达的代谢物中在对应通路中的个数与该通路检测注释到的代谢物总数的比值，该值越大表示富集程度越大。P 值越接近于 0，表示富集越显著。图 6-5 B 中，纵轴表示通路名称，横轴表示每

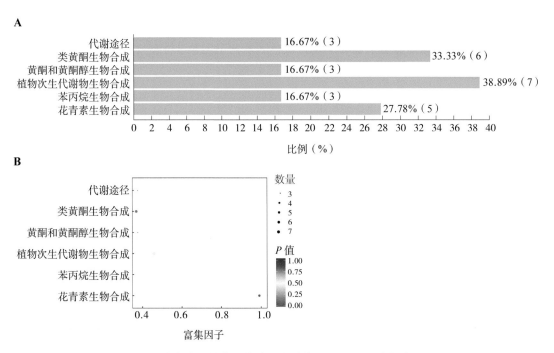

图 6-5　稻米与中国菰米组类黄酮代谢物 KEGG 分类与富集分析

A. KEGG 分类；B. 富集分析

注：A 图中括号内数值为代谢物数量。

个通路对应的富集因子。图中每个点的颜色代表其 *P* 值，点越红它的富集越显著；点的大小代表被标注到对应通路上的差异代谢物的数量。如图所示"花青素生物合成"是稻米组与中国菰米组之间最丰富的代谢通路。综上，KEGG 注释和分类结果表明，稻米组与中国菰米组之间的类黄酮代谢物差异主要与花青素的生物合成有关。

6.3.8　稻米与中国菰米代谢组差异类黄酮代谢产物的 ROC 曲线

在代谢组学数据分析中，ROC 曲线通常用于识别一组比较样本中潜在的生物标记物。表 6–4 给出了在稻米组与中国菰米组之间鉴定出的 78 种不同类黄酮代谢物的曲线下面积（AUC）。AUC 表示当随机选取一个样本时，以该物质作为生物标志物（biomarker）判断该样本状态，判断正确的概率。除 1 个花青素 [cyanidin-3-*O*-glucoside（kuromanin）]、2 个类黄酮（isoscoparin 和 luteolin7-*O*-rutinoside）和 3 个类黄酮碳糖苷化合物（6-*C*-hexosyl luteolin *O*-pentoside、Chexosyl-luteolin *C*-pentoside 和 tetrahydroxyfla-vone-*C*-rhamnoyl-glucoside）的 AUC 值为 0 外，其余 72 个类黄酮差异代谢物的 AUC 值为 1，以上 78 种不同的类黄酮代谢物都是识别稻米组和中国菰米组潜在的生物标记物。

6.3.9　稻米与中国菰米代谢组差异类黄酮代谢物的箱线图

鉴定出稻米组和中国菰米组之间的类黄酮差异代谢物后，用箱线图表示了其相对含量的变化情况，具体数值见表 6-5。本次所鉴定的 12 种花青素中，有 9 种在稻米组与中国菰米组中相对含量差异显著（图 6-6A），其中 8 种在中国菰米组的相对含量高于稻米组 [peonidin 3-*O*-（6"-malonylglucoside）、pelargonidin-3-*O*-rutinoside、cyanidin-3-*O*-（6"-p-coumaroylglucoside）、cyanidin 3-*O*-rutinoside（keracyanin）、peonidin-3-*O*-rutinoside、delphinidin-3-*O*-（6"-*p*-coumaroylglucoside）、petunidin-3-（6"-*p*-coumaroylglucoside）和 peonidin-3-（6"-*p*-coumaroylglucoside）-5-glucoside]，1 种 显 著 低 于 稻米组 [cyanidin-3-*O*、glucoside（kuromanin）]（*P*<0.05）。除 1 种 花 青 素 [cyanidin-3-*O*-glucoside（kuromanin）]，2 种黄酮（isoscoparin 和 luteolin-7-*O*-rutinoside）和 3 种类黄酮碳糖苷化合物（6-*C*-hexosyl luteolin *O*-pentoside、*C*-hexosyl-luteolin *C*-pentoside 和 tetrahydroxyfla-vone-*C*-rhamnosyl-glucoside）外，另外 72 种不同的类黄酮代谢物在中国菰米组中的相对含量明显高于稻米组（图 6–6）。

表 6-4　稻米（Oryza sativa）与中国菰米（Zizania latifolia）类黄酮代谢产物的曲线下面积

化合物名称	物质一级分类	物质二级分类	AUC	化合物名称	物质一级分类	物质二级分类	AUC
cyanidin-3-O-glucoside (kuromanin)	flavonoids	anthocyanins	0	apigenin-6,8-C-diglucoside	flavonoids	flavonoid	1
peonidin 3-O-(6''-malonylglucoside)	flavonoids	anthocyanins	1	luteolin-7-O-rutinoside	flavonoids	flavonoid	0
Pelargonidin-3-O-rutinoside	flavonoids	anthocyanins	1	kaempferol-3-O-rutinoside(nicotiflorin)	flavonoids	flavonoid	1
cyanidin-3-O-(6''-p-coumaroylglucoside)	flavonoids	anthocyanins	1	luteolin-3',7-di-O-glucoside	flavonoids	flavonoid	1
cyanidin 3-O-rutinoside (keracyanin)	flavonoids	anthocyanins	1	apigenin-7-O-[glucuronosyl(1→2)-O-glucuronoside]	flavonoids	flavonoid	1
peonidin-3-O-rutinoside	flavonoids	anthocyanins	1	isorhamnetin-3-O-(6''-p-coumaroylglucoside)	flavonoids	flavonoid	1
delphinidin-3-O-(6''-p-coumaroylglucoside)	flavonoids	anthocyanins	1	chrysoeriol-di-O-glucoside	flavonoids	flavonoid	1
petunidin-3-(6''-p-coumaroylglucoside)	flavonoids	anthocyanins	1	tamarixetin 3-O-rutinoside	flavonoids	flavonoid	1
peonidin-3-(6''-p-coumaroylglucoside)-5-glucoside	flavonoids	anthocyanins	1	isorhamnetin-3-O-rutinoside	flavonoids	flavonoid	1
eriodictiol C-hexosyl-O-hexoside	flavonoids	dihydroflavone	1	luteolin-O-eudesmic acid-O-hexoside	flavonoids	flavonoid	1
dihydrokaempferol	flavonoids	dihydroflavonol	1	chrysoeriol-7-O-[glucuronosyl-(1→2)-O-glucuronoside]	flavonoids	flavonoid	1
astilbin	Flavonoids	dihydroflavonol	1	tricin-O-glucuronate-O-rhamnoside	flavonoids	flavonoid	1
dihydromyricetin-O-glucoside	Flavonoids	dihydroflavonol	1	tricin 7-O-hexosyl-O-hexoside	flavonoids	flavonoid	1

（续表）

化合物名称	物质一级分类	物质二级分类	AUC	化合物名称	物质一级分类	物质二级分类	AUC
hesperetin O-malonylhexoside	flavonoids	dihydroflavonol	1	tricin-7-O-diglucuronoside	flavonoids	flavonoid	1
5,7-dihydroxy-2',3',3',4'-trimethoxydihydroisoflavone	flavonoids	dihydroisoflavone	1	narirutin 4'-glucoside	flavonoids	flavonoid	1
afzelechin(3,5,7,4'-tetrahydroxyflavan)	flavonoids	flavanols	1	eriodictiol 6-C-hexoside 8-C-hexoside-O-hexoside	flavonoids	flavonoid	1
catechin	flavonoids	flavanols	1	chrysoeriol 7-O-GlcA(2-1)GlcA-2-O-Feruloyl	flavonoids	flavonoid	1
epicatechin	flavonoids	flavanols	1	tricin-7-O-GlcA(2-1)GlcA-2-O-feruloyl	flavonoids	flavonoid	1
epicatechin-epiafzelechin	flavonoids	flavanols	1	6-C-hexosyl luteolin O-pentoside	flavonoids	flavonoid carbonoside	0
gallocatechin-gallocatechin	flavonoids	flavanols	1	C-hexosyl-luteolin C-pentoside	flavonoids	flavonoid carbonoside	0
luteolin	flavonoids	flavonoid	1	vitexin-2-O-glucoside	flavonoids	flavonoid carbonoside	1
tricetin	flavonoids	flavonoid	1	tetrahydroxyflavone-C-rhamnosyl-glucoside	flavonoids	flavonoid carbonoside	0
tricin	flavonoids	flavonoid	1	5,3',4'-trihydroxy-7,8-dimethoxyflavone-6-C-[apiosyl-(1-2)]-glucoside	flavonoids	flavonoid carbonoside	1
jaceosidin	flavonoids	flavonoid	1	cirsimaritin-8-C-[glucosyl-(1-2)]-glucoside	flavonoids	flavonoid carbonoside	1

（续表）

化合物名称	物质一级分类	物质二级分类	AUC
tricin-O-glycerol	flavonoids	flavonoid	1
tricin O-phenylformic acid	flavonoids	flavonoid	1
luteolin-4'-O-glucoside	flavonoids	flavonoid	1
orientin	flavonoids	flavonoid	1
quercetin-3-O-α-L-rhamnopyranoside	flavonoids	flavonoid	1
luteolin-3'-O-glucoside	flavonoids	flavonoid	1
eriodictyol-3'-O-glucoside	flavonoids	flavonoid	1
epicatechin glucoside	flavonoids	flavonoid	1
isoscoparin	flavonoids	flavonoid	0
chrysoeriol-O-glucuronic acid	flavonoids	flavonoid	1
mearnsitrin	flavonoids	flavonoid	1
tricin-4'-O-syringyl alcohol	flavonoids	flavonoid	1
tricin 7-O-Glucuronide	flavonoids	flavonoid	1
tricin-O-malonyl rhamnoside	flavonoids	flavonoid	1
monohydroxy-trimethoxyflavone-O-malonylglucoside	flavonoids	flavonoid	1

化合物名称	物质一级分类	物质二级分类	AUC
cirsiliol-8-C-[glucosyl-(1-2)]-glucoside	flavonoids	flavonoid carbonoside	1
kaempferol-3-O-glucoside (astragalin)	flavonoids	flavonols	1
dihydrokaempferol-7-O-glucoside	flavonoids	flavonols	1
6-hydroxykaempferol-7-O-glucoside	flavonoids	flavonols	1
quercetin-O-feruloyl-pentoside	flavonoids	flavonols	1
kaempferol-3,7-O-diglucoside	flavonoids	flavonols	1
sexangularetin 3-glucoside-7-rhamnoside	flavonoids	flavonols	1
6-hydroxykaempferol-7,6-O-diglucoside	flavonoids	flavonols	1
quercetin-glucoside-glucoside-rhamnoside	flavonoids	flavonols	1
isorhamnetin-3-O-rutinoside-4'-O-glucoside	flavonoids	flavonols	1
2'-hydroxyisoflavone	flavonoids	isoflavones	1
wistin (6,4'-dimethoxyisoflavone-7-glucoside)	flavonoids	isoflavones	1
2',hydoxy,5-methoxygenistein-O-rhamnosyl-glucoside	flavonoids	isoflavones	1
2',hydoxy,5-methoxygenistein-4',7-O-diglucoside	flavonoids	isoflavones	1
5,7,4'-trihydroxy-6,8-dimethoxyisoflavone-7-O-galactoside-rhamnose	flavonoids	isoflavones	1

表6-5 稻米（*Oryza sativa*）与中国野生稻（*Zizania latifolia*）差异类黄酮代谢产物的相对含量

化合物名称	Osg-1	Osg-2	Osg-3	Osx-1	Osx-2	Osx-3	Zlh-1	Zlh-2	Zlh-3	Zlj-1	Zlj-2	Zlj-3
cyanidin-3-O-glucoside (kuromanin)	79 489	83 685	86 675	92 469	91 035	99 114	9	9	9	9	9	9
peonidin 3-O-(6''-malonylglucoside)	9	9	9	9	9	9	64 998	78 321	75 890	27 561	26 683	25 540
pelargonidin-3-O-rutinoside	9	9	9	9	9	9	145 400	135 080	172 030	1 728 900	1 601 800	1 953 300
cyanidin-3-O-(6''-*p*-coumaroylglucoside)	9	9	9	9	9	9	194 850	227 880	224 350	748 240	837 060	764 760
cyanidin 3-O-rutinoside (keracyanin)	9	9	9	9	9	9	3 010 000	3 559 400	4 310 300	4 488 100	2 175 100	4 415 000
peonidin-3-O-rutinoside	9	9	9	9	9	9	4 815 200	4 012 300	4 781 400	6 026 100	3 335 200	5 726 100
delphinidin-3-O-(6''-*p*-coumaroylglucoside)	9	9	9	9	9	9	195 870	220 910	227 950	835 810	857 400	905 040
petunidin-3-(6''-*p*-coumaroylglucoside)	9	9	9	9	9	9	152 820	151 860	206 640	700 760	620 060	688 770
Peonidin-3-(6''-*p*-coumaroylglucoside)-5-glucoside	9	9	9	9	9	9	57 127	38 135	44 709	22 769	24 172	32 062
eriodictiol c-hexosyl-O-hexoside	9	9	9	9	9	9	4 593.9	3 402.2	3 233.2	11 056	10 225	9 867.5
dihydrokaempferol	9	9	9	9	9	9	4 450.8	3 880.4	3 459.2	18 662	17 187	17 386
astilbin	9	9	9	9	9	9	55 749	31 072	38 897	246 850	220 000	291 380
dihydromyricetin-O-glucoside	9	9	9	9	9	9	8 465.4	7 055.6	6 439.2	6 006.8	4 367.2	5 796.6
hesperetin O-malonylhexoside	9	9	9	9	9	9	6 990.7	5 217.1	8 798.8	11 940	9 766.4	10 201
5,7-dihydroxy-2',3',3',4'-trimethoxydihydroisoflavone	9	9	9	9	9	9	6 747.6	8 775.9	8 497.5	32 356	33 731	41 546
sfzelechin(3,5,7,4'-tetrahydroxyflavan)	9	9	9	9	9	9	70 006	118 650	61 604	240 630	171 990	184 840

（续表）

化合物名称	Osg-1	Osg-2	Osg-3	Osx-1	Osx-2	Osx-3	Zlh-1	Zlh-2	Zlh-3	Zlj-1	Zlj-2	Zlj-3
catechin	9	9	9	9	9	9	2 808 500	3 344 900	3 103 000	8 861 900	8 973 500	9 253 000
epicatechin	9	9	9	9	9	9	4 078 900	3 497 500	3 412 000	7 818 500	8 171 200	8 727 500
epicatechin-epiafzelechin	9	9	9	9	9	9	66 083	78 244	75 260	690 850	724 300	821 420
gallocatechin-gallocatechin	9	9	9	9	9	9	1 097 300	715 020	911 280	856 290	581 220	775 940
luteolin	9	9	9	9	9	9	5 386.6	10 554	4 171.4	58 580	53 341	82 899
tricetin	9	9	9	9	9	9	5 067.3	8 514.2	6 550.5	17 889	15 870	15 570
tricin	1 417.1	3 060.9	2 302.9	11 565	6 246	3 989.6	1 127 800	1 155 100	1 035 200	5 184 000	5 081 200	6 864 000
jaceosidin	9	9	9	5 718.9	2 930.2	2 349.8	476 410	519 120	452 160	2 256 800	2 063 400	3 094 300
tricin-O-glycerol	9	9	9	9	9	9	36 870	47 322	41 428	147 200	147 100	170 500
tricin O-phenylformic acid	9	9	9	9	9	9	6 885	7 831.2	7 332.9	5 533.1	5 492.4	7 493.5
luteolin-4'-O-glucoside	9	9	9	9	9	9	167 680	89 995	145 320	239 260	194 230	366 340
orientin	9	9	9	9	9	9	181 280	136 770	183 920	351 680	305 270	395 650
quercetin-3-O-α-L-rhamnopyranoside	9	9	9	9	9	9	156 860	95 648	127 070	262 220	189 630	314 220
luteolin-3'-O-glucoside	9	9	9	9	9	9	161 980	109 210	137 750	299 030	226 130	359 650
eriodictyol-3'-O-glucoside	9	9	9	9	9	9	34 630	33 360	30 698	135 870	147 840	198 270
epicatechin glucoside	9	9	9	9	9	9	165 560	187 390	159 740	506 390	492 570	485 380
isoscoparin	39 881	69 852	99 822	14 880	9 413.1	6 592.1	12 352	15 157	16 547	9	9	9
chrysoeriol-O-glucuronic acid	9	9	9	9	9	9	9	9	9	11 684	9 620.1	14 101

（续表）

化合物名称	Osg-1	Osg-2	Osg-3	Osx-1	Osx-2	Osx-3	Zlh-1	Zlh-2	Zlh-3	Zlj-1	Zlj-2	Zlj-3
mearnsitrin	9	9	9	9	9	9	6 595	6 612.3	6 666.1	39 397	31 580	36 714
tricin-4'-O-syringyl alcohol	9	9	9	745.4	488.03	680.33	40 913	49 191	40 667	50 497	51 789	77 425
tricin 7-O-glucuronide	9	9	9	9	9	9	285 870	334 520	402 330	265 690	258 830	333 490
tricin-O-malonyl rhamnoside	9	9	9	9	9	9	4 199.3	6 254.2	5 515	19 448	15 026	20 488
monohydroxy-trimethoxyflavone-O-malonylglucoside	9	9	9	9	9	9	133 950	82 000	125 750	32 359	24 130	36 922
apigenin-6,8-C-diglucoside	1 512.5	2 182.4	1 982.7	2 598	226.77	893.77	339 240	267 890	286 330	1 030 900	912 160	1 260 300
luteolin-7-O-rutinoside	6 254.8	15 076	10 384	23 524	9 862.8	16 306	9	9	9	9	9	9
kaempferol-3-O-rutinoside(nicotiflorin)	9	9	9	9	9	9	68 097	87 877	83 265	288 740	302 670	312 280
luteolin-3',7-di-O-glucoside	9	9	9	9	9	9	169 010	108 410	152 580	113 520	97 484	122 560
apigenin-7-O-[glucuronosyl(1→2)-O-glucuronoside)	9	9	9	9	9	9	15 290	12 364	18 098	52 162	47 035	58 260
isorhamnetin-3-O-(6''-p-coumaroylglucoside)	9	9	9	9	9	9	153 720	168 810	181 770	726 380	583 030	755 090
chrysoeriol-di-O-glucoside	9	9	9	4 620.4	1 846.9	9	526 510	358 430	392 780	307 840	256 470	292 270
tamarixetin 3-O-rutinoside	9	9	9	9	9	9	81 635	86 317	90 363	306 610	291 890	326 690
isorhamnetin-3-O-rutinoside	9	9	9	9	9	9	168 580	191 090	190 980	716 760	573 830	715 270
luteolin-O-eudesmic acid-O-hexoside	9	9	9	9	9	9	3 275.7	2 504.4	4 319.9	5 650.8	4 688.3	6 644.1
chrysoeriol-7-O-[glucuronosyl-(1→2)-O-glucuronoside]	9	9	9	9	9	9	132 270	106 710	86 858	237 650	147 530	281 890

（续表）

化合物名称	Osg-1	Osg-2	Osg-3	Osx-1	Osx-2	Osx-3	Zlh-1	Zlh-2	Zlh-3	Zlj-1	Zlj-2	Zlj-3
tricin-O-glucuronate-O-rhamnoside	9	9	9	9	9	9	12 534	3 268.6	14 003	13 041	15 315	26 248
tricin 7-O-hexosyl-O-hexoside	14 493	55 389	30 323	9	9	9	1 016 000	799 270	1 748 900	1 095 100	990 580	1 253 700
tricin-7-O-diglucuronoside	9	9	9	9	9	9	2 709 700	1 257 700	1 687 300	3 291 600	1 941 800	2 690 900
narirutin 4'-glucoside	9	9	9	9	9	9	9 353.2	14 303	12 862	11 833	14 804	9 425.5
eriodictiol 6-C-hexoside 8-C-hexoside-O-hexoside	9	9	9	9	9	9	35 261	36 164	42 181	28 963	31 293	33 657
chrysoeriol 7-O-GlcA(2-1)GlcA-2-O-feruloyl	9	9	9	9	9	9	23 979	9 549.6	9 089.1	16 772	9 965.4	17 897
tricin-7-O-GlcA(2-1)GlcA-2-O-feruloyl	9	9	9	9	9	9	2 170 600	877 490	1 256 200	1 770 200	1 435 700	1 875 500
6-C-hexosyl luteolin O-pentoside	8 021.4	17 142	18 166	39 809	25 770	22 189	9	9	9	9	9	9
C-hexosyl-luteolin C-pentoside	20 145	37 008	45 230	71 932	39 339	40 290	9	9	9	9	9	9
vitexin-2-O-glucoside	9	9	9	9	9	9	67 026	57 583	53 027	166 190	170 050	214 450
tetrahydroxyflavone-C-rhamnosyl-glucoside	1 485.5	15 751	13 654	16 188	13 181	9 889	9	9	9	9	9	9
5,3',4'-trihydroxy-7,8-dimethoxyflavone-6-C-[apiosyl-(1-2)]-glucoside	9	9	9	9	9	9	36 511	25 170	29 594	59 047	44 542	56 287
cirsimaritin-8-C-[glucosyl-(1-2)]-glucoside	9	9	9	9	9	9	131 630	131 090	120 500	233 490	167 260	273 140
cirsiliol-8-C-[glucosyl-(1-2)]-glucoside	4 825.5	22 805	15 549	9	9	9	459 630	308 080	334 640	437 090	326 310	426 370
kaempferol-3-O-glucoside (astragalin)	9	9	9	9	9	9	153 460	106 560	154 390	269 580	193 980	314 990
dihydrokaempferol-7-O-glucoside	9	9	9	9	9	9	37 716	31 021	31 431	162 670	136 210	180 010

（续表）

化合物名称	Osg-1	Osg-2	Osg-3	Osx-1	Osx-2	Osx-3	Zlh-1	Zlh-2	Zlh-3	Zlj-1	Zlj-2	Zlj-3
6-hydroxykaempferol-7-O-glucoside	9	9	9	9	9	9	13 416	49 506	33 995	151 820	139 420	169 090
quercetin-O-feruloyl-pentoside	9	9	9	9	9	9	202 350	239 940	276 710	775 920	803 930	784 110
kaempferol-3,7-O-diglucoside	9	9	9	9	9	9	850 050	663 960	899 090	726 920	541 130	829 390
sexangularetin 3-glucoside-7-rhamnoside	9	9	9	9	9	9	155 910	157 640	177 950	738 020	691 530	746 780
6-hydroxykaempferol-7,6-O-diglucoside	9	9	9	9	9	9	16 048	9 594.4	14 236	7 954.4	9 934.1	12 779
quercetin-glucoside-glucoside-rhamnoside	9	9	9	9	9	9	104 300	75 987	89 457	80 758	80 779	98 889
isorhamnetin-3-O-rutinoside-4'-O-glucoside	9	9	9	9	9	9	24 518	19 125	42 966	29 929	22 975	29 984
2'-hydroxyisoflavone	9	9	9	9	9	9	2 503.8	4 337.7	2 140.5	40 239	36 732	54 025
wistin (6,4'-dimethoxyisoflavone-7-glucoside)	9	9	9	9	9	9	573 710	338 930	441 180	210 680	186 310	257 120
2'-hydoxy,5-methoxygenistein-O-rhamnosyl-glucoside	9	9	9	2 400.3	9	9	143 360	187 050	189 070	676 000	657 220	640 840
2'-hydoxy,5-methoxygenistein-4',7-O-diglucoside	9	9	9	9	9	9	122 170	65 857	103 140	99 109	47 512	99 265
5,7,4'-trihydroxy-6,8-dimethoxyisoflavone-7-O-galactoside-rhamnose	8 019	38 173	19 790	9	9	9	750 380	459 930	612 130	652 210	649 640	824 560

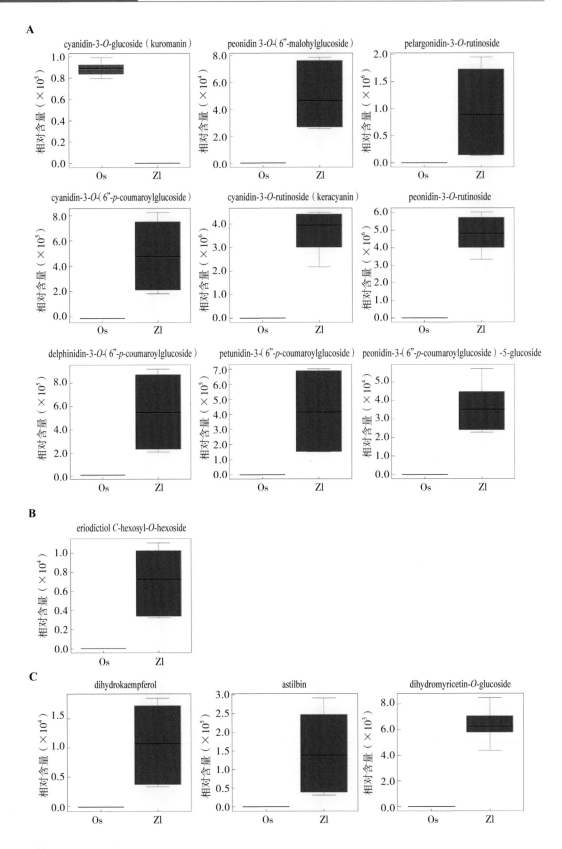

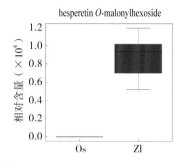

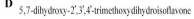

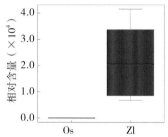

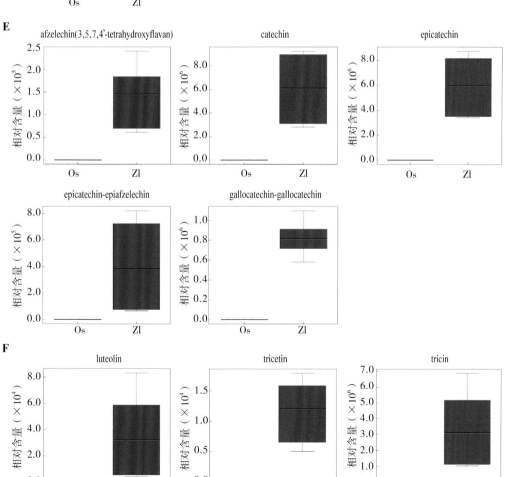

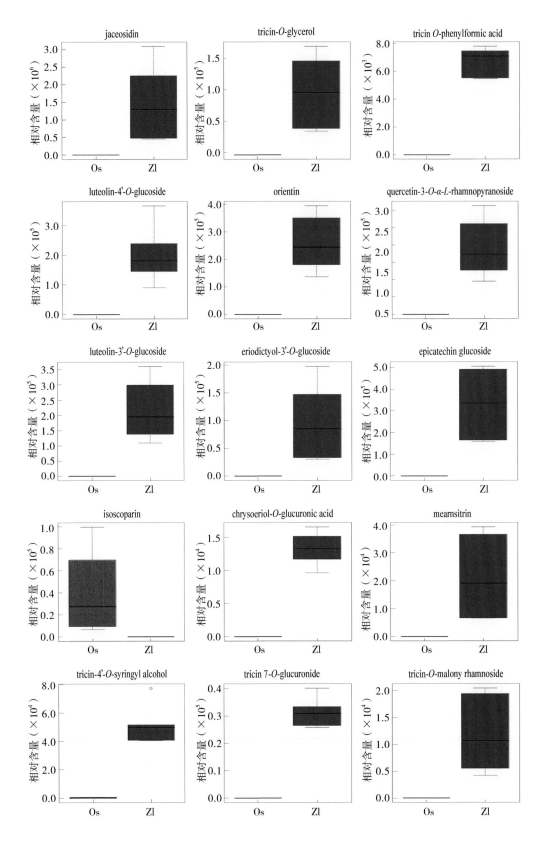

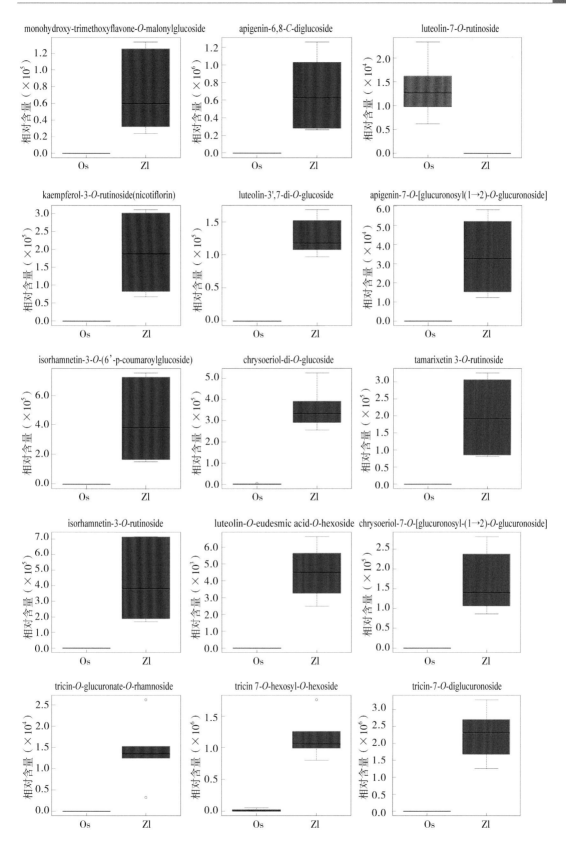

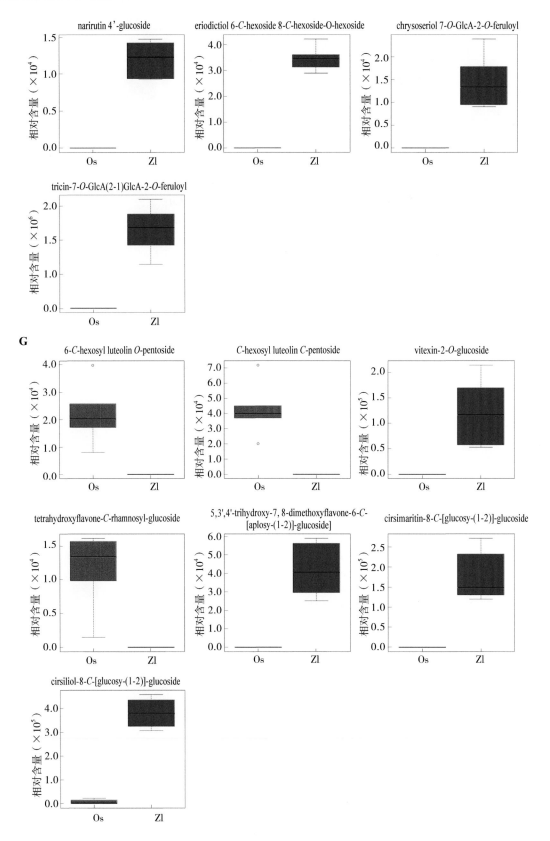

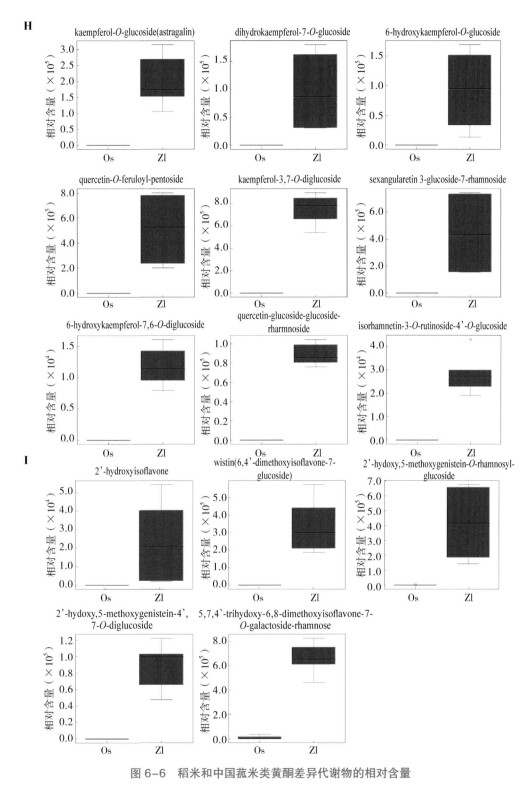

图 6-6　稻米和中国菰米类黄酮差异代谢物的相对含量

A. 花青素；B. 二氢黄酮；C. 二氢黄酮醇；D. 二氢异黄酮；E. 黄烷醇；F. 黄酮；G. 类黄酮碳糖苷；H. 黄酮醇；I. 异黄酮

注：Os，稻米；中国菰米，Zl。

6.3.10 稻米和中国菰米总酚、总黄酮、总原花青素含量与抗氧化活性的相关性分析

样品总酚含量（TPC）、总黄酮含量（TFC）和总原花青素含量（TPAC）与所测定的抗氧化活性（DPPH 自由基清除能力和 ABTS$^+$自由基吸收能力）之间的相关性分析结果（表6–6）显示，TPC（$R=0.972\,8$、$0.897\,5$，$P<0.01$）、TFC（$R=0.973\,7$、$0.906\,9$，$P<0.01$）、TPAC（$R=0.826\,0$、$0.644\,8$，$P<0.01$）与抗氧化活性呈显著的线性正相关，这表明 TPC、TFC 和 TPAC 是影响稻米和中国菰米抗氧化活性的主要因素。

表6–6　稻米和中国菰米的总酚、总黄酮、总原花青素含量与抗氧化活性的相关性分析

生物活性物质含量	抗氧化活性	
	DPPH 自由基清除能力 Total DPPH value	ABTS$^+$自由基吸收能力 Total ABTS value
总酚含量 TPC	Total DPPH value$=4.617\,2\times$TPC$+275.55$ $R=0.972\,8$，$P<0.01$	Total ABTS value$=0.946\,5\times$TPC$+122.42$ $R=0.897\,5$，$P<0.01$
总黄酮含量 TFC	Total DPPH value$=7.012\,9\times$TFC-504.69 $R=0.973\,7$，$P<0.01$	Total ABTS value$=1.418\,6\times$TFC-33.895 $R=0.906\,9$，$P<0.01$
总原花青素含量 TPAC	Total DPPH value$=3.145\,7\times$TPAC$+701.16$ $R=0.826\,0$，$P<0.01$	Total ABTS value$=0.534\,3\times$TPAC$+235.38$ $R=0.644\,8$，$P<0.01$

6.3.11 稻米和中国菰米类黄酮生物合成的候选基因

通过查阅中国水稻数据中心（http://www.ricedata.cn/gene/），共获得水稻中与类黄酮化合物合成相关的 6 个苯丙氨酸解氨酶（PAL）基因、1 个肉桂酸 -4- 羟化酶（cinnamate-4-hydroxylase，C4H）基因、5 个 4- 香豆酸：辅酶 A 连接酶（4CL）基因、7 个查尔酮合成酶（CHS）基因、2 个查尔酮异构酶（CHI）基因、1 个黄烷酮 -3- 羟化酶（flavanone 3-hydroxylase，F3H）基因、1 个类黄酮 -3'- 羟化酶（flavonoid 3'-hydroxylase，F3'H）基因、1 个类黄酮 -3',5'- 羟化酶（flavonoid 3',5'-hydroxylase，F3',5'H）基因、14 个黄酮醇合成酶（flavonol synthase，FLS）基因、12 个二氢黄酮醇还原酶（dihydro-flavonol-4-reductase，DFR）基因、1 个无色花青素还原酶（leucoanthocyanidin reductase，LAR）基因、1 个花青素合成酶（anthocyanidin synthase，ANS）基因、1 个花青素还原酶（anthocyanidin reductase，ANR）基因、5 个 O- 甲基转移酶（O-methyltransferase，OMT）基因、1 个红色果皮（red grain color，Rc）调控因子和 1 个黑稻 bHLH 转录因子（Kala4）。根据水稻中的类黄酮生物合成相关基因，利用 MCScanX 软件对水稻和中国菰米基因组进行共线性分析，初步从中国菰米中鉴定出了 11 个 PAL、5 个 C4H、12

个 4CL、21 个 CHS、4 个 CHI、1 个 F3H、1 个 F3'H、3 个 F3',5'H、26 个 FLS、28 个 DFR、3 个 LAR、1 个 ANS、2 个 ANR、9 个 OMT、1 个 Rc 和 2 个 Kala4 基因。图 6-7 展示了水稻和中国菰米基因组（类黄酮化合物合成相关基因）的共线性分析结果，灰色的线代表水稻和中国菰米基因组当中所有的共线性关系，红色的线代表了水稻和中国菰米中类黄酮化合物合成相关基因的共线性分析。从图 6-7 可以看出，水稻中的 60 个和中国菰米中的 130 个类黄酮合成相关基因呈现出共线性关系。

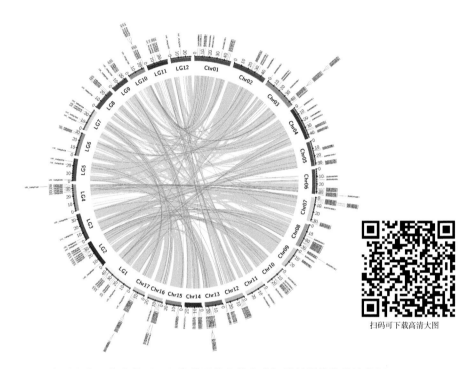

扫码可下载高清大图

图 6-7　水稻和中国菰米基因组和类黄酮化合物合成相关基因的共线性分析

6.4　讨论

6.4.1　稻米与中国菰米总酚、总黄酮、总原花青素含量和抗氧化活性的比较

本章的研究中，2018 年和 2019 年收获的中国菰米的 TPC、TFC、TPAC、DPPH 自由基清除能力和 ABTS$^+$ 自由基吸收能力范围分别在 141.81～529.10mg GAE/100g、225.80～434.96mg CE/100g、122.81～314.31mg CE/100g、976.93～2 466.87μmol TE/100g 和 412.09～586.73μmol TE/100g（表 6-2、表 6-3），明显高于籼米、粳米和红米所对应的值。北美菰米的 TPC 在 419～588 mg GAE/kg 之间，显著高于白米（46mg GAE/kg），其 DPPH 自由基清除活性也显著较高（北美菰米为 388～540mol TE/100g，白米为 159mol

TE/100g）。研究人员在小米中也发现了类似的趋势，即深色品种的小米酚类化合物含量和抗氧化活性高于浅色品种。本章节的研究结果显示，荆州所产中国菰米的 TPC、TFC、TPAC、DPPH 自由基清除能力和 ABTS$^+$自由基吸收能力显著高于淮安市所产的中国菰米（表 6-2、表 6-3）。这些差异可能是由于荆州市和淮安市环境的差异（如光照、温度和土壤）所导致的。

据 Qiu 等（2009）报道，北美菰米的 TPC 与抗氧化活性显著相关，其所含的酚酸和类黄酮是重要的抗氧化剂。中国菰米中的类黄酮物质比酚酸对抗氧化活性的贡献更大。本研究发现 TPC、TFC 和 TPAC 与稻米和中国菰米的抗氧化活性之间存在显著的线性正相关关系，即 TPC、TFC 和 TPAC 是这两者抗氧化活性的主要贡献因子（表 6-6）。相关研究显示，在葡萄皮渣（果皮、种子和茎）及不同颜色的裸大麦（白色、黄色、黑色和蓝色）中，酚类化合物含量与抗氧化活性之间也存在类似的显著相关性。另外，本章的研究发现淮安黑米的 TPC、TFC、TPAC、DPPH 自由基清除能力和 ABTS$^+$自由基吸收能力均显著高于同地区的中国菰米（表 6-2、表 6-3）。黑米具有很强的抗氧化能力可以用来生产食物或饮料，从而使消费者购买的食品具有额外的保健效果。

6.4.2 稻米与中国菰米类黄酮代谢产物的比较

类黄酮化合物的基本结构由两个芳香环和一个杂环 C3 组成（C6-C3-C6），由于杂环结构具有不同取代模式，可以分为如黄酮、黄酮醇、黄烷醇、黄烷酮、异黄酮和花青素等。许多类黄酮化合物具有抗氧化、抗糖尿病、抗炎、抗过敏和保护心脏等活性。在稻米中，类黄酮化合物的含量和种类与其颜色密切相关，不同品种之间存在很大差异，稻米的色素沉着越深黄酮含量越高，抗氧化活性越强。在北美菰米中，类黄酮抗氧化剂主要为黄烷-3-醇类和黄酮苷类。

本章的研究首次使用 UHPLC-QqQ-MS 方法评估稻米与中国菰米之间类黄酮差异代谢物，共鉴定出 159 种类黄酮化合物，其中在两组间存在差异的类黄酮代谢物共 78 种（图 6-4）。与稻米相比，72 个类黄酮代谢产物（包括 8 个花青素、1 个二氢黄酮、4 个二氢黄酮醇、1 个二氢异黄酮、5 个黄烷醇、35 个类黄酮、4 个类黄酮碳苷、9 个黄酮醇和 5 个异黄酮）在中国菰米中上调。相对于无色稻米，红米的特征性类黄酮化合物为原花青素，而黑米的特征性类黄酮化合物为花青素和原花青素，与之类似的是枣皮中花青素（malvidin 3-*O*-glucoside 和 delphinidin 3-*O*-glucoside）的大量积累与枣皮的变红有关。之前的研究发现原花青素是中国菰米的特征性类黄酮化合物，在本章节的研究中，中国菰米组中上调（与未着色的籼米和粳米相比）的 72 个类黄酮差异代谢产物也是中国菰米的特征类黄酮化合物，其可能与中国菰米的种子呈棕黑色有关。

在之前 Abdel-Aal 等（2006）的研究中，液相色谱分析并没有在北美菰米提取物中检测到任何花青素的色谱峰，Jiang 等（2016）的研究结果显示中国菰米中花青素含量为

258.00mg/100g，但在籼米中检测不到。本章节的研究从稻米和中国菰米组中鉴定出了 12 种花青素，其中 9 种存在差异表达（图 6-4），中国菰米组中的 8 种花青素相对含量显著高于稻米组，1 种相对含量显著低于稻米组（$P<0.05$）（图 6-6A）。同样，锦葵色素、芍药色素、飞燕草素和矢车菊素的二葡萄糖苷可在红肉葡萄浆果及浆果所酿的酒中检测到，但在白色果肉葡萄浆果中检测不到或浓度很低。此外，花青素与紫玫瑰番茄栽培品种的紫色果实表型密切相关，紫玫瑰番茄品种是一种常用的用于育种的紫色品种。本章节的研究发现稻米与中国菰米组中最丰富的代谢途径是"花青素生物合成"（图 6-5），但是测定的稻米和中国菰米中的类黄酮代谢物含量是相对含量，而不是绝对值，今后的研究将通过液相色谱或液相色谱质谱联用，确定稻米和菰米样品中类黄酮化合物的绝对含量。目前在稻米和中国菰米中分别鉴定出 60 和 130 个类黄酮生物合成候选基因，后续研究中计划克隆这些类黄酮生物合成基因，并鉴定其在稻米与中国菰米中的功能。

6.5　结论

结果显示，2018 年和 2019 年收获的中国菰米的 TPC、TFC、TPAC 和抗氧化活性均显著高于籼米、粳米和红米。本章节中的研究首次采用基于 UHPLC-QqQ-MS 手段的代谢组学方法比较了稻米组和中国菰米组之间类黄酮代谢产物的差异，该方法共鉴定出 159 个类黄酮代谢产物和 78 个差异产物。KEGG 注释及分类表明，这些类黄酮代谢物主要与花青素的生物合成有关。除 1 种花青素、2 种类黄酮、3 种类黄酮碳糖苷外，其余 72 个类黄酮差异代谢物在中国菰米组均显著高于稻米组，这些上调的类黄酮代谢物可能与中国菰米的棕黑色表型有关。除此外，在稻米与中国菰米中还分别鉴定出了 60 个和 130 个类黄酮生物合成候选基因。本章节的研究阐明了稻米和中国菰米在酚类化合物（尤其是类黄酮化合物）含量和抗氧化活性等方面的差异，结果表明中国菰米是一种很有潜力的功能性食品，有望成为比无色稻米和红米更好的天然抗氧化剂来源。

参考文献

韩淑芬，刘亚琪，张红，等，2012. 中国菰米对高脂膳食诱导大鼠胰岛素抵抗机制的研究 [J]. 营养学报，34(5)：449-453.

王惠梅，谢小燕，苏晓娜，等，2018. 中国菰资源研究现状及应用前景 [J]. 植物遗传资源学报，19(2)：279-288.

王菁，刘洋，张红，等，2018. 中国野生菰米对大鼠血脂及炎性因子表达的影响 [J]. 食品科学，39(21)：166-170.

邢花，翟成凯，金鑫，等，2012. 中国菰米对大鼠动脉粥样硬化形成的影响 [J]. 营养学报，34(6)：576–581.

翟成凯，张小强，孙桂菊，等，2000. 中国菰米的营养成分及其蛋白质特性的研究 [J]. 卫生研究，29(6)：375–378.

张红，曹佩，翟成凯，等，2009. 我国菰米对高脂膳食大鼠血脂及炎性因子的影响 [J]. 营养学报，31(3)：222–225.

张红，韩淑芬，曹佩，等，2013. 菰米对高脂诱导脂代谢紊乱大鼠肝脏脂毒性的作用 [J]. 卫生研究，42(2)：190–195.

张红，刘洋，赵军红，等，2015. 菰米血糖生成指数及其改善大鼠胰岛素抵抗的作用 [J]. 卫生研究，44(2)：173–178，184.

赵军红，翟成凯，2013. 中国菰米及其营养保健价值 [J]. 扬州大学烹饪学报，30(1)：34–38.

ABDEL-AAL E S M, YOUNG J C, RABALSKI I, 2006. Anthocyanin composition in black, blue, pink, purple, and red cereal grains[J]. Journal of Agricultural and Food Chemistry, 54(13)：4 696–4 704.

BIRLA D S, MALIK K, SAINGER M, et al., 2017. Progress and challenges in improving the nutritional quality of rice (*Oryza sativa* L.)[J]. Critical Reviews in Food Science and Nutrition, 57(11)：2 455–2 481.

BRO R, SMILDE A K, 2014. Principal component analysis[J]. Analytical Methods, 6(9)：2 812–2 831.

CHU C, DU Y, YU X, et al., 2020. Dynamics of antioxidant activities, metabolites, phenolic acids, flavonoids, and phenolic biosynthetic genes in germinating Chinese wild rice (*Zizania latifolia*)[J]. Food Chemistry, 318：126 483.

CHU C, YAN N, DU Y, et al., 2019a. iTRAQ-based proteomic analysis reveals the accumulation of bioactive compounds in Chinese wild rice (*Zizania latifolia*) during germination[J]. Food Chemistry, 289：635–644.

CHU M J, DU Y M, Liu X M, et al., 2019b. Extraction of proanthocyanidins from Chinese wild rice (*Zizania latifolia*) and analyses of structural composition and potential bioactivities of different fractions[J]. Molecules, 24(9)：1 681.

CHU M J, LIU X M, YAN N, et al., 2018. Partial purification, identification, and quantitation of antioxidants from wild rice *(Zizania latifolia)*[J]. Molecules, 23(11)：2 782.

FINOCCHIARO F, FERRARI B, GIANINETTI A, 2010. A study of biodiversity of flavonoid content in the rice caryopsis evidencing simultaneous accumulation of anthocyanins and proanthocyanidins in a black-grained genotype[J]. Journal of Cereal Science, 51(1)：28–34.

GE X, JING L, ZHAO K, et al., 2021. The phenolic compounds profile, quantitative analysis and antioxidant activity of four naked barley grains with different color[J]. Food Chemistry, 335：127 655.

ITO V C, LACERDA L G, 2019. Black rice (*Oryza sativa* L.)：a review of its historical aspects, chemical composition, nutritional and functional properties, and applications and processing technologies[J]. Food Chemistry, 301：125 304.

JIANG M X, ZHAI L J, YANG H, et al., 2016. Analysis of active components and proteomics of Chinese wild rice (*Zizania latifolia* (Griseb) *Turcz*) and *Indica* rice (*Nagina22*)[J]. Journal of Medicinal Food, 19(8): 798–804.

KANEHISA M, SATO Y, KAWASHIMA M, et al., 2015. KEGG as a reference resource for gene and protein annotation[J]. Nucleic Acids Research, 44(D1): D457–D462.

KARAK P, 2019. Biological activities of flavonoids: an overview[J]. International Journal of Pharmaceutical Sciences and Research, 10(4): 1 567–1 574.

LAOKULDILOK T, SHOEMAKER C F, JONGKAEWWATTANA S, et al., 2011. Antioxidants and antioxidant activity of several pigmented rice brans[J]. Journal of Agricultural and Food Chemistry, 59(1): 193–199.

MIN B, MCCLUNG A M, CHEN M H, 2011. Phytochemicals and antioxidant capacities in rice brans of different color[J]. Journal of Food Science, 76(1): C117–C126.

PANCHE A N, DIWAN A D, CHANDRA S R, 2016. Flavonoids: an overview[J]. Journal of Nutritional Science, 5: e47.

PANG Y, AHMED S, XU Y, et al., 2018. Bound phenolic compounds and antioxidant properties of whole grain and bran of white, red and black rice[J]. Food Chemistry, 240: 212–221.

PEIXOTO C M, DIAS M I, ALVES M J, et al., 2018. Grape pomace as a source of phenolic compounds and diverse bioactive properties[J]. Food Chemistry, 253: 132–138.

QIU Y, LIU Q, BETA T, 2009. Antioxidant activity of commercial wild rice and identification of flavonoid compounds in active fractions[J]. Journal of Agricultural and Food Chemistry, 57(16): 7 543–7 551.

QIU Y, LIU Q, BETA T, 2010. Antioxidant properties of commercial wild rice and analysis of soluble and insoluble phenolic acids[J]. Food Chemistry, 121(1): 140–147.

SACHS M C, 2017. plotROC: A Tool for Plotting ROC Curves[J]. Journal of Statistical Software, 79: c02.

SCOLLO E, NEVILLE D C, ORUNA-CONCHA M J, et al., 2020. UHPLC–MS/MS analysis of cocoa bean proteomes from four different genotypes[J]. Food Chemistry, 303: 125 244.

SEN S, CHAKRABORTY R, KALITA P, 2020. Rice-not just a staple food: A comprehensive review on its phytochemicals and therapeutic potential[J]. Trends in Food Science & Technology, 97: 265–285.

SHAO Y, BAO J, 2015. Polyphenols in whole rice grain: genetic diversity and health benefits[J]. Food Chemistry, 180: 86–97.

SHAO Y, HU Z, YU Y, et al., 2018. Phenolic acids, anthocyanins, proanthocyanidins, antioxidant activity, minerals and their correlations in non-pigmented, red, and black rice[J]. Food Chemistry, 239: 733–741.

SHAO Y, XU F, SUN X, et al., 2014. Identification and quantification of phenolic acids and anthocyanins as antioxidants in bran, embryo and endosperm of white, red and black rice kernels (*Oryza sativa* L.)[J]. Journal of Cereal Science, 59(2): 211–218.

THÉVENOT E A, ROUX A, XU Y, et al., 2015. Analysis of the human adult urinary metabolome variations with age, body mass index, and gender by implementing a comprehensive workflow for univariate and OPLS statistical analyses[J]. Journal of Proteome Research, 14(8): 3 322–3 335.

VERMA D K, SRIVASTAV P P, 2020. Bioactive compounds of rice (*Oryza sativa* L.): review on paradigm and its potential benefit in human health[J]. Trends in Food Science & Technology, 97: 355–365.

WALTER M, MARCHESAN E, MASSONI P F S, et al., 2013. Antioxidant properties of rice grains with light brown, red and black pericarp colors and the effect of processing[J]. Food Research International, 50(2): 698–703.

WANG H, SUN S, ZHOU Z, et al., 2020. Rapid analysis of anthocyanin and its structural modifications in fresh tomato fruit[J]. Food Chemistry, 333: 127 439.

WANG W, MAULEON R, HU Z, et al., 2018. Genomic variation in 3 010 diverse accessions of Asian cultivated rice[J]. Nature, 557(7703): 43–49.

XIA J, SINELNIKOV I V, HAN B, et al., 2015. MetaboAnalyst 3.0-making metabolomics more meaningful [J]. Nucleic Acids Research, 43: W251–W257.

XIANG J, APEA-BAH F B, NDOLO V U, et al., 2019. Profile of phenolic compounds and antioxidant activity of finger millet varieties[J]. Food Chemistry, 275: 361–368.

YAN N, DU Y, LIU X, et al., 2018. Morphological characteristics, nutrients, and bioactive compounds of *Zizania latifolia*, and health benefits of its seeds[J]. Molecules, 23(7): 1 561.

YAN N, DU Y, LIU X, et al., 2019. A comparative UHPLC-QqQ-MS-based metabolomics approach for evaluating Chinese and North American wild rice[J]. Food Chemistry, 275: 618–627.

YU X, CHU M, CHU C, et al., 2020. Wild rice (*Zizania* spp.): a review of its nutritional constituents, phytochemicals, antioxidant activities, and health-promoting effects[J]. Food Chemistry, 331: 127 293.

YU X, YANG T, QI Q, et al., 2021. Comparison of the contents of phenolic compounds including flavonoids and antioxidant activity of rice (*Oryza sativa*) and Chinese wild rice (*Zizania latifolia*)[J]. Food Chemistry, 344C: 128600.

YUE Q, XU L, XIANG G, et al., 2018. Characterization of gene expression profile, phenolic composition, and antioxidant capacity in red-fleshed grape berries and their wines[J]. Journal of Agricultural and Food Chemistry, 66(27): 7 190–7 199.

ZENG J, DOU Y, YAN N, 2019. Optimizing ultrasound-assisted deep eutectic solvent extraction of bioactive compounds from Chinese wild rice[J]. Molecules, 24(15): 2 718.

ZHAI C K, LU C M, ZHANG X Q, et al., 2001. Comparative study on nutritional value of Chinese and North American wild rice[J]. Journal of Food Composition and Analysis, 14(4): 371–382.

ZHANG Q, WANG L, LIU Z, et al., 2020. Transcriptome and metabolome profiling unveil the mechanisms of *Ziziphus jujuba* Mill peel coloration[J]. Food Chemistry, 312: 125 903.

7

中国菰米发芽过程中生物活性物质与抗氧化活性变化规律

发芽作为一种普遍的加工方式，常被用于改善食用种子的营养品质以及食用风味。随着发芽时间的增加，食用种子营养价值提高，同时其生物活性物质含量和抗氧化活性也得到了提高。研究表明，菰米除了含有蛋白质、维生素、矿物质和膳食纤维等多种营养成分，还富含酚酸、黄酮、花青素、皂苷、植物甾醇等多种生物活性物质。本章对中国菰米进行发芽培养，选取发芽过程中 11 个时间点（0h、12h、24h、36h、48h、60h、72h、84h、96h、108h、120h）进行了其发芽过程中生物活性物质（酚含量、黄酮含量、原花青素含量、18 种游离氨基酸含量）以及抗氧化活性（DPPH 自由基清除能力、ABTS$^+$自由基吸收能力）的变化规律研究。结果显示，中国菰米在发芽过程中总酚、总黄酮、总原花青素含量以及酚类化合物的 DPPH 自由基清除能力、ABTS$^+$自由基吸收能力，除游离态黄酮与总黄酮外，均呈现先下降后升高的趋势，对于各组分来说，含量较低点发芽 36h（G36）时与含量最高点发芽 120h（G120）时差异较大。包括 γ- 氨基丁酸（GABA）在内的 18 种游离氨基酸含量在菰米发芽过程中均呈现不同程度的增加，并于发芽 120h 时达到最大值。通过相关性分析发现，中国菰米发芽过程中抗氧化活性的变化与总酚、总原花青素的含量变化密切相关，相对于总黄酮，发芽过程中总酚、总原花青素对抗氧化活性的贡献率更高。

7.1 前言

我国常采用发芽处理来改善谷物或豆类的营养品质，并且已经得到非常广泛的应用。一方面，发芽促进了碳水化合物、蛋白质和脂肪等多种营养物质的水解和降解。它还诱导单糖、游离氨基酸（FAAs）如 γ- 氨基丁酸、有机酸等的积累。另一方面，发芽减少了非营养性和不易消化的因素，如蛋白酶抑制剂和凝集素，并提高豆科植物酚类化合物（酚酸、黄酮等）含量和抗氧化活性水平，这些生物活性物质通过在发芽过程中的重新合成与转化，进而发挥其潜在的功能效应。

酚类化合物作为一类小分子，其结构特征是含有一个或多个酚单元。根据其含有的酚单元数量和结构，将酚类化合物分为两大类，分别是单体酚与多体酚，单体酚主要由酚酸、类黄酮组成，多体酚又被称为是单宁类物质。在植物中，酚类化合物主要以游离态和结合态两种方式存在，大多数游离态酚类化合物在植物细胞的内质网中合成，并储存于植物细胞的液泡中，伴随着游离态酚类化合物向细胞壁运输进而形成结合态酚类化合物，通过与纤维素、蛋白质等细胞壁大分子结合，形成酯和糖苷键，促进细胞壁形成。近年来的研究表明，发芽可以改变食用种子中的总酚含量，同时对其游离态酚和结合态酚有明显的影响。如在发芽的豆类研究中发现，发芽可以增加鹰嘴豆、黑豆、紫扁豆、红豆、绿豆、芸豆、黑眼豌豆、豇豆、刀豆等种子的总酚含量。Aguilera 等（2013）通过对豇豆、鹰嘴豆、紫扁豆和黎豆在发芽过程总酚类化合物、总原花青素和总儿茶素的研究发现，这些物质在发芽过程中的含量均显著增加。而对于游离态和结合态酚类而言，Gan 等（2016）研究发现，绿豆在发芽过程中游离态酚和结合态酚含量逐渐升高，但结合态酚含量明显低于游离态酚含量。同时，在发芽的谷类中，Hung 等（2011，2012）发现不同类型的小麦在发芽过程中总酚含量均明显上升，并且游离态酚类化合物在发芽过程中显著增加，但其结合态酚类化合物含量则呈现先降低后升高的趋势。Ti 等（2014）在发芽的糙米中发现其游离态酚、结合态酚以及总酚随着发芽时间的增加，其含量均有不同程度的增长，而游离态的黄酮含量呈现先降低后升高的趋势，结合态黄酮含量则呈现先升高后部分降低的趋势，而总黄酮含量则先升高而后逐渐降低最后再次升高，随着发芽时间的结束，3 种状态黄酮含量均高于未发芽的种子。Zhang 等（2015）通过研究发芽的荞麦发现，其总酚、总黄酮含量在发芽前 36h 含量略有增加，而在发芽 48～72h 后含量显著增加。王艳等（2016b）发现在发芽过程中红米和黑米的游离态酚和总酚含量均呈现先部分降低之后持续增加的趋势，并且于发芽结束时总酚含量达到峰值，而白米则是随着发芽时间的增加总酚含量持续上升。相关研究表明，多数的谷类和豆类或其他可以食用的种子，在发芽结束后其总酚含量和游离态酚含量均有不同程度的增加，而结合态酚含量则呈现不同的变化，其变化原因可能是在发芽的初期，由于碳水化合物与蛋白质大分子被逐渐降解，伴随着游离氨基酸以及单糖含量的逐渐增加，结合在细胞壁上的酚类化合物也就是结合态酚被释放，游离态酚含量不断增加，而随着发芽时间的延长，增殖的植物细胞逐渐形成了新的细胞壁，合成的游离态酚类化合物又逐渐被分泌到细胞壁，从而参与到新细胞壁中结合态酚的合成，在发芽过程中，由于种子品种、发芽条件不同，其结合态酚类的释放与结合速率也各不相同，故其结合态酚含量有所不同。

多数研究发现，在种子的发芽过程中，游离氨基酸也得到了不同程度的增加，而其中的 γ- 氨基丁酸作为一种非蛋白组成的氨基酸，其具有的多种生理功能也值得重点关注。研究表明，GABA 在动物、植物、微生物中分布广泛，如豆属、中草药等植物的根茎、组织液和种子中都含有。GABA 作为中枢神经系统中一种很重要的抑制性神经递质，发挥着重要的生理功能，它不仅能延缓脑部衰老、促进脑部的活化性，而且具有降血压、活化肝功能、促进肾机能的改善、抑制脂肪肝的发生以及减轻肥胖等功效。研究发现，发芽可使许多食用种子和芽苗菜中积累 GABA，许多可食用的豆类如扁豆、豌豆、芸豆、羽扇豆和黄豆，在发芽过程中可积累 GABA。此外，发芽的谷物，如荞麦、糙米、黑米、白米、小麦、芝麻等，发芽后也能显著积累 GABA。Hung 等（2012）测定发芽48h 后小麦的总游离氨基酸含量为 7 881mg/kg（干面粉），其含量显著高于未发芽小麦 2 207mg/kg（干面粉），尤其是其 GABA 含量从未发芽的 84mg/kg（干面粉）增加到 155mg/kg（干面粉）。Hung 等（2015）在高直链淀粉小麦中发现，发芽 48h 后的小麦中必需氨基酸和功能性氨基酸（异亮氨酸、亮氨酸、苯丙氨酸、缬氨酸和 GABA）含量增加了 3～10 倍。Britz 等（2007）研究发现，发芽过程中有色糙米的 GABA 含量显著升高，最高可达糙米的 3 倍，精白米的 10 倍。王艳等（2016a）发现，在红米、黑米和白米的发芽过程中，大部分游离氨基酸（包括 GABA）含量随发芽时间的延长含量持续增加，并于发芽96h 含量达到峰值，随着必需氨基酸含量的逐渐增加，其所占总游离氨基酸含量的百分比也不断升高，其中红米、黑米和白米中必需氨基酸含量占总游离氨基酸的百分比分别达到了 48.0%、48.1% 和 49.2%，说明发芽使游离氨基酸各成分的组成特性进一步得到改善。Ding 等（2018）研究发现，红米在发芽 72h 后具有很高的 GABA 含量。Paucar-Menacho 等（2018）发现，与未发芽的藜麦种子相比，其种子发芽后含有较多的 GABA。

值得注意的是，发芽的可食用种子不仅积累了酚类化合物、GABA 等生物活性化合物，而且还具有抗氧化、抗炎、抗菌、抗糖尿病、抗癌等生物活性。其中，抗氧化活性是发芽的食用种子中最广泛研究的生物活性之一，研究证明，多数可食用种子在发芽过程中可显著改变抗氧化能力。常通过不同角度、不同测定方法来进行发芽种子中抗氧化能力的评价，如 DPPH 自由基清除能力、ABTS$^+$自由基吸收能力、ORAC 氧基自由基吸收能力、FRAP 铁离子还原 / 抗氧化能力等。但多数结果都表明，发芽过程可以显著提高可食用种子的抗氧化能力。对于发芽的豆类种子，Wu 等（2012）测定鹰嘴豆、黑豆、紫扁豆、红豆、绿豆、芸豆、黑眼豌豆、豇豆、刀豆 9 种发芽科植物的抗氧化活性，结果发现发芽 4d 后其抗氧化活性均有增加。Aguilera 等（2013）测定发现豇豆、鹰嘴豆、紫扁豆和黎豆在发芽过程的 FRAP、DPPH 抗氧化活性均得到不同程度的提高，其中抗氧化活性能力由高到低依次为黎豆、豇豆、紫扁豆、鹰嘴豆，并且发现其 FRAP 与 DPPH 抗氧化活性与总酚含量呈显著正相关关系。Pajak 等（2014）通过测定发芽的绿豆、萝卜、西兰花、葵花籽的 ABTS、DPPH 以及 FRAP 抗氧化活性发现，发芽显著的增加了其抗氧化活性，其中发芽后绿豆的 FRAP 抗氧化活性增加了 10 倍，葵花籽的抗氧化能力也提高了近 2 倍，并认为其抗氧化性的增加可能与酚类化合物、维生素、花青素含量的增加有关。Gan 等（2016）测定了发芽的绿豆以及黑绿豆的 FRAP 和 ABTS 抗氧化能力，结果显示，在发芽 5d 后 FRAP 和 ABTS 抗氧化能力显著上升，其中起主要作用的是游离态部分，并且发芽绿豆的抗氧化能力高于同时期黑绿豆的抗氧化能力；而对于结合态部分，尽管在发芽过程中可以提高两种豆芽的抗氧化能力，但其抗氧化活性与干种子抗氧化活性相近或更低。对于发芽的谷类种子，Hung 等（2012）通过测定两个不同品种的发芽小麦的 DPPH 抗氧化活性发现，随着发芽时间的增加，抗氧化活性均得到不同程度的增加，而且对于结合态酚类化合物，发芽小麦中的游离态酚类化合物具有较高的清除 DPPH 自由基能力。通过研究发芽的高直链淀粉小麦发现，其抗氧化能力在发芽 36h 后显著增加，并且随着发芽时间的延长抗氧化能力进一步改善，其中结合态酚类提取物抗氧化能力显著高于游离态酚类提取物。Zhang 等（2015）测定了发芽过程中荞麦的 DPPH、TEAC、FRAP 和 ORAC 抗氧化能力，结果发现，在发芽 72h 后其 4 种抗氧化活性均明显提高；发芽荞麦中类黄酮化合物比酚酸含量高很多，故推测发芽时期的荞麦抗氧化活性的提高可能是由于类黄酮化合物、酚酸类物质的增加或其抗氧化作用的协同作用所致，但其可能主要是由类黄酮化合物引起的。王艳等（2016b）测定发芽过程中的红米、黑米和白米 DPPH 抗氧化活性，数据显示，对于红米和黑米中总抗氧化趋势来说，起关键作用的是游离态部分，其游离态的抗氧化活性先呈现降低趋势，而后于发芽 24h 后开始不同程度的增高，而白米则在整个发芽过程中呈现持续增高的状态。Gan 等（2017）通过研究黑小麦在发芽过程中的 FRAP、ABTS 抗氧化活性变化发现，发芽 3～8d 时黑小麦游离态和结合态提取物的抗氧化活性显著提高，并且与游离态相比，结合态部分有着更高的 FRAP、ABTS 抗氧化活性，并于发芽 8d 时达到最高值。

因此，发芽可能是一种提高天然生物活性物质含量的绿色食品工程方法，而富含生物活性物质的发芽食用种子和芽苗菜可作为预防和治疗慢性病的功能性食品食用。目前，虽然有一些关于发芽食用种子和芽苗菜的酚类化合物和 GABA 等生物活性物质及抗氧化活性的研究，但是关于中国菰米发芽过程中生物活性成分和抗氧化活性变化规律未见报道，而其所富含的生物活性物质可以作为良好的功能食品来源，对改善饮食的营养价值、调整膳食结构具有积极的健康效益。本章节重点研究了中国菰米发芽过程中酚含量、黄酮含量、原花青素含量、游离氨基酸和 GABA 含量以及 DPPH 自由基清除能力、ABTS$^+$ 自由基吸收能力的变化规律，并进行了中国菰米发芽过程中总酚、总黄酮、总原花青素与抗氧化活性变化的相关性分析，通过研究结果阐明中国菰米发芽过程中生物活性物质的变化规律。

7.2 材料与方法

7.2.1 样品

取产于江苏省淮安市金湖县白马湖村（33°11′9″N；119°9′37″E）的中国菰米为供试对象，4℃黑暗条件下保存待用。

7.2.2 试剂

试剂中甲醇、NaClO、HCl、H_2SO_4、乙酸乙酯、Na_2CO_3、NaOH、$K_2S_2O_8$、香兰素购自国药集团化学试剂有限公司；$AlCl_3$购自 Aladdin 公司；福林酚试剂和水溶性维生素 E 标准品购自 Sigma-Aldrich 公司；$NaNO_2$、DPPH（2,2-联苯基-1-苦基肼基）购自麦克林生化科技有限公司；ABTS 二铵盐购自东京化成工业株式会社；儿茶素（Catechin, C）标准品、槲皮素（Quercetin, Q）标准品购自索莱宝科技有限公司；没食子酸（Gallic acid, GA）标准品购自上海源叶生物科技有限公司。

7.2.3 中国菰米的发芽培养与取样

将菰米颖果砻谷后制得菰米种子，过筛、除杂后选取饱满完好的菰米种子，首先进行菰米种子的消毒处理，将其浸入 0.5% 的 NaClO 溶液（6mol/L HCl 调节 pH=5.5）中 10min，之后用去离子水冲洗，直到冲洗液的 pH 值达到 7.0 左右。此时，选取适量种子进行取样，记为发芽 0h（G0）种子。将其他消毒后的种子放入装有去离子水（种水比1∶4）的锥形瓶中，在 30℃ 恒温水浴锅中浸泡 5h，每 0.5h 摇动锥形瓶一次。浸泡完成后，将种子放入光照培养箱中在 30℃ 黑暗条件下培养。每 12h 取一次样，分别制得发芽 12h（G12）、24h（G24）、36h（G36）、48h（G48）、60h（G60）、72h（G72）、84h（G84）、96h（G96）、108h（G108）和 120h（G120）样品，共 11 个处理，每个处理取 3 个重复。每次取样的发芽菰米种子经液氮浸泡后，储存在 –80℃ 的超低温冷冻柜中。待全部时间点样品取样完毕，将全部样品种子（G0～G120）在冷冻干燥机中干燥至恒重，粉碎机研磨过 100 目筛，制得发芽菰米粉，4℃ 黑暗条件下储存待用。

7.2.4 发芽中国菰米中游离态与结合态酚类化合物样品液的制备

7.2.4.1 发芽中国菰米中游离态酚类化合物的提取

不同状态的酚类化合物提取参考 Ti 等（2014）的方法。称取菰米粉 0.2g（精确至 0.0001g），加入 5mL 甲醇后在超声萃取仪中 50℃ 超声萃取 40min，低速离心机中 4℃、15 300g 离心 10min，取其上清液，共提取两次。合并上清液，用 0.22μm 极性膜过滤后，制得游离态酚类样品液。4℃储存，待酚类化合物及抗氧化活性的检测。剩余滤渣保存待下一步提取结合态酚使用。

7.2.4.2　发芽中国菰米中结合态酚类化合物的提取

取每处理所得滤渣，加入 5mL 浓度为 4mol/L 的 NaOH 溶液，恒温振荡器中 30℃ 250r/min 震荡水解 4h。然后在 4℃、15 300g 下离心 10min，收集上清液，重复离心两次，合并上清液于 50mL 玻璃离心管中。用 6mol/L HCl 调节 pH 至 1.5～2.0，用 25mL 乙酸乙酯萃取出酚类化合物并放于 50mL 旋蒸瓶中，置于旋转蒸发仪下，35℃ 旋蒸至干，最后溶解于 5mL 甲醇溶液中，用 0.22μm 极性膜过滤后，制得结合态酚类提取液。4℃ 储存，待酚类化合物及抗氧化活性的检测。

7.2.5　发芽中国菰米中总酚、总黄酮、总原花青素含量的测定

7.2.5.1　发芽中国菰米中总酚含量的测定

发芽中国菰米中总酚含量的测定采用福林酚比色法，参考 Singleton 等（1999）的方法并在此基础上有所改动。

（1）标准品工作液的配制

精确称取 0.1g（精确至 0.000 1g）没食子酸（GA）标准品，用无水甲醇溶解并定容至 100mL，母液浓度为 1mg/mL。分别取上述母液 0.5mL、1mL、2mL、3mL、4mL、5mL，无水甲醇定容 50mL 容量瓶中，获得没食子酸标准工作液的浓度为 0.01mg/mL、0.02mg/mL、0.04mg/mL、0.06mg/mL、0.08mg/mL、0.1mg/mL。

（2）总酚的测定

反应在 5mL 塑料离心管中进行，首先，将 750μL 样品溶液添加到 250μL 福林酚（用去离子水稀释 3 倍）试剂中，充分混合后在 25℃ 下反应 5min。然后添加 500μL 去离子水和 250μL 20% Na_2CO_3 溶液，充分混匀，在黑暗中反应 60min 后，在 4℃、15 300g 条件下离心 10min，吸取 250μL 上清液于 96 孔板中，置于酶标仪下，在 740nm 条件下测定样品的吸光度值，每个提取液重复测定 3 次。以无水甲醇为空白对照，以没食子酸标准品建立标准曲线，通过待测样品的吸光度值，进而得出待测样品中总酚的含量，最终结果以每千克发芽中国菰米中的当量没食子酸毫克数（mg GAE/kg）表示。

7.2.5.2　发芽中国菰米中总黄酮含量的测定

发芽中国菰米中的总黄酮测定采用 $AlCl_3$ 比色法，参考 Jia 等（1999）的方法并适当有所改动。

（1）标准品工作液的配制

精确称取槲皮素（Q）标准品 0.25g（精确至 0.000 1g），用无水甲醇溶解并定容至 50mL，母液浓度为 5mg/mL。分别取不同体积的母液，配制成槲皮素标准工作液，浓度分别为 0.1mg/mL、0.2mg/mL、0.4mg/mL、0.6mg/mL、0.8mg/mL、1mg/mL。

（2）总黄酮的测定

该反应在 96 孔板中进行，首先吸取 10μL 5% NaNO₂ 于微孔板中，加入样品溶液 50μL，充分混匀后室温反应 5min，加入 10μL 10% AlCl₃，充分混匀，于室温反应 1min 后立即加入 100μL 0.5mol/L NaOH，混匀反应 10min 后立即在 510nm 条件下测定吸光度值，每个提取液重复测定 3 次。以无水甲醇为空白对照，以槲皮素标准品建立标准曲线，总黄酮含量以每千克发芽中国菰米中的当量槲皮素毫克数（mg QE/kg）表示。

7.2.5.3 发芽中国菰米中总原花青素含量的测定

总原花青素含量采用香兰素法测定，参考 Hsieh 等（2010）的方法并适当有所改动。

（1）标准品工作液的配制

精确称取 0.2g（精确至 0.000 1g）儿茶素（C）标准品，用无水甲醇溶解并定容至 100mL，母液浓度为 2mg/mL。分别取不同体积的母液，配制成儿茶素标准工作液，浓度分别为 0.04mg/mL、0.06mg/mL、0.08mg/mL、0.1mg/mL、0.2mg/mL、0.4mg/mL、0.6mg/mL。

（2）总原花青素的测定

分别配置 A、B 两种溶液，其中溶液 A 为 30g/L 香兰素甲醇溶液，溶液 B 为 30% H₂SO₄ 甲醇溶液。该反应在 96 孔板中进行，先在孔板中加入 100μL 的溶液 A，之后加入 20μL 的样品提取液，最后加入 100μL 溶液 B，充分混匀，室温暗处反应 5min 后，用酶标仪在 500nm 条件下测定吸光度值，每个提取液重复测定 3 次。以无水甲醇为空白对照，以儿茶素标准品建立标准曲线。总原花青素含量以每千克发芽中国菰米中含有儿茶素当量的毫克数（mg CE/kg）表示。

7.2.6 发芽中国菰米中游离氨基酸的测定

游离氨基酸的含量参考 Jiang 等（2016）的方法进行测定，并做部分修改。称取 0.5g（精确至 0.000 1g）发芽菰米粉，与 5mL 0.1mol/L HCl 溶液混合。将混合物超声提取 40min，并在 4℃、15 300g 条件下离心 10min。收集上清液，用 0.45μm 水膜过滤后，在 Biochrom 30 氨基酸分析仪上进行 17 种游离氨基酸和 GABA 含量的测定，其中脯氨酸在 440nm 处测定，其他 17 种游离氨基酸在 570nm 处测定。

7.2.7 发芽中国菰米中抗氧化活性的测定

7.2.7.1 发芽中国菰米中 DPPH 自由基清除能力的测定

DPPH 自由基清除能力测定参考 Qiu 等（2009）的方法，并在此基础上有部分改动。

（1）标准品工作液的配制

精确称取 0.1g（精确至 0.000 1g）水溶性维生素 E（trolox，T）标准品，用无水甲醇溶解并定容至 100mL，母液浓度为 1mg/mL。分别取上述母液 0.5mL、1mL、2mL、3mL、4mL、5mL、6mL，用无水甲醇定容 50mL 容量瓶中，获得水溶性维生素 E 标准工作液的浓度为 0.01mg/mL、0.02mg/mL、0.04mg/mL、0.06mg/mL、0.08mg/mL、0.1mg/mL、0.12mg/mL。

（2）DPPH 自由基清除能力的测定

首先配制 DPPH 甲醇溶液，称取 0.011 8g DPPH，甲醇定容于 100mL 容量瓶中，配置成浓度为 0.3mmol/L 的 DPPH 甲醇溶液。吸取 50μL 样品液加入到 150μL 0.3mmol/L DPPH 甲醇溶液中，混匀后于暗处 30℃ 反应 30min，在 517nm 波长下测定其吸光度值，每个提取液重复测定 3 次。以无水甲醇为空白对照，以水溶性维生素 E 标准液建立标准曲线。DPPH 值以每 100g 发芽中国菰米的当量 Trolox 微摩尔数（μmol TE/100g）表示。

7.2.7.2　发芽中国菰米中 ABTS$^{\cdot+}$ 自由基吸收能力的测定

ABTS$^{\cdot+}$ 自由基吸收能力测定参考 Wang 等（2016）的方法，并在此基础上有部分改动。

（1）工作液的配制

称取 ABTS 0.055g，用甲醇溶解并定容至 50mL，配制成浓度为 1.1mg/mL 的 ABTS$^{\cdot+}$ 工作液。称取 $K_2S_2O_8$ 0.034g，用蒸馏水溶解并定容至 50mL，浓度为 0.68mg/mL。将以上两种溶液等体积混合，暗室静置过夜，甲醇稀释，调整吸光度为 0.700±0.020 后，制得最终浓度工作液进行后续检测。

（2）ABTS$^{\cdot+}$ 自由基吸收能力的测定

取 150μL 工作液于 96 细胞微孔板中，加入 50μL 样品溶液，室温暗处反应 30min。在 734nm 波长下测定其吸光度值，每个提取液重复测定 4 次。以无水甲醇为空白对照，以水溶性维生素 E 标准液建立标准曲线。ABTS 值以每 100g 发芽中国菰米的当量 Trolox 微摩尔数（μmol TE/100g）表示。

7.2.8　数据统计方法

数据以平均值 ± 标准差的方式表示。运用 SAS v.9.4（SAS Institute）统计分析软件，采用邓肯法多重比较对数据进行方差分析，在 $P<0.05$ 下进行数据间差异显著性分析；相关性分析采用 Pearson 相关分析，在 $P<0.01$ 下进行显著性分析。

7.3　结果分析

7.3.1　中国菰米发芽过程中酚含量的变化

中国菰米发芽过程中游离态酚、结合态酚以及总酚含量的变化如图 7-1 所示。对于游离态酚而言，从 G0 到 G36 时期，其含量由 1 012.17mg GAE/kg 逐渐下降至 792.43mg GAE/kg，于 G36 时期含量达到最低值；而从 G36 到 G120 时期，游离态酚含量逐渐上升，从 792.43mg GAE/kg 逐渐增加到 1 483.81mg GAE/kg，并于 G120 时期含量达到最高值。其中 G120 时期的游离态酚含量是 G36 时期的 1.87 倍，是 G0 时期的 1.47 倍。对于结合态酚而言，从 G0 到 G48 时期，结合态酚含量从 318.79mg GAE/kg 逐渐下降到 201.10mg GAE/kg；从 G48 到 G120 时期，结合态酚含量又逐渐升高，从 201.10mg GAE/kg 逐渐增加到 617.11mg GAE/kg，并于 G120 时期达到最高值。从总酚含量变化来看，从 G0 到 G36 时期，总酚含量从 1 330.96mg GAE/kg 逐渐下降到 1 068.25mg GAE/kg；而从 G36 到 G120 时期，总酚含量由 1 068.25mg GAE/kg 又逐渐上升至 2 100.92mg GAE/kg，并且同样在 G120 时期达到最高值，G120 时期的总酚含量是 G36 时期的 1.97 倍，是 G0 时期的 1.58 倍。

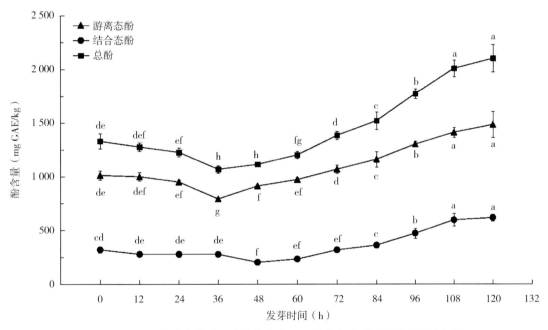

图 7-1　中国菰米发芽过程中的游离态酚、结合态酚以及总酚含量的变化

注：结果以平均数 ± 标准差表示（n=3）；图中不同的字母代表显著性差异（P＜0.05）。

因此，可以得出，中国菰米发芽过程中的游离态酚、结合态酚以及总酚含量均呈现先下降、后上升的变化趋势，并且 G36 时期和 G120 时期的游离态酚、总酚含量差异最大，G48 时期和 G120 时期的结合态酚含量差异最大。

7.3.2　中国菰米发芽过程中黄酮含量的变化

中国菰米发芽过程中游离态黄酮、结合态黄酮及总黄酮含量的变化如图 7-2 所示。对于游离态黄酮而言，从 G0 到 G120 时期，其含量持续下降，由 7 211.58mg QE/kg 逐渐下降至 3 471.00mg QE/kg，并于 G120 时期含量达到最低值，其 G120 时期含量是 G0 时期的

0.48 倍。对于结合态黄酮而言，从 G0 到 G48 时期，结合态黄酮含量从 308.85mg QE/kg 逐渐下降到 218.31mg QE/kg。从 G48 到 G120 时期，其含量又逐渐升高，从 218.31mg QE/kg 逐渐增加到 557.61mg QE/kg，并于 G120 时期达到最高值，其 G120 时期含量是 G48 时期的 2.55 倍，是 G0 时期的 1.81 倍。对于总黄酮而言，从 G0 到 G108 时期，其含量持续下降，由 7 520.43mg QE/kg 逐渐下降至 3 906.34mg QE/kg，而 G120 时期含量虽有部分升高但仍显著低于 G0 时期，其 G120 时期含量是 G0 时期的 0.54 倍。

因此可以得出，中国莜米发芽过程中游离态黄酮和总黄酮含量持续下降，其含量显著低于 G0 时期，而结合态黄酮则呈现先下降、后上升的变化趋势，并于 G120 含量达到最大值，其 G48 时期和 G120 时期的含量差异最大。

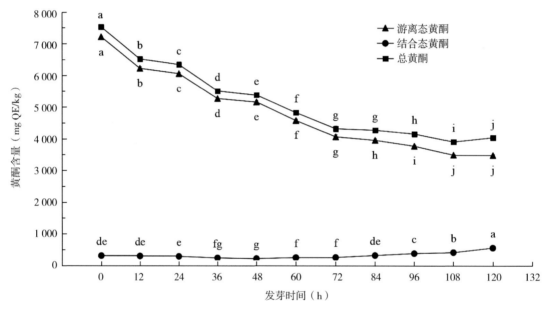

图 7-2　中国莜米发芽过程中的游离态黄酮、结合态黄酮及总黄酮含量的变化

注：结果以平均数 ± 标准差表示（$n=3$）；图中不同的字母代表显著性差异（$P<0.05$）。

7.3.3　中国莜米发芽过程中原花青素含量的变化

中国莜米发芽过程中游离态原花青素、结合态原花青素及总原花青素含量的变化如图 7-3 所示。对于游离态原花青素而言，从 G0 到 G24 时期，其含量由 0.39mg CE/g 逐渐下降至 0.28mg CE/g，于 G24 时期含量达到最低值；而从 G24 到 G120 时期，其游离态含量逐渐上升，从 0.28mg CE/g 逐渐增加到 0.53mg CE/g，其中 G120 时期的游离态含量是 G24 时期的 1.89 倍，是 G0 时期的 1.34 倍。对于结合态原花青素而言，其从 G0 到 G36 时期，其含量由 0.11mg CE/g 逐渐下降至 0.07mg CE/g，于 G36 时期含量达到最低值；而从 G36 到 G120 时期，其结合态含量逐渐上升，从 0.07mg CE/g 逐渐增加到 0.28mg CE/g，其中 G120 时期的结合态含量是 G36 时期的 4.00 倍，是 G0 时期的 2.55 倍。从总原花青素含量变化来看，其与游离态原花青素变化趋势一致，其中 G120 时期的总原花青素含量是 G24 时期的 2.13 倍，是 G0 时期的 1.69 倍。

因此，可以得出，中国菰米发芽过程中的游离态原花青素、结合态原花青素以及总原花青素含量均呈现先下降、后上升的变化趋势，并于 G120 含量达到最高值，并且 G24 时期和 G120 时期的游离态原花青素、总原花青素含量差异最大，G36 时期和 G120 时期的结合态原花青素含量差异最大。

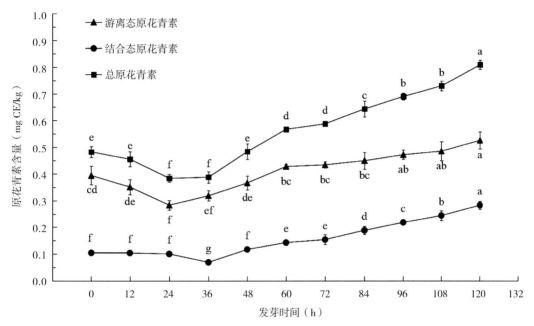

图 7-3　中国菰米发芽过程中游离态原花青素、结合态原花青素及总原花青素含量的变化

注：结果以平均数 ± 标准差表示（$n=3$）；图中不同的字母代表显著性差异（$P<0.05$）。

7.3.4　中国菰米发芽过程中游离氨基酸和 γ- 氨基丁酸含量的变化

中国菰米在发芽过程中游离氨基酸含量的变化如表 7-1 所示。随着发芽时间的延长，游离氨基酸也发生着复杂的变化，大部分游离氨基酸的含量均稳定增长，且在 G120 时期获得最大值。

对于成人体内的必需氨基酸来说，其苏氨酸、缬氨酸、蛋氨酸、异亮氨酸、亮氨酸、苯丙氨酸、赖氨酸的含量均随发芽时间的增加而持续增长，并于发芽 G120 时期达到最大值，其含量分别是 G0 时期的 34.42 倍、25.12 倍、56.20 倍、145.20 倍、64.67 倍、68.76 倍、22.55 倍，分别是 G36 时期的 15.61 倍、15.69 倍、26.62 倍、29.58 倍、17.56 倍、28.96 倍、14.06 倍。同时，作为婴儿必需的另外两种氨基酸，组氨酸和精氨酸，也随着发芽时间的增加，产生了显著的变化。组氨酸在 G0 到 G12 时期中，含量先短暂降低、之后再持续升高，在 G12 至 G120 时期含量由 99.47μg/g 达到最大值 1 495.53μg/g；而精氨酸则是在 G0 至 G24 时期中含量先略微降低，之后快速增加，并且成为 G120 时期含量最高的游离氨基酸，含量达到 2 899.51μg/g。

而对于非必需氨基酸，包括甘氨酸、丙氨酸、脯氨酸、酪氨酸、丝氨酸、半胱氨酸、天冬氨酸和谷氨酸，其 G120 时期含量分别是 G0 时期含量的 37.86 倍、24.86 倍、177.51 倍、33.15 倍、16.16 倍、13.11 倍、12.29 倍、2.82 倍，分别是 G36 时期含量的 23.82 倍、10.34 倍、12.97 倍、18.68 倍、10.02 倍、4.03 倍、4.13 倍、2.93 倍。其中，丝氨酸、谷氨酸、丙氨酸，在 G0 至 G12 时期中，含量出现短暂降低，并于 G12 后持续升高，在 G120 时期含量达到最大值；而甘氨酸、脯氨酸、酪氨酸、天冬氨酸、半胱氨酸，在发芽过程中含量则持续上升，并于 G120 时期含量达到最大值。

GABA 作为一种非蛋白质氨基酸，主要通过谷氨酸的脱羧反应生成。在中国菰米发芽过程中，GABA 含量持续上升，并于 G120 时期达到峰值，从 G0 时期的 75.82μg/g 增加至 1 465.21μg/g，G120 时期是 G0 时期含量的 19.32 倍，是 G36 时期含量的 8.29 倍。

表 7-1　中国菰米发芽过程中的游离氨基酸含量的变化　　　　单位：μg/g

发芽阶段	天冬氨酸	苏氨酸	丝氨酸	谷氨酸	甘氨酸	丙氨酸
G0	55.44±6.44h	26.81±2.02h	100.58±3.47g	604.50±26.98e	14.24±0.54g	85.58±1.95ij
G12	64.19±3.92h	39.57±4.27gh	98.07±2.45g	341.09±7.99g	14.95±0.65g	50.80±1.91j
G24	113.97±2.26g	45.00±1.50g	106.77±10.12g	479.33±47.62f	19.07±1.17g	131.60±5.87hi
G36	164.90±8.08f	59.12±6.31gh	162.14±7.69g	581.90±11.34e	22.64±0.45g	205.70±3.64gh
G48	194.67±11.97f	78.55±5.31g	232.38±15.21f	655.72±42.05e	33.63±2.18g	261.04±21.69g
G60	331.64±19.88e	176.44±7.36f	468.37±28.25e	818.22±42.62d	82.57±9.10f	398.91±19.44f
G72	449.89±9.88d	301.87±1.18e	733.50±5.35d	1007.69±41.19c	159.84±2.92e	615.74±43.76e
G84	522.58±16.56c	426.16±7.60d	963.28±37.11c	1088.65±38.92c	244.55±15.68d	836.87±55.20d
G96	611.96±1.15b	601.21±34.05c	1259.74±18.39b	1260.75±40.47b	365.61±32.05c	1220.79±79.11c
G108	627.87±66.22b	658.66±59.76b	1319.49±102.81b	1333.78±104.84b	408.07±25.82b	1347.11±17.90b
G120	681.15±22.46a	922.84±44.80a	1624.97±35.66a	1703.43±134.50a	539.18±68.10a	2127.57±106.76a
发芽阶段	缬氨酸	半胱氨酸	蛋氨酸	异亮氨酸	亮氨酸	酪氨酸
G0	88.69±2.20h	16.06±0.26h	10.65±0.32g	9.45±0.58h	32.49±0.90h	48.80±3.22h
G12	90.44±2.31h	28.44±0.70g	11.84±0.28g	13.34±0.26h	36.38±1.27h	49.84±3.78h
G24	92.25±4.47h	51.61±0.37f	16.08±0.51g	24.26±0.75h	50.86±1.84h	50.41±0.86h
G36	142.01±6.32gh	52.18±0.74f	22.49±0.53g	46.39±2.18gh	119.65±3.55gh	86.59±2.83gh

（续表）

发芽阶段	缬氨酸	半胱氨酸	蛋氨酸	异亮氨酸	亮氨酸	酪氨酸
G48	211.04±13.98g	54.06±5.13f	42.53±5.47g	101.11±10.01g	197.40±16.87g	144.44±18.33g
G60	442.87±35.36f	60.68±1.65ef	95.87±7.92f	274.88±8.30f	520.68±26.17f	345.82±28.35f
G72	779.33±10.28e	70.64±6.29e	184.25±6.67e	476.32±3.04e	854.73±12.48e	591.72±10.63e
G84	1101.86±31.06d	97.55±5.49d	270.77±2.79d	664.19±20.17d	1139.71±30.84d	807.64±21.91d
G96	1514.85±55.27c	131.20±6.24c	389.67±11.12c	927.53±33.96c	1561.79±37.58c	1152.76±47.91c
G108	1657.37±143.34b	151.14±17.53b	437.59±40.12b	1009.50±80.53b	1690.87±110.24b	1229.94±100.18b
G120	2227.74±80.03a	210.54±9.01a	598.56±37.40a	1372.13±49.83a	2101.20±123.57a	1617.93±19.98a

发芽阶段	苯丙氨酸	γ-氨基丁酸	赖氨酸	组氨酸	精氨酸	脯氨酸
G0	21.38±0.32g	75.82±1.14h	73.35±4.40h	113.70±13.68h	320.21±17.24g	5.04±0.35i
G12	32.11±0.70fg	80.37±2.71h	81.71±3.16h	99.47±7.76h	270.43±2.13g	14.59±0.33i
G24	35.55±1.41fg	88.10±3.23h	88.21±1.14h	112.71±10.96h	287.61±11.21g	48.85±0.91h
G36	50.76±4.16fg	176.67±4.85g	117.68±17.94gh	151.74±12.49h	291.07±2.19g	68.96±4.13h
G48	127.66±19.94f	228.92±16.83g	151.36±14.03g	211.09±7.27g	341.44±4.81g	132.19±10.16g
G60	294.17±24.00e	399.16±15.86f	319.64±23.08f	367.59±29.87f	591.12±49.86f	211.48±18.00f
G72	601.55±10.70d	524.54±28.83e	542.76±8.29e	566.54±15.73e	1002.12±3.49e	330.85±8.33e
G84	743.36±22.84c	706.43±10.50d	811.45±10.23d	779.71±10.46d	1422.67±42.49d	436.96±11.41d
G96	1031.56±16.63b	930.50±85.22c	1138.09±10.39c	1038.35±31.50c	1989.42±97.52c	586.73±40.91c
G108	1126.82±75.33b	1172.25±10.47b	1251.98±98.90b	1132.43±97.94b	2166.56±148.54b	645.68±34.18b
G120	1470.15±166.12a	1465.21±81.00a	1654.34±47.86a	1495.53±24.34a	2899.51±134.45a	894.65±28.92a

注：结果以平均数 ± 标准差表示（$n=3$）；表中不同的字母代表显著性差异（$P<0.05$）。

7.3.5　中国菰米发芽过程中DPPH自由基清除能力变化

中国菰米在发芽过程中游离态酚、结合态酚、总酚的DPPH自由基清除能力变化如图7–4所示。由图可知，随着发芽时间的延长，游离态酚的DPPH值先在G0时期的478.93μmol TE/100g逐渐下降到G36时期的410.91μmol TE/100g，而从G36时期到G120时期又逐渐上升至622.53μmol TE/100g；游离态酚G120时期的DPPH值是G36时期的1.52倍，是G0时期的1.30倍。结合态酚的DPPH值则是从G0时期的237.10μmol TE/100g逐渐下降至G48时期的166.16μmol TE/100g，之后逐渐上升，并于G120时期达到含量为364.29μmol TE/100g的峰值；结合态酚类G120时期的DPPH值是G48时期的2.19倍，是G0时期的1.54倍。总酚的DPPH值则由G0时期的716.02μmol TE/100g逐渐下降到G36时期的592.13μmol TE/100g，到G120时期又逐渐上升到986.82μmol TE/100g；总酚G120时期的DPPH值是G36时期的1.67倍，是G0时期的1.38倍。

因此，可以得出，中国菰米在发芽过程中游离态酚、结合态酚、总酚的 DPPH 自由基清除能力均呈现先下降、后上升的变化趋势，并于 G120 含量达到最高值，并且 G36 时期和 G120 时期的游离态酚、总酚的 DPPH 自由基清除能力差异最大，G48 时期和 G120 时期的结合态酚的 DPPH 自由基清除能力差异最大。

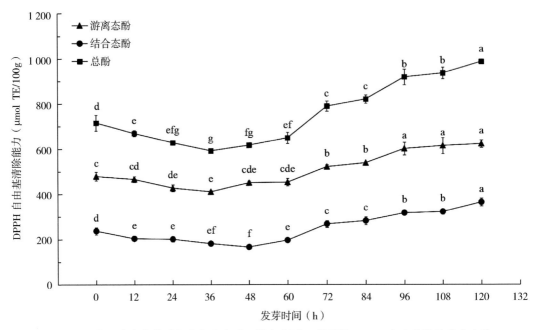

图 7-4　中国菰米发芽过程中自由态酚、结合态酚、总酚的 DPPH 自由基清除能力变化

注：结果以平均数 ± 标准差表示（$n=3$）；图中不同的字母代表显著性差异（$P<0.05$）。

7.3.6　中国菰米发芽过程中 ABTS·+ 自由基吸收能力变化

中国菰米在发芽过程中游离态酚、结合态酚、总酚的 ABTS·+ 自由基吸收能力变化如图 7-5 所示。由图可知，随着发芽时间的延长，游离态酚的 ABTS 值先从 G0 时期的 845.11μmol TE/100g 逐渐下降到 G36 时期的 558.10μmol TE/100g，而从 G36 时期到 G120 时期又逐渐上升至 2 192.93μmol TE/100g；游离态酚 G120 时期的 ABTS 值是 G36 时期的 3.93 倍，是 G0 时期的 2.59 倍。结合态酚的 ABTS 值则是从 G0 时期的 637.81μmol TE/100g 逐渐下降至 G36 时期的 473.76μmol TE/100g，之后逐渐上升，并于 G120 时期达到含量为 1 888.49μmol TE/100g 的峰值；结合态酚 G120 时期的 ABTS 值是 G36 期的 3.97 倍，是 G0 时期的 2.96 倍。总酚的 ABTS 值则由 G0 时期的 1 482.92μmol TE/100g 逐渐下降到 G36 时期的 1 031.85μmol TE/100g，之后逐渐上升，到 G120 时期又逐渐上升到 4 081.42μmol TE/100g；总酚 G120 时期的 ABTS 值是 G36 时期的 3.96 倍，是 G0 时期的 2.75 倍。

因此，可以得出，中国菰米在发芽过程中游离态酚、结合态酚、总酚的 ABTS$^{·+}$ 自由基吸收能力均呈现先下降，后上升的变化趋势，并且 G36 时期和 G120 时期游离态酚、结合态酚、总酚的 ABTS$^{·+}$ 自由基吸收能力差异最大。

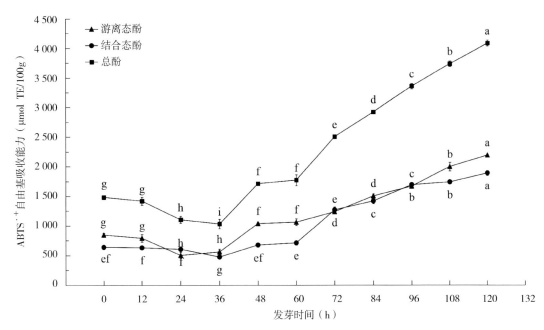

图 7-5　中国菰米发芽过程中自由态酚、结合态酚、总酚的 ABTS$^{·+}$ 自由基吸收能力变化

注：结果以平均数 ± 标准差表示（$n=3$）；图中不同的字母代表显著性差异（$P<0.05$）。

7.3.7　中国菰米发芽过程中总酚、总黄酮、总原花青素含量与抗氧化活性变化的相关性分析

中国菰米发芽过程中总酚、总黄酮、总原花青素含量与抗氧化活性变化的相关性分析如表 7-2 所示。由表可知，在种子的发芽过程中，总酚、总黄酮、总原花青素含量变化与 DPPH 自由基清除能力、ABTS$^{·+}$ 自由基吸收能力变化之间的相关性均达到极显著水平（$P<0.01$），其中总酚、总原花青素含量与 DPPH 自由基清除能力、ABTS$^{·+}$ 自由基吸收能力之间呈极显著正相关关系，相关系数分别为 0.957 2、0.931 2 和 0.944 9、0.974 9；总黄酮含量与 DPPH 自由基清除能力、ABTS$^{·+}$ 自由基吸收能力变化之间呈极显著负相关关系，相关系数分别为 -0.668 2 和 -0.799 1。

因此，可以得出，与总黄酮相比，中国菰米在发芽过程中总酚和总原花青素含量变化是其抗氧化活性变化的主要贡献者。

表7-2 中国菰米发芽过程中总酚、总黄酮、总原花青素含量与抗氧化活性变化的相关性分析

生物活性物质含量	抗氧化活性	
	总DPPH自由基清除能力 Total DPPH value	总ABTS$^+$自由基吸收能力 Total ABTS value
总酚含量 TPC	Total DPPH value＝0.362 8×TPC ＋225.88 R＝0.957 2，P＜0.01	Total ABTS value＝2.742 7×TPC －1 728.9 R＝0.944 9，P＜0.01
总黄酮含量 TFC	Total DPPH value＝－0.078 4×TFC ＋1 160.7 R＝－0.668 2，P＜0.01	Total ABTS value＝－0.717 9×TFC ＋5 984.8 R＝－0.799 1，P＜0.01
总原花青素含量 TPAC	Total DPPH value＝935.87×TPAC ＋227.42 R＝0.931 2，P＜0.01	Total ABTS value＝7 504.3×TPAC －195 9.7 R＝0.974 9，P＜0.01

7.4 讨论

本章通过测定中国菰米在发芽过程中的游离态酚、结合态酚以及总酚含量的变化发现，其含量均呈现先下降、后上升的变化趋势，从G0到G36时期，游离态酚含量逐渐降低，究其原因，可能是菰米种子在发芽前期，由于浸泡、吸胀的过程失去了部分水溶性的酚类化合物，导致前期酚类化合物的降低；而从G48至G120时期，其游离态酚、结合态酚和总酚含量逐渐增加，并于G120时期达到最大值。一方面，是因为发芽过程中苯丙烷生物合成途径和其他代谢途径的合成与转化；另一方面，是随着发芽时间的增加，新生成的植物细胞形成了新的细胞壁，合成的游离态酚分泌到细胞壁中，从而形成了新的结合态酚，导致其各部分酚含量的增加。这一变化趋势在发芽的有色米、糙米、小麦、豆类中也有相似的结果。

同时，中国菰米发芽过程中的游离态原花青素、结合态原花青素以及总原花青素含量也呈现先下降、后上升的变化趋势，并于G120含量达到最高值，并且G24时期和G120时期的游离态原花青素、总原花青素含量差异最大，G36时期和G120时期的结合态原花青素含量差异最大。其变化趋势与酚类化合物变化趋势相似。Aguilera等（2013）在对豆类的研究中也发现，发芽可使其原花青素含量增加。通过研究中国菰米在发芽过程中的DPPH自由基清除能力、ABTS$^+$自由基吸收能力发现，其抗氧化活性同样也呈现先下降、后上升的变化趋势，除结合态的DPPH自由基清除能力最低点为G48时期外，其他均于G36时期降至最低点，之后逐渐升高，并于G120时期抗氧化性达到最高值，该测定结果与王艳等（2016b）测定的发芽红米、黑米中抗氧化活性变化趋势大致相同，与Hung等

（2015）测定的发芽小麦和 Gan 等测定的发芽绿豆（2016）、发芽黑小麦（2017）的抗氧化结果相似。相关性分析表明，中国菰米发芽过程中抗氧化活性的变化与总酚、总原花青素的含量变化密切相关；而相对于总黄酮含量，中国菰米发芽过程中总酚、总原花青素对抗氧化活性的贡献率更高。

通过测定中国菰米发芽过程中黄酮含量的变化发现，游离态黄酮的含量持续下降，其含量显著低于 G0 时期，究其原因，可能是在种子的培养过程中，由于浸泡、换水等原因损失了大量的水溶性的游离态黄酮；而发芽条件，如光照、温度、湿度、pH 值等的变化也可能导致类黄酮化合物的转化与降解。例如，黑米中的花青素极不稳定，易受环境中的pH 值、温度和其他物理化学因素的变化而降解。中国菰米发芽过程中的结合态黄酮则呈现先下降、后上升的变化趋势，并于 G120 含量达到最大值，虽然与 Ti 等（2014）所研究的发芽糙米中结合态黄酮变化趋势不太相似，但其发芽结束后最终的黄酮含量均高于未发芽时含量，说明发芽过程也促进了部分类黄酮物质的合成与转化，进而提高了结合态黄酮的含量；而在中国发芽菰米中，由于游离态黄酮的含量和占比远高于结合态黄酮，尽管结合态黄酮含量随发芽时间的增加含量显著增加，但是伴随着游离态黄酮的大量损失，中国菰米发芽过程中总黄酮含量呈现了逐渐下降的趋势。

在本章测定的 18 种游离氨基酸中，各游离氨基酸含量在中国菰米发芽过程中均表现出升高的趋势。同时，作为人体直接吸收的含氮营养素，游离氨基酸的含量和组成比也反映了食品的质量。其中，中国菰米发芽过程中谷氨酸含量变化最小，脯氨酸含量变化最大；G120 期谷氨酸和脯氨酸含量分别是 G0 期的 2.82 倍和 177.51 倍。此外，对比G120 时期与 G0 时期，其他游离氨基酸含量均显著增加，如赖氨酸（21.55 倍）、丙氨酸（23.86 倍）、缬氨酸（24.12 倍）、酪氨酸（32.15 倍）、苏氨酸（33.42 倍）、甘氨酸（36.86 倍）、蛋氨酸（55.20 倍）、亮氨酸（63.67 倍）、苯丙氨酸（67.76 倍）和异亮氨酸（144.20 倍）。对于 GABA 而言，随着菰米种子发芽时间的增加，其含量同样逐渐增大，G120 时期含量为 G0 时期的 19.32 倍。由于种子在发芽过程中促进了碳水化合物、蛋白质、脂肪等多种营养物质的水解和降解，其中，蛋白质被酶解成低分子量的肽和氨基酸，产生了新的小分子，同时也促进了单糖、游离氨基酸等的积累。据翟成凯等（2000）研究发现，中国菰米蛋白质的第一限制性氨基酸是赖氨酸，第二限制性氨基酸是异亮氨酸；随着发芽时间的延长，赖氨酸与异亮氨酸有显著的增长趋势，说明发芽过程能明显改善中国菰米限制性氨基酸的组成。GABA 作为非构成蛋白质的氨基酸、作为一种重要的神经递质，因其所具有的多种生理活性，如降低血压、调节心律失常、控制激素分泌等，其在发芽过程中的含量变化及其机制研究也需要重点关注。

7.5　结论

本章重点进行了发芽中国菰米的酚类、黄酮、原花青素含量以及酚类化合物的DPPH、ABTS 抗氧化活性及其相关性分析研究，结果发现，中国菰米发芽过程中游离态酚、结合态酚以及总酚含量均呈现先下降、后上升的变化趋势，而且 G36 和 G120 时期的游离态酚、总酚含量差异最大，G48 和 G120 时期的结合态酚含量差异最大；中国菰米发芽过程中游离态黄酮、总黄酮含量持续下降，其含量显著低于 G0 时期，而结合态黄酮则呈现先下降、后上升的变化趋势，而且 G48 和 G120 时期的含量差异最大；中国菰米发芽过程中的游离态、结合态以及总原花青素含量同样呈现先下降、后上升的变化趋势，并于 G120 含量达到最高值；G24 和 G120 时期的游离态、总原花青素含量差异最大，而G36 和 G120 时期的结合态原花青素含量差异最大。

中国菰米发芽过程中包括 γ- 氨基丁酸在内的 18 种游离氨基酸含量均呈现不同程度的增加，并于 G120 时期达到最大值。中国菰米在发芽过程中的 DPPH 自由基清除能力、ABTS$^+$ 自由基吸收能力也呈现先下降、后上升的变化趋势，除结合态 DPPH 自由基清除能力最低点为 G48 时期外，其他均于 G36 时期降至最低点之后逐渐升高，并于 G120 时期抗氧化活性达到最高值。相关性分析发现，中国菰米发芽过程中抗氧化活性的变化与总酚、总原花青素的含量变化密切相关，而相对于总黄酮，中国菰米发芽过程中总酚、总原花青素对抗氧化活性的贡献率更高。

参考文献

程传兴，刘晓飞，王薇，2017. γ- 氨基丁酸的生理功能及制备方法 [J]. 哈尔滨商业大学学报：自然科学版，149(6)：57–61.

甘人友，隋中泉，杨琼琼，等，2017. 发芽提高黑小麦可溶性和结合性提取物的抗氧化活性和多酚含量（英文）[J]. 上海交通大学学报（农业科学版），35（3）：1–10, 16.

王艳，李梅，柴立红，等，2016a. 有色糙米发芽过程中游离氨基酸含量的动态变化 [J]. 中国农学通报，32(20)：65–71.

王艳，徐非非，柴立红，等，2016b. 有色发芽糙米抗氧化活性的动态变化 [J]. 农产品加工：学刊，403(3)：11–14.

姚森，郑理，赵思明，等，2006. 发芽条件对发芽糙米中 γ- 氨基丁酸含量的影响 [J]. 农业工程学报，22(12)：211–215.

翟成凯，张小强，孙桂菊，等，2000. 中国菰米的营养成分及其蛋白质特性的研究 [J]. 卫生研究，29(6)：

375–378.

AGATI G，AZZARELLO E，POLLASTRI S，et al.，2012. Flavonoids as antioxidants in plants: Location and functional significance[J]. Plant Science，196：67–76.

AGUILERA Y，DÍAZ M F，JIMÉNEZ T，et al.，2013. Changes in nonnutritional factors and antioxidant activity during germination of nonconventional legumes[J]. Journal of Agricultural and Food Chemistry，61(34)：8 120–8 125.

BRITZ S J，PRASAD P V，MOREAU R A，et al.，2007. Influence of growth temperature on the amounts of tocopherols, tocotrienols，and gamma-oryzanol in brown rice[J]. Journal of Agricultural and Food Chemistry，55(18)：7 559–7 565.

CÁCERES P J，MARTÍNEZ-VILLALUENGA C，AMIGO L，et al.，2014. Maximising the phytochemical content and antioxidant activity of Ecuadorian brown rice sprouts through optimal germination conditions[J]. Food Chemistry，152：407–414.

CEVALLOS-CASALS B A，CISNEROS-ZEVALLOS L，2010. Impact of germination on phenolic content and antioxidant activity of 13 edible seed species[J]. Food Chemistry，119(4)：1 485–1 490.

DING J，YANG T，FENG H，et al.，2016. Enhancing Contents of Gamma-Aminobutyric Acid (GABA) and Other Micronutrients in Dehulled Rice during Germination under Normoxic and Hypoxic Conditions[J]. Journal of Agricultural and Food Chemistry，64(5)：1 094.

DING J Z，ULANOV A V，DONG M Y，et al.，2018. Enhancement of gama-aminobutyric acid (GABA) and other health-related metabolites in germinated red rice (*Oryza sativa* L.) by ultrasonication[J]. Ultrasonics Sonochemistry，40：791–797.

EGYDIO A P M，CATARINA C S，FLOH E I S，et al.，2013. Free amino acid composition of *Annona* (Annonaceae) fruit species of economic interest[J]. Industrial Crops and Products，45：373–376.

GAN R Y，LIU W Y，WU K，et al.，2017. Bioactive compounds and bioactivities of germinated edible seeds and sprouts：An updated review[J]. Trends in Food Science & Technology，59：1–14.

GAN R Y，WANG M F，LUI W Y，et al.，2016. Dynamic changes in phytochemical composition and antioxidant capacity in green and black mung bean (*Vigna radiata*) sprouts[J]. International Journal of Food Science and Technology. 51(9)：2 090–2 098.

GENTILE D，FORNAI M，COLUCCI R，et al.，2018. The flavonoid compound apigenin prevents colonic inflammation and motor dysfunctions associated with high fat diet-induced obesity[J]. Plos One，13(4)：e0195502.

HA T J，LEE M H，SEO W D，et al.，2017. Changes occurring in nutritional components (phytochemicals and free amino acid) of raw and sprouted seeds of white and black sesame (*Sesamum indicum* L.) and screening of their antioxidant activities[J]. Food Science and Biotechnology，26(1)：71–78.

HIEMORI M，KOH E，MITCHELL A E，2009. Influence of cooking on anthocyanins in black rice (*Oryza sativa* L. *japonica* var. SBR)[J]. Journal of Agricultural and Food Chemistry, 57(5): 1 908–1 914.

HSIEH C Y, CHANG S T, 2010. Antioxidant Activities and Xanthine Oxidase Inhibitory Effects of Phenolic Phytochemicals from Acacia confusa Twigs and Branches[J]. Journal of Agricultural & Food Chemistry, 58(3): 1 578–1 583.

HUNG P V, HATCHER D W, BARKER W, 2011. Phenolic acid composition of sprouted wheats by ultra-performance liquid chromatography (UPLC) and their antioxidant activities[J]. Food Chemistry, 126(4): 1 896–1 901.

HUNG P V, MAEDA T, MORITA N, 2015. Improvement of nutritional composition and antioxidant capacity of high-amylose wheat during germination[J]. Journal of Food Science and Technology, 52(10): 6 756–6 762.

HUNG P V, MAEDA T, YAMAMOTO S, et al., 2012. Effects of germination on nutritional composition of waxy wheat[J]. Journal of the Science of Food & Agriculture, 92(3): 667–672.

HÜBNER F, ARENDT E K, 2013. Germination of cereal grains as a way to improve the nutritional value: a review[J]. Critical Reviews in Food Science and Nutrition, 53(8): 853–861.

JIA Z S, TANG M C, WU J M, 1999. The determination of flavonoid contents in mulberry and their scavenging effects on superoxide radicals[J]. Food Chemistry, 64(4): 555–559.

JIANG M X, ZHAI L J, YANG H, et al., 2016. Analysis of active components and proteomics of Chinese wild rice (*Zizania latifolia* (Griseb) *Turcz*) and *Indica* rice (*Nagina22*)[J]. Journal of Medicinal Food, 19(8): 798–804.

KIM S K, PARK C H, KIM S L, 2004. Introduction and nutritional evaluation of buckwheat sprouts as a new vegetable[J]. Food Research International, 37(4): 319–327.

KUO Y H, ROZAN P, LAMBEIN F, et al., 2004. Effects of different germination conditions on the contents of free protein and non-protein amino acids of commercial legumes[J]. Food Chemistry, 86(4): 537–545.

LIMÓN R I, PEÑAS E, MARTÍNEZ-VILLALUENGA C, et al., 2014. Role of elicitation on the health-promoting properties of kidney bean sprouts[J]. LWT-Food Science and Technology, 56(2): 328–334.

LIN L Y, PENG C C, YANG Y L, et al., 2008. Optimization of bioactive compounds in buckwheat sprouts and their effect on blood cholesterol in hamsters[J]. Journal of Agricultural and Food Chemistry, 56(4): 1 216–1 223.

LIU B G, GUO X N, ZHU K X, et al., 2011. Nutritional evaluation and anti-oxidant activity of sesame sprouts[J]. Food Chemistry, 129(3): 799–803.

MARTÍNEZ-VILLALUENGA C, KUO Y H, LAMBEIN F, et al., 2006. Kinetics of free protein amino acids, free non-protein amino acids and trig-onelline in soybean (*Glycine max* L.) and lupin (*Lupinus angustifolius* L.) sprouts[J]. European Food Research and Technology, 224(2): 177–186.

NG L T, HUANG S H, CHEN Y T, et al., 2013. Changes of tocopherols, tocotrienols, γ-oryzanol, and γ-aminobutyric acid levels in the germinated brown rice of pigmented and nonpigmented cultivars[J]. Journal of Agricultural and Food Chemistry, 61(51): 12 604–12 611.

PAJAK P, SOCHA R, GALKOWSKA D, et al., 2014. Phenolic profile and antioxidant activity in selected seeds and sprouts[J]. Food Chemistry, 143: 300–306.

PAUCAR-MENACHO L M, MARTÍNEZ-VILLALUENGA C, DUEÑAS M, et al., 2018. Response surface optimisation of germination conditions to improve the accumulation of bioactive compounds and the antioxidant activity in quinoa[J]. International Journal of Food Science & Technology, 53(2): 516–524.

PENG C C, CHEN K C, YANG L L, et al., 2009. Aqua-culture improved buckwheat sprouts with more abundant precious nutrients and hypolipidemic activity[J]. International Journal of Food Sciences and Nutrition, 60(1): 232–245.

QIU Y, LIU Q, BETA T, 2009. Antioxidant activity of commercial wild rice and identification of flavonoid compounds in active fractions[J]. Journal of Agricultural and Food Chemistry, 57(16): 7 543–7 551.

SINGLETON V L, ORTHOFER R, LAMUELA-RAVENTÓS R M, 1999. Analysis of total phenols and other oxidation substrates and antioxidants by means of Folin-Ciocalteu reagent[J]. Methods in enzymology, 299(1): 152–178.

TANG D, DONG Y, GUO N, et al., 2014. Metabolomic analysis of the polyphenols in germinating mung beans (*Vigna radiata*) seeds and sprouts[J]. Journal of the Science of Food and Agriculture, 94(8): 1 639–1 647.

TI H H, ZHANG R F, ZHANG M W, et al., 2014. Dynamic changes in the free and bound phenolic compounds and antioxidant activity of brown rice at different germination stages[J]. Food Chemistry, 161: 337–344.

WANG Y, LI M, XU F, et al., 2016. Variation in polyphenols, tocols, γ-aminobutyric acid, and antioxidant properties in whole grain rice (*Oryza sativa* L.) as affected by different germination time[J]. Cereal Chemistry, 93(3): 268–274.

WU Z Y, SONG L X, FENG S B, et al., 2012. Germination dramatically increases isoflavonoid content and diversity in chickpea (*Cicer arietinum* L.) seeds[J]. Journal of Agricultural and Food Chemistry, 60(35): 8 606–8 615.

XU J G, HU Q P, 2014. Changes in γ-aminobutyric acid content and related enzyme activities in Jindou 25 soybean (*Glycine max* L.) seeds during germination[J]. LWT - Food Science and Technology, 55(1): 341–346.

ZHANG G, XU Z C, GAO Y Y, et al., 2015. Effects of germination on the nutritional properties, phenolic profiles, and antioxidant activities of buckwheat[J]. Journal of Food Science. 80(4-5-6): H1111–H1119.

ZHANG Q, XIANG J, ZHANG L Z, et al., 2014. Optimizing soaking and germination conditions to improve gamma-aminobutyric acid content in japonica and indica germinated brown rice[J]. Journal of Functional Foods, 10: 283–291.

8

中国菰米发芽过程中生物活性物质积累机制的蛋白质组学研究

近年来，不同发芽阶段的作物种子蛋白质组学研究取得一些研究进展，然而利用蛋白质组学来阐明这些生物活性物质在发芽种子中积累机制的研究很少。基于第 7 章的研究，菰米种子在发芽 G36 和 G120 时期的总酚含量和抗氧化活性差异最大。因此，本章利用同位素标记相对和绝对定量（isobaric tags for relative and absolute quantification，iTRAQ）技术，在 G36 和 G120 时期对中国菰米发芽种子生物活性物质的积累机制进行了蛋白质组学研究。在发芽的中国菰米中共检测到 7 031 个蛋白质，并且在 G120 和 G36 时期之间有 1 144 个显著差异蛋白（956 个上调、188 个下调），其中存在差异的蛋白主要与"代谢途径""次级代谢产物生物合成"和"苯丙烷类生物合成"有关。10 个参与反应的关键酶（4 个 PALS、1 个 4CL、1 个 CCR、1 个 CHS、1 个 CHI 和 2 个 CAD）的基因表达量均显著增加。3 个关键酶（PAL、CHS、CHI）的酶活性均随发芽时间呈现先下降后升高的趋势。相关性分析发现，中国菰米发芽过程中 PAL、CHS、CHI 酶活性的变化与酚类化合物、γ - 氨基丁酸（GABA）抗氧化活性变化密切相关。在发芽后期，苯丙氨酸、酪氨酸和谷氨酸等酚类化合物、合成底物的逐渐积累和相关合成关键酶的表达（蛋白、基因）及酶活性的上调促进了中国菰米发芽过程中酚类化合物、γ- 氨基丁酸的积累。

8.1 前言

种子在发芽过程中会产生一系列复杂的生命活动，伴随着种子的萌发，呼吸作用逐渐加快，内部酶得到活化，酶活力不断增强，代谢活动也逐渐旺盛，不同的生理生化活动引发了种子内部较多的营养物质以及生物活性物质含量的变化，如单糖、蛋白质、膳食纤维、有机酸、γ- 氨基丁酸、酚类化合物、维生素等。其中，酚类化合物（酚酸、黄酮）和 GABA 等作为发挥潜在功能效应的生物活性物质，在酶的作用下得到进一步的合成与转化，进而参与到细胞代谢活动中。为探究酚类化合物（如酚酸、黄酮等）和GABA在发芽种子中的积累机制，先对其在植物体内的生物合成路径进行简要阐述。

研究表明，在植物体内，酚类化合物生物合成的前体物质主要来源于两个代谢途径，分别是糖酵解途径和磷酸戊糖途径。在一系列酶的催化作用下，经糖酵解途径产生的磷酸烯醇式丙酮酸和经磷酸戊糖途径产生的赤藓糖-4-磷酸，二者相互结合，经由莽草酸途径、苯丙烷类代谢途径，最终形成了植物体内的各种酚类化合物。苯丙烷类代谢途径中第一个关键酶是苯丙氨酸解氨酶（PAL），苯丙氨酸在PAL的催化作用下，经由一系列苯丙烷类化合物，生成终产物对香豆酰辅酶A。而对香豆酰辅酶A作为酚类化合物的重要前体，进一步形成了包括如对香豆酸、阿魏酸、咖啡酸、芥子酸等的羟基肉桂酸，黄酮，原花青素，儿茶素，木质素等的多种酚类化合物。由于苯丙烷代谢是合成酚酸、黄酮的重要途径，故在此主要阐述苯丙烷类代谢途径。如图8-1所示，苯丙烷代谢途径首先是苯丙氨酸在PAL的催化下，脱氨降解后生成肉桂酸，形成的肉桂酸在肉桂酸-4-羟化酶（C4H）的催化下生成4-香豆酸，同时4-香豆酸在4-香豆酸：辅酶A连接酶（4CL）的催化作用下，生成对香豆酰辅酶A。而以4-香豆酸和4-香豆酰辅酶A为原料，又分别完成了酚酸和类黄酮单体的生物合成。首先对于酚酸类生物合成，4-香豆酸在4-羟基肉桂酸3-羟化酶（4-hydroxycinnamate 3-hydroxylase，C3H）的催化作用下合成咖啡酸、而咖啡酸又在*S*-腺苷-*L*-甲硫氨酸：咖啡酸盐/5-羟基阿魏酸盐-*O*-甲基转移酶（S-adenosyl-methionine: caffeate/5-hydroxyferulate-*O*-methyltransferase，COMT）作用下合成阿魏酸，之后经阿魏酸盐5-羟化酶（Ferulate 5-hydroxylase，F5H）催化下，生成5-羟基阿魏酸、又在COMT作用下生成芥子酸，而通过这些酶所合成的羟基肉桂酸在4CL的催化下，生成羟基肉桂酰基辅酶A酯，在肉桂酰CoA还原酶（CCR）催化下生成羟基肉桂醛，经肉桂醇脱氢酶（CAD）生成羟基肉桂醇，最终参与木质素的合成。

对于类黄酮化合物的生物合成，首先需要两个关键酶的参与，第一个是查尔酮合成酶（CHS），第二个是查尔酮异构酶（CHI）。首先，4-香豆酰辅酶A和丙二酰辅酶A在CHS的作用下生成柚查尔酮，作为会合成儿茶素、花青素等多种类黄酮化合物的重要前体物，柚查尔酮在类黄酮生物合成途径中挥着重要的作用。在CHI的作用下生成的柚查尔酮发生环化进而合成柚皮素，柚皮素在黄酮合成酶Ⅰ或黄酮合成酶Ⅱ（flavone synthases Ⅰ or flavone synthases Ⅱ，FNS Ⅰ或FNS Ⅱ）的催化下，生成黄酮，同时也在各种酶的催化作用下向黄烷酮转变，最后转变成不同类型的黄酮单体。而在类黄酮化合物的代谢途径中，儿茶素类物质作为一种重要活性物质，其代谢途径如图8-1所示，柚皮素在黄烷酮子羟化酶（F3H）作用下转变成二氢黄酮醇，之后继续在F3H作用下转化为二氢槲皮素，进而在不同酶的作用下生成儿茶素和表儿茶素。同时，二氢黄酮醇在类黄酮3',5'羟化酶（F3'5'H）作用下转化成二氢杨梅素，进而在不同酶的催化作用下合成表没食子酸儿茶素酯、没食子酸儿茶素和表没食子酸儿茶素等。

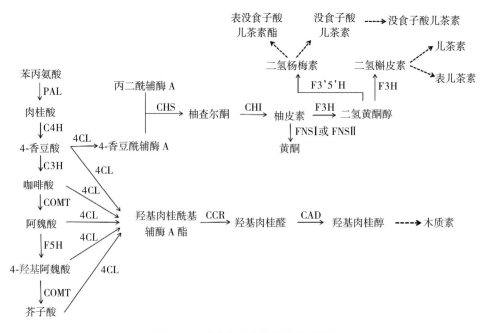

图 8-1　酚类化合物的生物合成途径

GABA 主要通过两条不同的信号途径合成，分别为 GABA 支路（GABA shunt）和多胺降解途径（polyamine degradation pathway）。其中 GABA 支路，是三羧酸（tricarboxylic acid，TCA）循环所延伸出的一条侧支。其主要参与的氨基酸是谷氨酸（glutamic acid，GA），该支路所需的关键酶为谷氨酸脱羧酶（GAD)，首先，GA 在 GAD 的催化作用下，进行脱羧反应从而合成 GABA。多胺降解途径则是由二胺经二胺氧化酶（Diamine oxidase，DAO）或多胺（PA）经多胺氧化酶（polyamine oxidase，PAO）的催化作用，产生 4-氨基丁醛，再由 4-氨基丁醛脱氢酶（4-amino aldehyde dehydrogenase，AMADH）催化脱氢后，生成 GABA。多胺降解途径最终会与 GABA 支路汇合，之后共同参与到 TCA 循环中。在高级植物中，GABA 主要由 GABA 支路信号途径合成，故在此主要分析 GABA 支路合成路径。如图 8-2 所示，GABA 代谢主要由 3 种酶完成，分别是 GAD、GABA 转氨酶（GABA transaminase，GABA-T）和琥珀酸半醛脱氢酶（succinic semialdehyde dehydrogenase，SSADH）。首先谷氨酸在 GAD 催化作用下发生不可逆的脱羧反应，生成 GABA，之后 GABA、丙酮酸和 α-酮戊二酸在 GABA-T 的催化作用下，生成琥珀酸半醛，在 SSADH 催化下，琥珀酸半醛氧化脱氢生成琥珀酸，最终进入 TCA 循环。同时，谷氨酸经谷氨酸脱氢酶（glutamate dehydrogenase，GDH）催化后，生成 α-酮戊二酸，进而参与到 TCA 循环中。研究发现，发芽的燕麦、大豆和糙米中 GAD 的活性显著增加，在适宜的温度、水分等环境下，种子发芽过程中内源蛋白酶、谷氨酸脱羧酶等多种酶被激活，使谷氨酸脱羧生成 GABA。其中过氧化氢酶和过氧化物酶活性与芽生长一致，但 GABA 在发芽籽粒中的积累与芽长无关。曹晶晶等（2018）在发芽的糙米中发现，随着发芽时间的增加，GABA 和谷氨酸含量持续增加，在发芽 48h 之前，GAD 活性持续增加，但 48h 后至 72h，活性增加不明显。

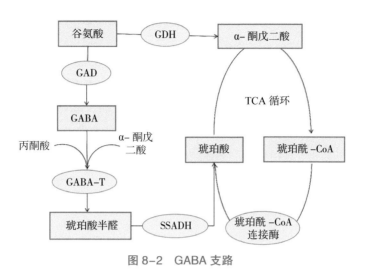

图 8-2　GABA 支路

蛋白质组学是一种在蛋白质水平上直接检测细胞蛋白表达和解释复杂生物学过程的方法。由于蛋白质化学主要识别少量蛋白质的完整序列，不能用于综合研究。而定量蛋白质组学可以精确地识别和测量在基因组或复杂系统中表达的所有蛋白质，并从各种样品中选择差异表达蛋白质（differentially expressed protein，DEP）。同位素标记相对和绝对定量技术是近年来应用于定量蛋白质组学的高通量筛选技术，能显示出较好的定量结果，且具有令人满意的重现性。iTRAQ 技术已被用于鉴定豆芽应对 UV-B 处理的变化、稻壳发育的变化、冰点储藏期间蛏子冷胁迫适应的生化机制以及与冻泥虾品质相关蛋白质的特性。中国菰基因组二代测序序列的公布推动了其蛋白质组学研究的进展（Guo 等，2015）。基于第 7 章的研究，通过中国菰米发芽过程中总酚及抗氧化活性的变化发现，菰米种子在发芽 G36 和 G120 时期的总酚含量和抗氧化活性差异最大。因此，本章节利用 iTRAQ 技术，在 G36 和 G120 时期对中国菰米发芽种子生物活性物质的积累机制进行蛋白质组学研究，对 G36 和 G120 时期 DEP 进行基因本体（gene ontology，GO）和京都基因与基因组百科全书（KEGG）富集分析。通过探究中国菰米种子在发芽的 G36 时期和 G120 时期存在显著差异的蛋白，鉴定出存在显著差异的生物活性物质合成的关键酶，并进行基因的表达量分析以及关键酶酶活性测定。同时，进行中国菰米发芽过程中关键酶酶活性与抗氧化活性变化的相关性分析。本研究结果可为中国菰米发芽功能性食品的研究与开发奠定理论基础。

8.2 材料与方法

8.2.1 样品

中国菰米的发芽培养参照 7.2.3，结合菰米发芽过程中的总酚含量和抗氧化活性变化，取样时期设为发芽后 36h（G36）、120h（G120），发芽菰米种子取样时期的形态如图 8-3 所示，图 8-3 中 A 为发芽 G36 时期，B 为发芽 G120 时期。取样前，去除发芽停滞、感染霉菌的菰米种子，保证样品的一致性，同时，要快速吸干发芽种子上的水分，取样时，将发芽种子迅速包裹于干净的锡箔纸中，对应的取样编号为 G36-1、G36-2、G36-3 和 G120-1、G120-2、G120-3，液氮速冻 5min 以上，之后装入 10mL RNase-free 离心管中，将螺口盖子旋紧，−80℃ 超低温储存柜保存待蛋白组学检测使用。

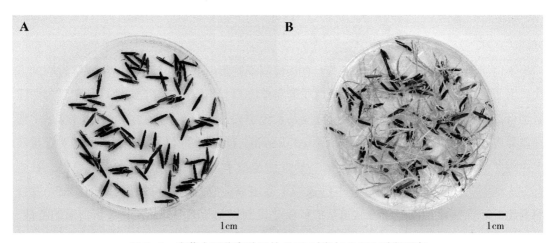

图 8-3　发芽中国菰米种子的 G36 时期与 G120 时期形态

8.2.2 总蛋白的提取与多肽制备

将 G36 时期和 G120 时期的发芽中国菰米种子样品在液氮中进行研磨，随后溶解于含有 50mmol/L Tris-HCl（pH＝8）、8mol/L 的尿素和 0.2% SDS 的裂解缓冲液。混合物在冰上超声处理 5min，随后在 12 000g、4℃ 下离心 15min。将上清液转至干净的试管中，用 Bradford 法测定其蛋白质含量。随后，向样品中加入 2mmol/L 二硫苏糖醇，在 56℃ 下孵育 1h。向样品中加入碘乙酸，然后将样品在 25℃ 黑暗中孵育 1h。在样品提取液中加入 4 倍体积的预冷丙酮。混合液进行涡旋震荡，并在 −20℃ 下保存至少 2h。提取物在 12 000g、4℃ 下离心 15min。收集沉淀，用预冷丙酮洗涤两次，并溶解在含 0.1mol/L 三乙基碳酸氢铵（TEAB，pH＝8.5）和 8mol/L 尿素的缓冲液中。用 Bradford 法测定蛋白质含量。取含有 0.1mg 蛋白质的每个样品，使用胰蛋白酶 Trypsin Gold（Promega）在 37℃

下消化 16h。用 C18 脱盐柱除去尿素后将样品进行真空离心干燥，得到肽段。

8.2.3 基于同位素标记相对和绝对定量技术的标记

用 iTRAQ 试剂标记脱盐的肽段（iTRAQ® Reagent-8PLEX Multiplex Kit；Sigma-Aldrich）。每 0.1mg 的肽段使用一个单位的标记试剂。将多肽溶于 20μL 0.5mol/L TEAB 中，标记试剂加至 70μL 异丙醇中。孵育 1h 后，用 50mmol/L 的 Tris-HCl（pH=8）终止反应。不同标记的多肽按同等比例混合，使用离心式去盐柱（89852；Thermo Fisher Scientific）进行脱盐。

8.2.4 馏分分离

在 Rigol L 3000 高效液相色谱仪上，用 Waters BEH C18 柱（4.6mm×250mm，5μm）对 TMT 标记的多肽混合物进行分离，流速为 1mL/min。柱温设置为 50℃。流动相 A（2% 乙腈，使用氢氧化铵调节 pH=10.0），B（98% 乙腈，使用氢氧化铵调节 pH 值至 10.0）进行梯度洗脱。溶剂梯度为：3% B，5min；3%～8% B，0.1min；8%～18% B，11.9min；18%～32% B，11min；32%～45% B，7min；45%～80% B，3min；80% B，5min；80%～5% B，0.1min 和 5% B，6.9min。在 214nm 波长的紫外下对胰蛋白酶消化肽进行检测。每分钟收集一次洗脱液，共收集 10 个组分。样品经真空干燥后，再用 0.1% 甲酸（formic acid，FA）进行重悬。

8.2.5 液质检测

使用 EASY-nLC™ 1200 UHPLC system（Thermo Fisher Scientific）结合 Orbitrap Q Exactive HF-X mass spectrometer（Thermo Fisher Scientific），在数据依赖采集模式（data dependent acquisition，DDA）下进行鸟枪法蛋白质组学分析。2mg 的总肽段溶解于 0.1% FA 中，并注入 Acclaim PepMap100 C18 Nano-Trap column（2cm×100μm，5μm）中。使用 Reprosil-PU120C18-AQ 分析柱（15cm×150μm，1.9μm）上进行分离，采用 5%～100% 洗脱剂 B（0.1% FA，80% 乙腈），以 0.6mL/min 的流速进行 60min 的线性梯度分离多肽。溶剂梯度为：5%～10% B，2min；10%～30% B，49min；30%～50% B，2min；50%～90% B，2min；90%～100% B，5min。

对于 DDA，Q-Exactive HF-X 质谱以正极性方式工作，喷雾电压为 2.3kV，毛细管温度为 320℃。获得了分辨率为 60 000（200m/z）、自动增益控制（automatic gain control，AGC）目标值为 3×106、最大离子注入时间为 20ms 的 350～1 500m/z 全质谱扫描。在全质谱扫描中，选择了 40 种丰度最高的前体离子进行高能碰撞离解碎片分析，分辨率为 15 000（200m/z），AGC 目标值为 1×10^5，最大离子注入时间为 45ms，标准化碰撞能为 32%，强度阈值为 8.3×10^3，动态排斥参数为 60s。

8.2.6 数据质量控制

基于质谱检测获得原始文件后，直接导入 Proteome Discoverer 2.2 软件（Thermo Fisher Scientific）进行数据库检索，谱肽、蛋白定量。本章节研究中使用的数据库为浙江大学樊龙江教授开发的中国莜基因组数据库（http://ibi.zju.edu.cn/Zlatifolia/）。同时，利用 Proteome Discoverer2.2 软件对检索结果做了进一步过滤：可信度在 95% 以上的肽谱匹配（the peptide-spectrum matches，PSMs）为可信 PSMs，至少包含一个特有肽段的蛋白为可信蛋白，本研究只保留可信的 PSMs 和蛋白，并做错误发现率（FDR）验证，去除 FDR 大于 5% 的肽段和蛋白。

8.2.7 蛋白质功能注释

通过利用 GO、KEGG、蛋白质直系同源簇（Clusters of Orthologous Group，COG）等数据库对鉴定到的蛋白质进行功能注释。其 GO 注释将鉴定到的蛋白质利用 Interproscan 软件进行分析，该软件涉及 Pfam、PRINTS、ProDom、SMART、ProSite、PANTHER 等 6 个数据库的搜索。KEGG、COG 注释是将鉴定到的蛋白质进行 BLAST 比对（e 值 $\leqslant$ 0.000 1），对每一条序列的 BLAST 结果，选取分数最高的比对结果进行注释。结构域注释（IPR）也用 Interproscan 软件进行，包括 Pfam、ProDom、SMART 等结构域的数据库，利用模式结构或特征进行功能未知蛋白质的 IPR。

8.2.8 蛋白质定量分析

Proteome Discoverer2.2 首先根据原始下机的谱图峰面积可以得到各个样品中每个普肽的相对定量值，再根据鉴定出的特有肽段中所包含所有普肽的定量信息，校正得到特有肽段的相对定量值，然后根据每个蛋白质包含的所有特有肽段的定量信息，校正得到每个蛋白质的相对定量值。

8.2.9 蛋白质差异分析以及 GO 富集分析、KEGG 路径富集分析

8.2.9.1 蛋白质差异分析

进行蛋白差异分析时，将每个蛋白质在两个比较对样品中的所有生物重复定量值的均值的比值作为差异倍数（FC）。为了判断差异的显著性，将每个蛋白质在两个比较对样品中的相对定量值进行了 t 检验，并计算相应的 P 值（P-value），以此作为显著性指标。当 FC$\geqslant$1.5、$P\leqslant$0.05 时，蛋白质表现为表达量上调；当 FC$\leqslant$0.67、$P\leqslant$0.05 时，蛋白质表现为表达量下调。

8.2.9.2 GO 富集分析

GO 功能显著性富集分析首先把所有 DEP 向基因本体数据库（http://www.geneontolo-gy.org/）的各个 GO 术语（term）映射，计算每个 GO 术语的蛋白质数目，然后应用超几何检验，找出与所有蛋白质背景相比，在 DEP 中显著富集的 GO 条目。通过公式计算得到 P 值，以 $P \leqslant 0.05$ 为阈值，满足此条件的 GO term 定义为在 DEP 中显著富集的 GO 术语。通过 GO 显著性分析能确定 DEP 行使的主要生物学功能。

8.2.9.3 KEGG 路径富集分析

KEGG 路径（http://www.kegg.jp/kegg/pathway.html）显著性富集分析方法同 GO 功能富集分析，是以 KEGG 路径为单位，应用超几何检验，找出与所有鉴定到蛋白质背景相比，在 DEP 中显著性富集的路径，通过路径分析能确定差异蛋白质参与的最主要的生化代谢途径和信号转导途径。

8.2.10 实时荧光定量 PCR 验证

采用实时荧光定量 PCR（Quantitative real-time PCR，qRT-PCR）技术对筛选出的、具有显著差异的酚类和 GABA 生物合成关键酶进行基因表达量验证分析。

8.2.10.1 总 RNA 提取

首先进行 G36 和 G120 时期发芽中国菰米种子中总 RNA 的提取。分别称取约 0.5g 组织，液氮研磨后加入 1mL Trizol（样品量与 Trizol 体积比为 1 : 10）；4℃ 12 000r/min 条件下离心 10min；取上清后加入 250μL 氯仿，振荡、混匀、静置 5min；离心取上清后再加入 250μL 氯仿，重复上一步骤；取得上清后，加入等体积的异丙醇沉淀，4℃ 放置 10min，加入 2mL 75% 乙醇（DEPC H_2O 配制），4℃ 10 000r/min 条件下离心 5min，弃上清液；37℃ 蒸干乙醇后，加入 20μL DEPC H_2O 溶解；用 TGem 分光光度计（OSE-260；中国北京天根生物科技）对 RNA 质量进行了评价后，–20℃ 储存，待下一步使用。

8.2.10.2 进行 cDNA 的合成

采用 PrimeScriptTM II 1st Strand cDNA Synthesis kit 试剂盒（TaKaRa 公司）进行 G36 时期和 G120 时期发芽菰米种子总 RNA 的 cDNA 合成，并用作 qRT-PCR 的模板。

8.2.10.3 进行 qRT-PCR 反应

该反应在 QuantStudio®5 实时 PCR 系统（96 孔，0.2mL；Thermo Fisher Scientific）上进行，反应体积为 25μL，包含 12.5μL GoTaq®qPCR 主混合物（Promega）、1μL 正向和反向引物、0.5μL cDNA 模板和 10μL ddH₂O。每个基因分为 3 份进行分析。以初始模板数（log）的 cDNA 值为水平坐标，以循环阈值（CT）值为垂直坐标绘制标准曲线，采用公式 $E = （10^{-1/slope} - 1）\times 100\%$ 计算每个基因的扩增效率。每个基因的相对表达水平用 $2^{-\Delta\Delta CT}$ 方法计算，来表示 G36 时期和 G120 时期之间的 CT 值差异。以 *Actin* 为内参基因引物，其他引物序列如表 8–1 所示。

表 8-1 引物序列

引物名称	序列
Z1Actin-qF	AGAGCAGAGGCATTCCAAGT
Z1Actin-qR	ACTAACCGGCCACGTGTATT
Z1PAL1-qF	TATGGATTCAAGGGCGCAGA
Z1PAL1-qR	ACCAAGAACGTCGAGGACAT
Z1PAL2-qF	CTCTACCGGTTCGTTCGC
Z1PAL2-qR	TCCACTCCTTGAGGCACT
Z1PAL3-qF	TGTCGCCGTCGCCAACGGCA
Z1PAL3-qR	TGCCCTGGCTGAGACCGAT
Z1PAL4-qF	ATCAAGACCTCGGTGAAGCA
Z1PAL4-qR	GGTTCATGGTCAGCACCTTC
Z14CL-qF	AGGATGATCTTGCCGGTGAA
Z14CL-qR	TGCTTGATCTCATCCTCGCT
Z1CAD1-qF	GAGCTTCATCTCGCCCATGG
Z1CAD1-qR	TGCAGCACCTCCTCCGTC
Z1CAD2-qF	GAGCTGCCGGCGTACGCCA
Z1CAD2-qR	GAAGTCGAGCATGGCCTGGCAG
Z1CCR-qF	CTGACCTCCTCGACTACGAC
Z1CCR-qR	CCGCGTTTATCACGTACTCC
Z1CHI-qF	AAGTTCACGAGGGTGACGAT
Z1CHI-qR	GCCTCCTTGAACTTGTCCAC
Z1CHS-qF	GCTGTTCCAGTTGGTGTCAG
Z1CHS-qR	ACACCGGAACATCCTTGAGT
Z1F5H-qF	CACGCTCTTCGGGGCGTTCA
Z1F5H-qR	CCGTCGCCGGCGTTATTCAC
Z1GAD1-qF	TGGCCAACGGCGACTCCGCCA
Z1GAD1-qR	GTTGGTCTTCTTCTTGGCCAGC
Z1GAD2-qF	GTGGCCAACGGCGACGACG
Z1GAD2-qR	CGTTGGTCTTCTTCGCCTGA
Z1GAD3-qF	TTCTCCAACTCGGCAGGAAG
Z1GAD3-qR	CCATGGGAGAGCACCATTCT
Z1GAD4-qF	CGAGCTGGATACCCGAGCA
Z1GAD4-qR	GGCTCCTCCAGTAGGCAAAGA

8.2.11 酚类生物合成关键酶活性的测定

8.2.11.1 苯丙氨酸解氨酶酶活性测定

用 PAL 检测试剂盒（BC 0210，北京索来宝科技有限公司）测定苯丙氨酸解氨酶（PAL）活性。本测定的原理为 L- 苯丙氨酸在 PAL 的催化下，裂解成反式肉桂酸与氨，反式肉桂酸在 290nm 波长处有最大吸收值，通过测定吸光值升高速率计算 PAL 活性。将 1 个活性单位的 PAL 定义为：1g 组织在 1mL 的反应体系中，每分钟所引起的 290nm 处的吸收波长 0.1 的改变数，以 U/g 鲜重（fresh weight，FW）表示。

8.2.11.2 查尔酮合酶酶活性测定

采用植物查尔酮合酶（CHS）酶联免疫分析试剂盒（MM-0900O1，青岛凯泰克工贸有限公司）进行 CHS 酶活性测定，应用双抗体夹心法测定不同发芽时间菰米种子中 CHS 酶活性。通过样品在酶标仪 450nm 波长下测定的吸光度值，结合标准曲线得出样品中查尔酮合酶（CHS）的活性浓度，最终结果以 U/g FW 表示。

8.2.11.3 查尔酮异构酶（CHI）酶活性测定

采用植物查尔酮异构酶（CHI）酶联免疫分析试剂盒（MM-35914O1，青岛凯泰克工贸有限公司）进行 CHI 酶活性测定，应用双抗体夹心法测定不同发芽时间菰米种子中 CHI 酶活性。通过样品在酶标仪 450nm 波长下测定的吸光度值，结合标准曲线得出样品中查尔酮异构酶（CHI）的活性浓度，最终结果以 U/g FW 表示。

8.2.12 数据统计方法

数据采用平均值 ± 标准差的形式表示，酚类生物合成关键酶活性及其相关性分析数据处理参照 7.2.8，而酚类生物合成关键酶基因表达量数据，采用 t 检验进行两样本间差异显著性分析，** 代表 $P<0.01$ 极显著性差异，* 代表 $P<0.05$ 显著性差异。

8.3 结果分析

8.3.1 中国菰米发芽过程中的蛋白质功能注释分析

基因本体（GO）是一种国际标准化的基因功能描述分类系统。在本研究中，GO 注释了 4 850 个蛋白质。COG 数据库是利用细菌、藻类和真核细胞基因组编码的蛋白质之间的系统发育关系分类建立的。某个蛋白质的序列可以注释到一个特定的 COG。每个 COG 聚类建立在直接同源序列上，从而可推断序列功能。在本研究中，有 4 044 个蛋白质注释到 COG 数据库。KEGG 是主要的公开获取通路数据库，用于确定主要的代谢和信号转导途径。在本研究中，7 013 个蛋白质被注释到 KEGG 数据库。InterProScan 软件是由欧洲生物信息学研究所开发的，通常用于结构域和功能注释。它是一个非冗余数据库，收集了蛋白质家族、结构域和功能位点的信息。在本研究中，IPR 注释了 6 418 个蛋白质。

图 8-4 中展示了 GO、COG、KEGG 和 IPR 的注释结果，其详细注释结果可以参见 Chu 等（2019）文中的补充资料（Supplementary data）。在中国茭米发芽种子中鉴定获得的 7 031 个蛋白质中，68.98%（4 850/7 031）、57.52%（4 044/7 031）、99.74%（7 013/7 031）和 91.28%（6 418/7 031）的蛋白质分别注释到 GO、COG、KEGG 和 IPR 中。因此，KEGG 注释的蛋白质数量最多，其次是 IPR 和 GO，COG 注释最少。此外，在中国茭米发芽种子中鉴定获得的蛋白质中，只有 46.17%（3 246/7 031）蛋白质在全部 4 个数据库中均得到注释。

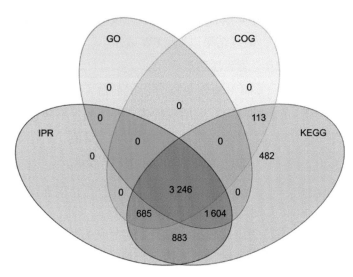

图 8-4　中国茭米发芽过程中的蛋白质功能注释结果

8.3.2　中国茭米发芽过程中的蛋白质差异分析

在中国茭米发芽种子中鉴定的 7 031 个蛋白质中，G36 和 G120 两个时期均检测到 7 023 个蛋白质，其结果详见 Chu 等（2019）文中的补充资料（Supplementary data）。因此，无法对 G36 和 G120 两个时期中未检测到的 8 个蛋白质的表达情况进行判断。对于 G120 和 G36 时期之间检测到的每一个 DEP，FC 的对数值以 2 为底数进行计算，P 值的对数以 10 为底数进行计算。计算得到的数据用于绘制 G120 和 G36 时期的 DEP 火山图（图 8-5A）。横坐标显示 G120 与 G36 时期相比各蛋白的 FC 值（$\log_2$ 值），纵坐标表示 P 值（$-\log_{10}$ 值）。黑色、红色和绿色分别代表不变、上调的和下调的蛋白质。在本研究中，G36 和 G120 时期之间有 1 144 个 DEP。与 G36 时期相比，G120 时期有 956 个上调蛋白和 188 个下调蛋白，其结果详见 Chu 等（2019）文中的补充资料（Supplementary data）。
同时，对 DEP 在 G120 和 G36 时期的表达水平进行了聚类分析。使用聚类热图来比较
G36 和 G120 时期蛋白质的上调和下调情况，结果如图 8-5B 所示。图中，纵向是样品的
聚类，横向是蛋白的聚类，聚类枝越短代表相似性越高。从纵向聚类可以看出样品间蛋白
含量的表达模式聚类，红色和蓝色分别显示表达量较高和较低的蛋白质，而且两个时期的
DEP 的聚类分析表现出清晰的分组模式。

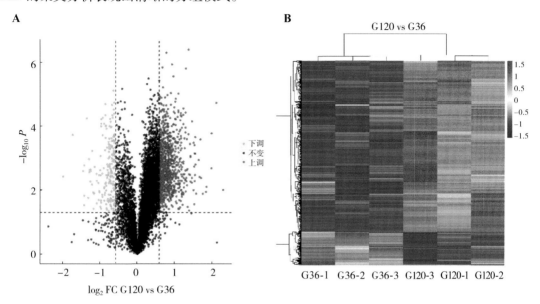

图 8-5　中国菰米发芽过程中 G36 时期和 G120 时期差异表达蛋白分析
A. 火山图；B. 聚类热图。

8.3.3　中国菰米发芽过程中的差异表达蛋白的 GO 富集分析

图 8-6 是 G36 和 G120 时期间 DEP 的 GO 富集分析结果柱状图。从图中可以得知，在
"生物学过程"类别下，"氧化应激反应""应激反应""光合作用""刺激反应""氧化 - 还
原过程"和"代谢过程"显著增强（调整后 $P \leq 0.05$）。每个 GO 条目下分别有 40、60、15、
71、116 和 437 个 DEP。在"细胞组成"类别下，"光系统 II""类囊体""光系统 II 放氧复
合物""光合体系"和"膜外成分"显著富集（调整后 $P \leq 0.05$）。每个 GO 条目下分别有 9、
12、8、11 和 7 个 DEP。在"分子功能"类别下，"作为受体作用于过氧化物的氧化还原酶活
性""抗氧化活性""过氧化物酶活性""血红素结合""营养库活性""氧化还原酶活性"和
"FMN（黄素单核苷酸）结合"显著富集（调整后 $P \leq 0.05$）。每个 GO 条目下分别有 44、44、
41、47、18、102 和 10 个 DEP。因此，GO 条目富集分析表明，G36 和 G120 之间的 DEP 主
要与代谢过程（437 DEP）、氧化还原过程（116 个 DEP）、氧化还原酶活性（102 个 DEP）、
刺激反应（71 个 DEP）、应激反应（60 个 DEP）和血红素结合（47 个 DEP）有关。

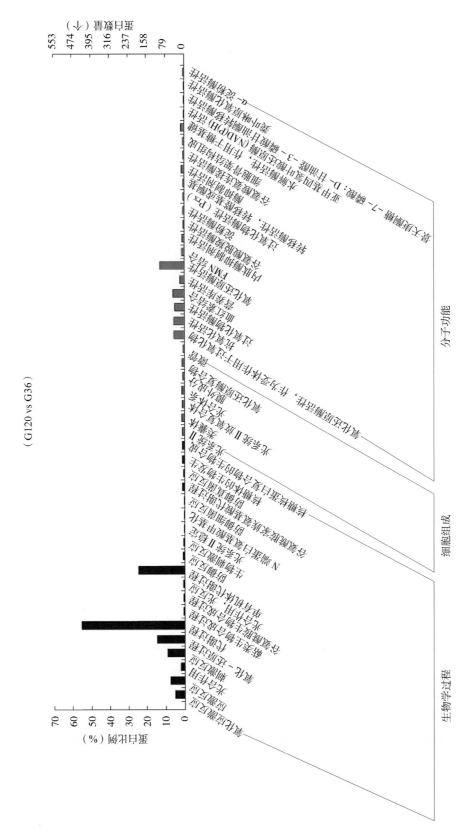

图 8-6　中国莜米发芽过程中的 G36 时期和 G120 时期差异表达蛋白 GO 富集分析

8.3.4 中国菰米发芽过程中的差异表达蛋白的 KEGG 富集分析

图 8-7 是中国菰米发芽过程中 G36 和 G120 时期 DEP 的 KEGG 代谢通路富集结果中富集蛋白最多的前 20 条通路，以 KEGG 通路的气泡图表示。由图可知，"苯丙烷类生物合成""次级代谢产物生物合成""光合作用""代谢途径""光合生物固碳"和"亚油酸代谢"的 P 值均小于 0.01。因此，在 G36 和 G120 时期之间的 DEP 显著富集于这些通路中。"丙氨酸、天冬氨酸和谷氨酸代谢"和"牛磺酸和亚牛磺酸代谢"的 P 值在 0.01～0.05。因此，在 G36 和 G120 时期之间的 DEP 相对的富集于这些通路中。KEGG 通路富集分析表明，G36 和 G120 之间的 DEPs 主要与代谢途径（245 个 DEP）、次级代谢产物的生物合成（165 个 DEP）和苯丙烷类生物合成（46 个 DEP）有关。

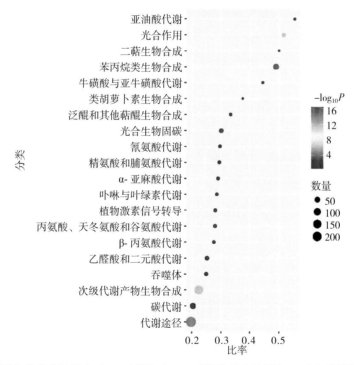

图 8-7 中国菰米发芽过程中 G36 时期和 G120 时期差异表达蛋白 KEGG 代谢通路富集气泡图

8.3.5 中国菰米发芽过程中的酚类生物合成相关蛋白分析

通过分析参与酚类生物合成的蛋白质数据，筛选出 G36 时期与 G120 时期存在显著差异的蛋白。如表 8-2 所示，在 G36 和 G120 时期之间鉴定出的 DEP 包括 4 个苯丙氨酸解氨酶（PAL）、1 个 4-香豆酸 : CoA 连接酶（4CL）、1 个阿魏酸盐 5-羟化酶（F5H）、1 个肉桂酰 CoA 还原酶（CCR）、2 个肉桂醇脱氢酶（CAD）、1 个查尔酮合成酶（CHS）和 1 个查尔酮异构酶（CHI）。

与 G36 时 期 相 比，4 个 PAL（Zlat_10020199、Zlat_10028346、Zlat_10028349 和 Zlat_10020197）、1 个 4CL（Zlat_10028742）、1 个 CCR（Zlat_10027807）、2 个 CAD（Zlat_10022488 和 Zlat_10011680）、1 个 CHS（Zlat_10022237）1 个 CHI（Zlat_10038424）在 G120 时 期 表 达 量 显 著 上 调（FC≥1.5，P≤0.05），1 个 F5H（Zlat_10030721）表达量显著下调（FC≤0.67，P≤0.05）。

表 8-2　G36 和 G120 时期参与酚类化合物生物合成且表达水平有显著差异的蛋白

蛋白质 ID	蛋白质名称	缩写	差异倍数（G120 vs G36）	P 值
Zlat_10020199	phenylalanine ammonia lyase	PAL	1.66	$4.62×10^{-3}$
Zlat_10028346	phenylalanine ammonia lyase	PAL	1.76	$4.51×10^{-3}$
Zlat_10028349	phenylalanine/tyrosine ammonia lyase	PAL	1.77	$2.62×10^{-3}$
Zlat_10020197	phenylalanine/tyrosine ammonia lyase	PAL	1.51	$3.61×10^{-4}$
Zlat_10028742	4-coumarate-CoA ligase	4CL	1.57	$1.25×10^{-5}$
Zlat_10030721	ferulate-5-hydroxylase	F5H	0.55	$5.61×10^{-4}$
Zlat_10027807	cinnamoyl-CoA reductase	CCR	1.99	$7.08×10^{-3}$
Zlat_10022488	cinnamyl-alcohol dehydrogenase	CAD	1.52	$5.24×10^{-3}$
Zlat_10011680	cinnamyl-alcohol dehydrogenase	CAD	1.52	$2.09×10^{-2}$
Zlat_10022237	chalcone synthase	CHS	2.30	$1.16×10^{-2}$
Zlat_10038424	chalcone isomerase	CHI	1.90	$4.01×10^{-4}$

8.3.6　中国菰米发芽过程中的 γ- 氨基丁酸生物合成相关蛋白分析

通过分析参与 GABA 生物合成的蛋白质数据发现，在 G36 和 G120 时期之间参与 GABA 生物合成的蛋白质中，有 4 个谷氨酸脱羧酶（GAD）被鉴定为 G36 和 G120 时期之间的 DEP。如表 8-3 所示，与 G36 时期相比，4 个 GAD（Zlat_10003612、Zlat_10000241、Zlat_10031009 和 Zlat_10002989）的表达量在 G120 时期显著升高（FC≥1.5，P≤0.05）。

表 8-3　G36 和 G120 时期参与 γ- 氨基丁酸合成且表达水平有显著差异的蛋白

蛋白质 ID	蛋白质名称	缩写	差异倍数（G120 vs G36）	P 值
Zlat_10003612	glutamate decarboxylase	GAD	1.77	$2.85×10^{-5}$
Zlat_10000241	glutamate decarboxylase	GAD	2.25	$2.35×10^{-4}$
Zlat_10031009	glutamate decarboxylase	GAD	2.02	$1.01×10^{-3}$
Zlat_10002989	glutamate decarboxylase	GAD	1.85	$3.15×10^{-3}$

8.3.7 中国菰米发芽过程中的酚类与 γ- 氨基丁酸生物合成关键酶基因相对表达量分析

8.3.7.1 中国菰米发芽过程中的酚类生物合成关键酶基因的相对表达量分析

G36 时期 *PAL1-4*、*4CL*、*CCR*、*CAD1*、*CHS*、*CHI* 基因的相对表达量与 G120 时期均存在极显著差异（*P*＜0.01），*CAD2* 基因的相对表达量与 G120 时期存在显著性差异（*P*＜0.05），而 *F5H* 基因在 G36 与 G120 时期没有显著性差异（*P*＞0.05）（表 8–4）。其中，4 个 *PAL* 基因（Zlat_10020199、Zlat_10028346、Zlat_10028349 和 Zlat_10020197）在 G120 时期的基因表达量极显著高于 G36 时期，分别是 G36 时期的 381.67 倍、44.85 倍、21.59 倍、67.70 倍。*CCR* 基因在 G120 时期的基因表达量是 G36 时期的 783.72 倍，*4CL* 基因在 G120 时期的基因表达量是 G36 时期的 4.78 倍，2 个 *CAD* 基因（Zlat_10022488、Zlat_10011680）在 G120 时期的基因表达量是 G36 时期的 2.12 倍、1.35 倍。*CHS* 基因和 *CHI* 基因在 G120 时期的基因表达量是 G36 时期的 864.97 倍和 19.09 倍，而 *F5H* 基因 G120 时期的表达量是 G36 时期的 86% 倍。

表 8–4 中国菰米发芽过程中 G36 和 G120 时期酚类生物合成关键酶基因的相对表达量

基因 ID	基因名称	缩写	G36 时期	G120 时期
Zlat_10020199	phenylalanine ammonia lyase 1	*PAL1*	1.00±0.08	381.67±5.67**
Zlat_10028346	phenylalanine ammonia lyase 2	*PAL2*	1.00±0.07	44.85±2.06**
Zlat_10028349	phenylalanine/tyrosine ammonia lyase 3	*PAL3*	1.00±0.06	21.59±0.72**
Zlat_10020197	phenylalanine/tyrosine ammonia lyase 4	*PAL4*	1.00±0.07	67.70±1.40**
Zlat_10028742	4-coumarate-CoA ligase	*4CL*	1.00±0.08	4.78±0.38**
Zlat_10027807	cinnamoyl-CoA reductase	*CCR*	1.00±0.04	783.72±59.49**
Zlat_10022488	cinnamyl-alcohol dehydrogenase 1	*CAD1*	1.00±0.01	2.12±0.12**
Zlat_10011680	cinnamyl-alcohol dehydrogenase 2	*CAD2*	1.00±0.08	1.35±0.08*
Zlat_10022237	chalcone synthase	*CHS*	1.00±0.09	864.97±61.50**
Zlat_10038424	chalcone isomerase	*CHI*	1.00±0.06	19.09±0.65**
Zlat_10030721	ferulate-5-hydroxylase	*F5H*	1.00±0.08	0.86±0.07

注：结果以平均数 ± 标准差表示（*n*=3）；表中 ** 代表 *P*＜0.01 极显著性差异，* 代表 *P*＜0.05 显著性差异。

8.3.7.2 中国菰米发芽过程中的 γ- 氨基丁酸生物合成的关键酶基因的相对表达量分析

相对表达量分析显示（表 8–5），相对于 G36 时期，4 个 *GAD* 基因（Zlat_10003612、Zlat_10000241、Zlat_10031009、Zlat_10002989）表达量在 G120 时期极显著增加（*P*＜0.01），其基因表达量分别是 G36 时期的 4.52 倍、9.59 倍、139.93 倍、3.41 倍。

表 8-5 中国菰米发芽过程中 G36 和 G120 时期 γ- 氨基丁酸生物合成的关键酶基因的相对表达量

基因 ID	基因名称	缩写	G36 时期	G120 时期
Zlat_10003612	glutamate decarboxylase 1	*GAD1*	1.00±0.08	4.52±0.16**
Zlat_10000241	glutamate decarboxylase 2	*GAD2*	1.00±0.07	9.59±0.72**
Zlat_10031009	glutamate decarboxylase 3	*GAD3*	1.00±0.08	139.93±9.41**
Zlat_10002989	glutamate decarboxylase 4	*GAD4*	1.00±0.08	3.41±0.17**

注：结果以平均数 ± 标准差表示（$n=3$）；表中 ** 代表 $P<0.01$ 极显著性差异，* 代表 $P<0.05$ 显著性差异。

8.3.8 中国菰米发芽过程中的酚类合成关键酶活性测定

选取中国菰米发芽过程中参与酚类生物合成的关键酶（PAL、CHS、CHI）进行酶活性测定，3 种酶活性结果均以 U/g FW 来表示。从表 8-6 中可知，这 3 种酶酶活性均呈现先下降后升高的趋势，通过 PAL、CHI、CHS 酶活性测定发现，前两者均在 G36 时期酶活性最低，在 G120 时期酶活性最高；而 CHS 酶活性在 G48 时期最低，在 G120 时期酶活性最高。

表 8-6 中国菰米发芽过程中 PAL、CHS、CHI 酶活性测定　　　　单位：U/gFW

发芽阶段	酶活性		
	PAL	CHS	CHI
G0	26.46±1.32bc	1.566±0.057b	26.336±1.968d
G12	24.98±2.30bc	1.416±0.005cd	21.678±0.594e
G24	24.25±1.18cd	1.230±0.086ef	18.724±1.066ef
G36	20.82±0.26d	1.165±0.014f	18.259±0.727f
G48	23.93±0.96bcd	0.954±0.086g	20.726±1.607ef
G60	24.25±1.18bcd	1.317±0.052de	21.188±2.302ef
G72	25.39±2.10bc	1.328±0.016de	28.133±0.813cd
G84	25.91±1.83bc	1.489±0.037bc	29.985±1.241c
G96	26.70±0.65bc	1.559±0.044b	38.805±1.411b
G108	27.53±2.64b	2.108±0.078a	39.278±0.955b
G120	32.32±2.46a	2.164±0.079a	44.243±1.846a

注：不同字母表示差异性达到显著。

8.3.9 中国菰米发芽过程中酚类合成关键酶活性与抗氧化活性的相关性分析

将中国菰米发芽过程中 PAL、CHS、CHI 酶活性与抗氧化活性变化进行相关性分析，结果如表 8-7 所示。由表可知，在种子的发芽过程中，PAL、CHS、CHI 酶活性与

DPPH 自由基清除能力、ABTS$^+$自由基吸收能力变化之间均呈现极显著正相关关系（$P<$ 0.01），其中 PAL、CHS、CHI 酶活性与 DPPH 自由基清除能力相关系数分别为：0.867 1、0.926 4、0.865 8；PAL、CHS、CHI 酶活性与 ABTS$^+$自由基吸收能力相关系数分别为：0.835 0、0.917 7、0.886 1。因此，可以得出，菰米发芽过程中 PAL、CHS、CHI 酶活性与其抗氧化活性变化密切相关。

表 8-7　中国菰米发芽过程中 PAL、CHS、CHI 酶活性与抗氧化活性变化的相关性分析

酶活性	抗氧化活性	
	总 DPPH 自由基清除能力 Total DPPH value	总 ABTS$^+$自由基吸收能力 Total ABTS$^+$ value
PAL 活性 PAL activity	Total DPPH value=80.53×PAL activity –716.60 $R=0.867\,1$，$P<0.01$	Total ABTS value=278.46×PAL activity –3 591.90 $R=0.835\,0$，$P<0.01$
CHS 活性 CHS activity	Total DPPH value=703.07×CHS activity+300.18 $R=0.926\,4$，$P<0.01$	Total ABTS value=2 601.88×CHS activity –336.69 $R=0.917\,7$，$P<0.01$
CHI 活性 CHI activity	Total DPPH value=27.38×CHI activity +568.91 $R=0.865\,8$，$P<0.01$	Total ABTS value=102.48×CHI activity+649.73 $R=0.886\,1$，$P<0.01$

8.4　讨论

在本章的研究中，首次将 iTRAQ 技术应用于揭示中国菰米发芽过程中生物活性物质的积累机制。在先前的报道中，二维凝胶电泳曾被用于分析中国菰米与籼稻之间的 DEP，也被用于中国菰与黑粉菌互作过程中膨大茎形成相关的蛋白质组差异研究，但是以往的研究仅从中国菰中鉴定出少数几种蛋白质。本研究在发芽的中国菰米中共检测到 7 031 个蛋白质，利用 GO、COG、KEGG 和 IPR 数据库分别注释了 4 850、4 044、7 013 和 6 418 个蛋白质。此外，在 G120 和 G36 时期之间有 1 144 个 DEP，其中包括 956 个上调、188 个下调蛋白质。DEP 的层次聚类分析表明，G36 和 G120 时期的聚类模式明显不同。因此，具有相似序列和表达特征的蛋白质在功能上往往是相似的。KEGG 富集分析表明，G36 和 G120 时期之间的 DEP 主要与"代谢途径""次级代谢产物生物合成"和"苯丙烷类生物合成"有关。

对于中国菰米发芽过程中酚类化合物合成的第一个关键酶也是限速酶，苯丙氨酸解氨酶（PAL），它可以将 L-苯丙氨酸转化为肉桂酸。在本章节研究中，G120 时期 4 个 PAL（Zlat_10020199、Zlat_10028346、Zlat_10028349 和 Zlat_10020197）的表达明显高于 G36 期。同时，值得关注的是，Zlat_10028349 和 Zlat_10020197 这 2 个 PAL 也具有酪氨酸解氨酶的功能，可直接将 L-酪氨酸转化为对香豆酸，而不引起植物中肉桂酸 -4- 羟化酶的

非氧化脱氨。由第7章中国菰米发芽过程中游离氨基酸变化可知，从G0到G120时期苯丙氨酸和酪氨酸含量逐渐增加。因此，这4个PAL在G120时期蛋白和基因表达量的增加和中国菰米发芽过程中酚类化合物合成底物苯丙氨酸和酪氨酸的逐渐积累是中国菰米发芽过程中酚类化合物积累的主要原因。

除4个PAL外，参与G36和G120时期酚类生物合成的DEP有1个4CL、1个F5H、1个CCR、1个CHS、1个CHI和2个CAD。根据酚类化合物生物合成路径可知，4CL将4-香豆酸、咖啡酸、阿魏酸、5-羟基阿魏酸和芥子酸转化为羟基肉桂酰基辅酶A酯，然后由CCR将羟基肉桂酰基辅酶A酯转化为羟基肉桂醛，再由CAD将其转化为羟基肉桂醇，同时4CL将4-香豆酸转化为4-香豆酰辅酶A后在CHS、CHI的催化作用下，逐渐合成类黄酮化合物及其衍生物。通过基因的相对表达量发现，G120期的4个*PAL*、1个*4CL*、1个*CCR*、2个*CAD*、1个*CHS*、1个*CHI*的表达量，除*CAD2*（Zlat_10011680）外，其他均极显著高于G36时期。这些基因表达量的显著增加，促进了中国菰米在发芽后期不同状态的酚类化合物的合成与积累，而*CHS*和*CHI*基因表达量的增加也促进了发芽后期结合态黄酮及其衍生物的积累。在参与GABA生物合成的具有显著性差异的蛋白中，筛选到的4个GAD，其蛋白和基因的相对表达量在G120时期同样显著高于G36时期。由第7章中国菰米发芽过程中游离氨基酸变化可知，从G12到G120时期谷氨酸含量逐渐增加。因此，这4个GAD在G120时期蛋白和基因表达量的增加和菰米发芽过程中GABA合成底物谷氨酸的逐渐积累是中国菰米发芽过程中GABA积累的主要原因。

选取中国菰米在发芽过程中酚类生物合成的关键酶PAL、CHS、CHI进行酶活性验证。通过对这3种酚类合成关键酶的酶活性测定，发现其酶活性均随发芽时间呈现先下降后升高的趋势，这与酚类化合物的变化趋势相同。同时，结合其与DPPH自由基清除能力、ABTS$^+$自由基吸收能力存在的极显著正相关关系得出，中国菰米发芽过程中PAL、CHS、CHI酶活性的变化与酚类化合物、抗氧化活性变化密切相关，而发芽后期这些关键酶的上调也促进了中国菰米发芽过程中酚类化合物的积累。

值得关注的是，在本章研究中，一个F5H（Zlat_10030721）的表达在G120时期显著低于G36时期；而F5H的作用为催化阿魏酸生成5-羟基阿魏酸，这一步骤对于不同羟基肉桂酸的酚酸单体之间的相互转化与合成至关重要。在中国菰米发芽过程中，其酚类化合物如酚酸单体、黄酮单体等多种代谢物的组成与组分间的相互转化，仍需要进一步探究。

8.5 结论

本章在具有显著差异的G36和G120时期进行了基于iTRAQ技术的蛋白质组学研

究，结果表明，在发芽的中国菰米中共检测到 7 031 个蛋白质，并且在 G120 和 G36 时期之间有 1 144 个显著差异蛋白，其中包括 956 个上调、188 个下调蛋白；KEGG 富集分析表明，差异蛋白主要与"代谢途径""次级代谢产物生物合成"和"苯丙烷类生物合成"有关。通过对发芽中国菰米种子 G36 和 G120 时期存在显著差异的蛋白进行筛选，共鉴定出 4 个 PAL、1 个 4CL、1 个 CCR、1 个 F5H、1 个 CHS、1 个 CHI、2 个 CAD、4 个 GAD 显著差异生物活性物质合成的关键酶。通过对这些酶基因的相对表达量分析发现，其基因在 G120 时期的表达量除 F5H 和 CAD2 外，其他均极显著高于 G36 时期。同时，4 个 PAL 在 G120 时期蛋白和基因表达量的增加与中国菰米发芽过程中酚类化合物合成底物苯丙氨酸和酪氨酸的逐渐积累是中国菰米发芽过程中酚类化合物积累的主要原因。酚类化合物合成关键酶酶活性表明，PAL、CHS、CHI 酶活性均随发芽时间呈现先下降后升高的趋势，这与酚类化合物的变化趋势相同；同时，中国菰米发芽过程中 PAL、CHS、CHI 酶活性的变化与酚类含量及其抗氧化活性变化密切相关。发芽后期苯丙氨酸、酪氨酸和谷氨酸等合成底物的逐渐积累与合成关键酶表达（蛋白、基因）及其酶活性的上调共同促进了中国菰米发芽过程中酚类化合物、GABA 的积累。

参考文献

曹晶晶，顾丰颖，罗其琪，等，2018. 发芽糙米 γ- 氨基丁酸形成的谷氨酸脱羧酶活性与底物变化的相关性分析 [J]. 食品科学，581(16)：54–59.

陈志杰，吴嘉琪，马燕，等，2018. 植物食品原料中酚酸的生物合成与调控及其生物活性研究进展 [J]. 食品科学，39(7)：321–328.

宋红苗，陶跃之，王慧中，等，2010. GABA 在植物体内的合成代谢及生物学功能 [J]. 浙江农业科学，1(2)：6–10.

王凯凯，孙朦，宋佳敏，等，2018. γ- 氨基丁酸 (GABA) 形成机理及富集方法的研究进展 [J]. 食品工业科技，39(14)：323–329.

ASHBURNER M，BALL C A，BLAKE J A, et al.，2000. Gene ontology：Tool for the unification of biology[J]. Gene，25(1)：25–29.

CHU C，YAN N，DU Y，et al.，2019. iTRAQ-based proteomic analysis reveals the accumulation of bioactive compounds in Chinese wild rice (*Zizania latifolia*) during germination[J]. Food chemistry，289：635–644.

FINN R D，ATTWOOD T K，BABBITT P C，et al.，2016. InterPro in 2017-beyond protein family and domain annotations[J]. Nucleic Acids Research，45(D1)：190–199.

GAN R Y，LIU W Y，WU K，et al.，2017. Bioactive compounds and bioactivities of germinated edible seeds and sprouts：An updated review[J]. Trends in Food Science & Technology，59：1–14.

GUO L, QIU J, HAN Z, et al., 2015. A host plant genome (*Zizania latifolia*) after a century-long endophyte infection[J]. The Plant Journal, 83(4)：600–609.

JIANG M X, ZHAI L J, YANG H, et al., 2016. Analysis of active components and proteomics of Chinese wild rice (*Zizania latifolia* (Griseb) *Turcz*) and *Indica* rice (*Nagina22*)[J]. Journal of Medicinal Food, 19(8)：798–804.

JIAO C F, GU Z X, 2019. iTRAQ-based proteomic analysis reveals changes in response to UV-B treatment in soybean sprouts[J]. Food Chemistry, 275：467–473.

JOSE R C, BENGYELLA L, HANDIQUE P J, et al., 2019. Cellular and proteomic events associated with localized formation of smut-gall during *Zizania latifolia–Ustilago esculenta* interaction[J]. Microbial Pathogenesis, 126：79–84.

KOVÁČIK J, KLEJDUS B, 2012. Tissue and method specificities of phenylalanine ammonia-lyase assay[J]. Journal of Plant Physiology, 169(13)：1 317–1 320.

LI X F, HAO J X, LIU X G, et al., 2015. Effect of the treatment by slightly acidic electrolyzed water on the accumulation of γ-aminobutyric acid in germinated brown millet[J]. Food Chemistry, 186：249–255.

MAEDA H, DUDAREVA N, 2012. The shikimate pathway and aromatic amino acid biosynthesis in plants[J]. Annual Review of Plant Biology, 63(1)：73–105.

MATSUYAMA A, YOSHIMURA K, SHIMIZU C, et al., 2009. Characterization of glutamate decarboxy-lase mediating γ-amino butyric acid increase in the early germination stage of soybean (*Glycine max* L. Merr)[J]. Journal of Bioscience & Bioengineering, 107(5)：538–543.

MINORU K, YOKO S, MASAYUKI K, et al., 2015. KEGG as a reference resource for gene and protein annotation[J]. Nucleic Acids Research, 44(1)：457–462.

OH S H, 2003. Stimulation of gamma-aminobutyric acid synthesis activity in brown rice by a chitosan/glutamic acid germination solution and calcium/calmodulin[J]. Journal of Biochemistry and Molecular Biology, 36(3)：319–325.

ONG S E, MANN M, 2005. Mass spectrometry–based proteomics turns quantitative[J]. Nature Chemical Biology, 1：252–262.

POLTURAK G, HEINIG U, GROSSMAN N, et al., 2018. Transcriptome and metabolic profiling provides insights into betalain biosynthesis and evolution in *Mirabilis jalapa*[J]. Molecular Plant, 11(1)：189–204.

RAMESH S A, TYERMAN S D, GILLIHAM M, et al., 2017. γ-Aminobutyric acid (GABA) signalling in plants[J]. Cellular and Molecular Life Sciences, 74(9)：1 577–1 603.

ROSS P L, HUANG Y N, MARCHESE J N, et al., 2004. Multiplexed protein quantitation in *Saccharomyces cerevisiae* using amine-reactive isobaric tagging reagents[J]. Molecular & Cellular Proteomics, 3(12)：1 154–1 169.

RÖSLER J, KREKEL F, AMRHEIN N, et al., 1997. Maize phenylalanine ammonia-lyase has tyrosine ammonia-lyase activity[J]. Plant Physiology，113(1)：175–179.

SHAO Y F，BAO J S，2015. Polyphenols in whole rice grain：Genetic diversity and health benefits[J]. Food Chemistry，180：86–97.

SHELP B J，BOZZO G G，TROBACHER C P，et al.，2012. Hypothesis/review：Contribution of putrescine to 4-aminobutyrate (GABA) production in response to abiotic stress[J]. Plant Science，193-194：130–135.

SHELP B J，MULLEN R T，WALLER J C，2012. Compartmentation of GABA metabolism raises intriguing questions[J]. Trends in Plant Science，17(2)：57–59.

SHI J，ZHANG L，LEI Y，et al.，2018. Differential proteomic analysis to identify proteins associated with quality traits of frozen mud shrimp (*Solenocera melantho*) using an iTRAQ-based strategy[J]. Food Chemistry，251：25–32.

TATUSOV R L，FEDOROVA N D，JACKSON J D，et al.，2003. The COG database: an updated version includes eukaryotes[J]. BMC Bioinformatics，4(1)：41.

TOHGE T，DE SOUZA L P，FERNIE A R，2017. Current understanding of the pathways of flavonoid biosynthesis in model and crop plants[J]. Journal of Experimental Botany，68(15)：4 013–4 028.

VANHOLME R，DE MEESTER B，RALPH J，et al.，2019. Lignin biosynthesis and its integration into metabolism[J]. Current Opinion in Biotechnology，56：230–239.

VANHOLME R，DEMEDTS B，MORREEL K，et al.，2010. Lignin biosynthesis and structure[J]. Plant Physiology，153(3)：895–905.

VOGT T，2010. Phenylpropanoid biosynthesis[J]. Molecular Plant，3(1)：2–20.

WANG C，CHU J，FU L，et al.，2018. iTRAQ-based quantitative proteomics reveals the biochemical mechanism of cold stress adaption of razor clam during controlled freezing-point storage[J]. Food Chemistry，247：73–80.

WANG S Z，CHEN W Y，XIAO W F，et al.，2015. Differential proteomic analysis using iTRAQ reveals alterations in hull development in rice (*Oryza sativa* L.)[J]. PLOS ONE，10(7)：e0133696.

WEI C L，YANG H，WANG S B，et al.，2018. Draft genome sequence of Camellia sinensis var. sinensis provides insights into the evolution of the tea genome and tea quality[J]. Proceedings of the National Academy of Sciences，115(18)：201719622.

ZHANG X B，LIU C J，2015. Multifaceted regulations of gateway enzyme phenylalanine ammonia-lyase in the biosynthesis of phenylpropanoids[J]. Molecular Plant，8(1)：17–27.

9

中国菰米发芽过程中生物活性物质积累机制的代谢组学研究

植物作为人类营养、能量和药物的来源，可以合成大量具有不同生物学功能的代谢产物。代谢组学对代谢产物进行定性和定量分析，检测、筛选和鉴定生物样品中具有生物学意义的代谢物，分析代谢途径或网络，可更好地认识生物过程及其机制。本章应用基于超高效液相色谱质谱联用（UHPLC-QqQ-MS）的代谢组学技术研究了中国菰米发芽过程中G36和G120时期的代谢产物变化，共鉴定出343种差异代谢物，包括315种上调代谢产物和28种下调代谢产物。差异代谢物主要与"代谢途径"和"次生代谢产物的生物合成"有关。通过超高效液相色谱–三重四级杆串联质谱（UPLC-QqQ-MS/MS）鉴定和定量了酚类化合物中的酚酸、类黄酮及其衍生物单体在中国菰米发芽过程中含量的变化规律，进行了各单体与关键酶酶活性、抗氧化活性之间的相关性分析。结果表明，对羟基苯甲醛、对羟基苯甲酸、对香豆酸、香草醛、香草酸、阿魏酸、芥子酸和表没食子酸儿茶素、芦丁在中国菰米发芽过程中含量显著增加；对羟基苯甲醛、表没食子酸儿茶素在发芽过程中增加最为强烈。同时，发芽过程中对羟基苯甲酸、香草醛、香草酸、对香豆酸、阿魏酸、芥子酸的变化与苯丙氨酸解氨酶（PAL）活性的变化密切相关，表儿茶素、表没食子酸儿茶素、芦丁的变化与查尔酮合酶（CHS）、查尔酮异构酶（CHI）活性的变化密切相关。对羟基苯甲酸、对羟基苯甲醛、香草醛、香草酸、对香豆酸、阿魏酸、芥子酸、表没食子酸儿茶素和芦丁的变化是影响中国菰米发芽过程中抗氧化活性变化的主要因素。

9.1 前言

代谢组学是研究整个生物体、组织或单个细胞中所有小分子代谢物的组成和动态变化的学科。植物代谢组学是代谢组学研究的重要组成部分，植物次生代谢物种类丰富且结构多样，通过代谢物在不同组织、物种和环境下的差异，挖掘植物代谢产物合成及调控基因，可以解析其代谢途径。植物代谢组学研究对于确定柑橘类水果、新鲜生姜、甘草根的代谢产物的区域差异、自然变异以及种内和种间差异具有重要价值，而且植物代谢组学在研究如何提高作物产量和食品质量方面也发挥着重要作用。

种子在发芽过程中，多种生物活性物质得到积累，而酚类化合物作为一类重要的次生代谢产物，其单体的种类及含量变化被广泛研究。发芽的食用种子中鉴定出多种酚类化合物单体，主要为酚酸和类黄酮。其中，酚酸类化合物分为两大类，第一类为羟基苯甲酸类，第二类为羟基肉桂酸类。许多常见的羟基苯甲酸及其衍生物已在发芽谷物中鉴定出来，包括对羟基苯甲酸、对羟基苯甲醛、没食子酸、没食子酸乙酯、原儿茶酸、香草酸、紫丁香酸、水杨酸等；羟基肉桂酸类包括咖啡酸、芥子酸、对香豆酸、阿魏酸、异阿魏酸等。对于类黄酮化合物，又可进一步分为花青素类、黄酮类、异黄酮类、黄烷酮类、黄酮醇类和黄烷醇类。

黄酮醇类、黄酮类、黄烷醇类、异黄酮类在发芽的豆类和谷类中较为常见，如黄酮醇类中的杨梅黄素、槲皮素、芦丁等，黄酮类中的芹菜素和木樨黄素等，黄烷醇类中的儿茶素，异黄酮类中的黄豆黄素、染料木素等。在发芽的豆类研究中，Wu 等（2012）在发芽的鹰嘴豆种子中发现，异黄酮含量增加了 100 倍以上，其总异黄酮含量约为发芽大豆的 5 倍，说明种子发芽能显著提高鹰嘴豆种子的异黄酮多样性。Pajak 等（2014）研究发现，发芽的绿豆种子中酚酸类化合物主要以没食子酸和阿魏酸为主，而在发芽的葵花籽中，咖啡酸和原儿茶酸是主要成分；发芽的萝卜种子中黄酮类化合物以槲皮素为主，在发芽的西兰花和绿豆种子中检测出含有木犀草素，而在发芽的葵花籽、绿豆和西兰花中检测出芹菜素。Gan 等（2016）研究发现，发芽绿豆和黑绿豆中酚类化合物相似，在游离态和结合态酚类组分中均含有对香豆酸，并且牡荆素和异牡荆素含量较高；阿魏酸只在发芽绿豆和黑绿豆的结合态酚类中检测到，没食子酸和儿茶素只在二者的游离态中检测到，芦丁只在发芽绿豆游离态酚类中检测到。在发芽的谷类研究中，Hung 等（2011）在加拿大两个品种的小麦中检测到了 7 种酚类化合物，其含量从多到少依次为阿魏酸、芥子酸、香草醛、对羟基苯甲醛、对香豆酸、丁香酸、咖啡酸，其中游离态中以丁香酸为主，结合态中则以阿魏酸为主。Ti 等（2014）在发芽糙米的游离态和结合态组分中鉴定出 6 种酚类化合物分别是原儿茶酸、绿原酸、咖啡酸、丁香酸、阿魏酸和香豆酸；其中，原儿茶酸、绿原酸、咖啡酸只在游离态中存在，而香豆酸只在结合态中检出。Zhang 等（2015）测定了发芽过程中荞麦的 12 种酚酸化合物和 11 种类黄酮化合物的变化规律，结果表明，在发芽过程中对羟基苯甲酸、咖啡酸和绿原酸含量显著增加，几乎占酚酸总量的 88%，其他酚酸在发芽过程中含量没有明显波动；而 11 种类黄酮化合物含量均随发芽时间的增加而逐渐增加，其中芦丁占主要成分。王艳等（2016）通过测定红米、黑米和白米中的酚酸成分发现，阿魏酸、对香豆酸含量在红米、黑米和白米中均显著增高，并于发芽 96h 达到最大值。甘人友等（2017）发现黑小麦在发芽过程中，多种类黄酮化合物可能在游离态酚类化合物中含量丰富，而对香豆酸和阿魏酸两种酚酸则为结合态酚类化合物的主要成分。

菰米的酚类化合物单体研究中，多以干种子为研究对象，而未见菰米发芽过程中酚类化合物单体变化的报道。Qiu 等（2009）对北美菰米中的活性成分进行提取，用 LC-MS 仪器检测出菰米中含有儿茶素、表儿茶素以及原花青素低聚物，并且证明菰米的高抗氧化活性与总酚含量密切相关。Qiu 等（2010）研究发现，酚类化合物中的主要组成成分是类黄酮化合物，而酚酸仅占北美菰米总酚类化合物中的一小部分，推测类黄酮化合物比其他酚类化合物对北美菰米抗氧化能力的贡献度更高。对于酚酸化合物而言，北美菰米中含量最丰富的是阿魏酸（高达 355mg/kg），其次是芥子酸，它们主要以不溶的形式出现。北美菰米中存在的其他单体酚酸有：对香豆素、香草醛、丁香醛和对羟基苯甲酸，同时还含有两种酚醛类物质：对羟基苯甲醛和香兰素，它们均以可溶和不溶两种形式存在。Sumczynski 等（2017）通过提取北美菰米中游离态和结合态提取物发现，其游离态中主要的类黄酮化合物为芦丁、儿茶素、表儿茶素、表没食子酸儿茶素，主要的酚酸类化合物为阿魏酸、没食子酸、芥子酸、鞣花酸、原儿茶酸。结合态中主要的类黄酮化合物为表儿茶素、表没食子酸儿茶素，主要的酚酸类化合物为阿魏酸、芥子酸、绿原酸、鞣花酸、肉桂酸、没食子酸。同时，与抗氧化活性的相关性分析结果表明，游离类黄酮化合物中的表没食子酸儿茶素、表儿茶素和芦丁对抗氧化活性贡献度较高，而表儿茶素、槲皮素和芦丁在结合组分中贡献度较高。对于游离总酚酸类化合物中，抗氧化活性的主要贡献者是阿魏酸、香草醛、鞣花酸、芥子酸和丁香酸，而咖啡酸、芥子酸、丁香酸、邻香豆素、对羟基苯甲酸、香草酸、原儿茶酸、没食子酸和肉桂酸是结合态酚酸类化合物抗氧化性的主要贡献者。Chu 等（2018）对中国菰米进行活性物质的测定，结果发现，中国菰米中的主要酚酸及其衍生物是对羟基苯甲酸、对羟基苯甲醛、香草醛、原儿茶酸、对香豆酸、香草醛、原儿茶酸乙酯、阿魏酸、丁香酸和芥子酸。在菰米的代谢组学研究中，Yan 等（2019）使用 UHPLC-QqQ-MS 的代谢组学来比较中国菰米和北美菰米的代谢产物，代谢途径分析显示这两种菰米在苯丙烷生物合成路径上显著富集，对二者的不同代谢产物进行聚类分析发现这两种菰米的 5 种花青素和 4 种儿茶素衍生物的相对含量存在明显差异。

基于第 7 章的研究可知，中国菰米在发芽过程中，酚类化合物含量以及抗氧化活性呈现先下降后上升的趋势，并且发芽后 36h（G36）和 120h（G120）时期的总酚含量以及抗氧化活性差异最大。通过第 8 章中国菰米发芽过程中生物活性物质积累机制的蛋白质组学研究发现，4 个苯丙氨酸解氨酶（PAL）、1 个 4- 香豆酸：CoA 连接酶（4CL）、1 个肉桂酰 CoA 还原酶（CCR）、1 个查尔酮合酶（CHS）、1 个查尔酮异构酶（CHI）和 2 个肉桂醇脱氢酶（CAD）蛋白在 G120 时期的表达高于 G36 时期，而且这些酶在 G120 时期的升高表达促进了中国菰米发芽过程中酚类化合物的积累。然而，在中国菰米发芽过程中代谢产物（如酚酸、类黄酮化合物）的变化动态以及抗氧化活性增加的主要贡献者方面，目前尚缺乏相关研究。因此，本章主要进行了中国菰米发芽过程中生物活性物质积累机制的代谢组学研究，明确 G36 时期与 G120 时期具有显著差异的代谢物成分，通过筛选的差异代谢物进行 KEGG 注释与分类，明确其差异代谢物参与的主要代谢途径；同时，研究中国菰米种子在发芽过程中酚酸、黄酮及其衍生物单体含量的动态变化，明确发芽中国菰米种子中酚类化合物含量增加的主要贡献者，进行中国菰米在发芽过程中酚酸、黄酮单体含量和酚类合成关键酶活性与抗氧化活性之间的相关性分析，进而阐明其发芽过程中抗氧化活性变化的潜在化学基础，为中国菰米发芽功能性食品的研究与开发奠定理论基础。

9.2　材料与方法

9.2.1　样品

将菰米颖果砻谷后制得菰米种子，过筛、除杂后选取饱满完好的菰米种子。首先进行菰米种子的消毒处理，将其在 0.5% 的 NaClO 溶液（6mol/L HCl 调节 pH=5.5）中浸泡 10min 后用去离子水冲洗，直到冲洗液的 pH 值达到 7.0 左右。此时，选取适量种子进行取样，记为发芽 0h（G0）种子。将其他消毒后的种子放入装有去离子水（种水比 1∶4）的锥形瓶中，在 30℃ 恒温水浴锅中浸泡 5h，每 0.5h 摇动锥形瓶一次。浸泡完成后，将种子放入光照培养箱中 30℃ 黑暗条件下培养。每 12h 取一次样，分别制得发芽 12h（G12）、24h（G24）、36h（G36）、48h（G48）、60h（G60）、72h（G72）、84h（G84）、96h（G96）、108h（G108）和 120h（G120）样品，共 11 个处理，每个处理取 3 个重复。每次取样的发芽菰米种子经液氮浸泡后，储存在 −80℃ 的超低温冷冻柜中。待全部时间点样品取样完毕，将全部样品种子（G0～G120）在冷冻干燥机中干燥至恒重，粉碎机研磨过 100 目筛，制得发芽菰米粉，4℃ 黑暗条件下储存待用。代谢组取样方法与 8.2.1 发芽中国菰米的蛋白组取样方法相同。取样时对应的取样编号分别为 G36-1、G36-2、G36-3 和 G120-1、G120-2、G120-3，液氮速冻完成后，−80℃ 超低温储存柜保存待代谢组学检测使用。

9.2.2　基于 UHPLC-QqQ-MS 的代谢组学研究

9.2.2.1　样品的制备和提取

将冷冻干燥后的中国菰米种子用磨粉机（MM 400；Retsch）和氧化锆珠在 30Hz 下粉碎 1.5min。用 1.0mL 70% 甲醇在 4℃ 下提取 100 mg 粉末过夜。10 000g 离心 10min 后，吸收提取物（CNWBOND Carbon-GCB 石墨化碳黑 SPE 小柱，250mg，3mL；ANPEL）并过滤（SCAA-104，0.22μm 孔径；ANPEL）。

9.2.2.2 HPLC 色谱条件

样品提取物使用 LC-ESI-MS/MS 系统（超高效液相色谱法，Shim-pack UFLC SHIMADZU CBM30A 系统；SHIMADZU；MS，6500 Q TRAP；Applied Biosystems）进行分析。液相色谱进样量：2μL。色谱柱：Waters ACQUITY UPLC HSS T3 C18 柱（1.8μm，2.1mm×100mm）。流动相：溶剂 A（乙腈+0.04% 乙酸）和溶剂 B（水+0.04% 乙酸）。梯度洗脱：0.0～11.0min，5%～95% A；11.0～12.0min，95% A；12.0～12.1min，95%～5% A；12.1～15.0min，5% A。流速 0.40mL/min；温度 40℃。产物交替连接至 ESI 三重四极线性离子阱 – 质谱仪。

9.2.2.3 ESI-Q TRAP-MS/MS 条件

线性离子阱和三重四级扫描在 Q TRAP-MS，API 6500 Q TRAP LC/MS/MS 系统上进行，该系统配有 ESI 涡轮离子喷射接口，在正离子模式下工作，由 Analyst 1.6.3 软件（AB Sciex）控制。ESI 源操作参数如下：离子源，涡轮喷射；源温度 500℃；离子喷射电压 5 500V；离子源气体 I、气体 II、帘气压力分别设置为 55psi、60psi 和 25psi；碰撞气体较高。分别用 10μmol/L 和 100μmol/L 的聚乙二醇溶液在 QqQ 和线性离子阱模式下进行仪器调谐和质量校准。QqQ 扫描在碰撞气体（氮气）设置为 5psi 的情况下进行多反应监测（MRM）。通过进一步优化这两个参数，对单个 MRM 去簇电压和碰撞能的变化进行了研究。根据在此期间洗脱的代谢物，在每个时期监测一组特定的 MRM 转变。

9.2.2.4 差异代谢物的筛选 KEGG 注释和 KEGG 分类

为了可视化和分析，采用正交偏最小二乘判别分析（OPLS-DA）方法。OPLS-DA 在原始数据进行 log2 转换后，再进行中心化处理（mean centering），利用 R 软件中的 MetaboAnalystR 包 OPLSR. Anal 函数进行分析，采用空间变量重要性投影（VIP）排序。VIP≥1 的代谢物通常被认为是差异代谢物。差异倍数（FC）是 G36 和 G120 时期代谢物含量的比值。通常将两组之间 FC≥2 或≤0.5 的代谢物选作候选差异代谢物。在本次研究中，在 FC≥2 或≤0.5 以及 VIP≥1 时的差异被认为是显著差异。使用 KEGG 数据库对差异代谢物进行注释和分类。首先，确定 Metware 数据库中所有代谢物的化合物 ID。使用化合物 ID 将 G36 和 G120 期之间的差异代谢物与 KEGG 数据库进行匹配，然后将路径注释与 KEGG 路径图进行匹配。

9.2.3 基于 UPLC-QqQ-MS/MS 鉴定和定量酚酸、类黄酮及其衍生物

为了验证中国菰米发芽过程中代谢物的变化，使用 UPLC-QqQ-MS/MS 即超高效液相色谱仪（Waters ACQUITY H-CLASS）与三重四级杆串联质谱仪（TSQ Quantum Ultra，Thermo Fisher Scientific）联用进行发芽菰米在 G0 到 G120 时期酚酸和类黄酮化合物及其衍生物含量的测定。

9.2.3.1 所需标准品

标准品中对羟基苯甲醛、香草醛、香草酸、原花青素 B1、原花青素 B2 购自上海源叶生物科技有限公司；对羟基苯甲酸、对香豆酸、原儿茶酸乙酯、原儿茶酸、阿魏酸、丁香酸、芥子酸、儿茶素、表儿茶素、表没食子酸儿茶素、槲皮素、芦丁购自索莱宝科技有限公司。

9.2.3.2 发芽中国菰米中游离态酚类化合物的提取

不同状态的酚类化合物提取参考 Ti 等（2014）的方法。称取菰米粉 0.2g（精确至 0.0001g），加入 5mL 甲醇后在超声萃取仪中 50℃ 超声萃取 40min，低速离心机中 4℃、15 300g 离心 10min，取其上清液，共提取两次。合并上清液，用 0.22μm 极性膜过滤后，制得游离态酚类样品液。4℃ 储存，待酚酸和类黄酮化合物及其衍生物含量的测定。剩余滤渣保存待下一步提取结合态酚使用。

9.2.3.3 发芽中国菰米中结合态酚类化合物的提取

取每处理所得滤渣，加入 5mL 浓度为 4mol/L 的 NaOH 溶液，恒温振荡器中 30℃ 250r/min 震荡水解 4h。然后在 4℃，15 300g 下离心 10min，收集上清液，重复离心两次，合并上清液于 50mL 玻璃离心管中。用 6mol/L HCl 调节 pH 值至 1.5～2.0，用 25mL 乙酸乙酯萃取出酚类化合物并放于 50mL 旋蒸瓶中，置于旋转蒸发仪下，35℃ 旋蒸至干，最后溶解于 5mL 甲醇溶液中，用 0.22μm 极性膜过滤后，制得结合态酚类提取液。4℃ 储存，待酚酸和类黄酮化合物及其衍生物含量的测定。

9.2.3.4 仪器方法

使用 UPLC 系统，该系统配有自动进样器、二元溶剂管理器和 Waters ACQUITY UPLC BEH C18 柱（1.7μm，2.1mm×50mm）。进样量：1μL。流动相：溶剂 A（乙腈＋0.1% 乙酸）和溶剂 B：（水＋0.1% 乙酸）。梯度洗脱：0～5min，5%～10% A；5～7min，10%～20% A；7～8min，20%～60% A；8～9min，60%～100% A；9～10min，100%～5% A。流速：0.3mL/min。氮气作为鞘气和辅助气，流量分别设定为 30arb 和 5arb。离子喷射电压为 3 000V，汽化器和毛细管温度分别为 350℃ 和 320℃。氩气被用作碰撞气体（1.5mTorr）。在 ESI 阴性 MRM 模式下测试每种化合物的电离，对每种化合物的碰撞能量都进行了优化得到，17 个标准的离子跃迁和优化的质谱参数参照 Chu 等（2018）的研究。通过 Xcalibur3.1 软件（Thermo Fisher Scientific）进行数据采集和处理，根据各标准品标准曲线进行精准定量。

9.2.4 数据统计方法

数据以平均值 ± 标准差的方式表示。运用 SAS v.9.4（SAS Institute Inc.）统计分析软件，采用邓肯法多重比较对数据进行方差分析，在 $P<0.05$ 下进行数据间差异显著性分析；相关性分析采用 Pearson 相关分析，在 $P<0.01$ 下进行显著性分析。

9.3 结果分析

9.3.1 基于 UHPLC-QqQ-MS 鉴定的中国菰米发芽过程中的差异代谢物

因代谢组学的数据具有高维度和大容量的特点，因此需要使用单变量和多变量统计方法进行分析以准确鉴定差异代谢物。通过进行 G36 和 G120 时期基于 UHPLC-QqQ-MS 的差异代谢物分析，总共鉴定出 756 种代谢物，根据 FC≥2 和≤0.5 以及 VIP≥1，从 G36 和 G120 样品组中鉴定出 343 种差异代谢产物，包括 315 种上调代谢产物和 28 种下调代谢产物，其详细鉴定结果可以参见 Chu 等（2020）文中的补充资料（Supplementary data）。图 9-1A 显示了 G36 和 G120 之间代谢产物表达差异显著性的火山图，每个点代表一种代谢物。在火山图中，横坐标表示 G36 和 G120 时期之间 $\log_2$FC 值，纵坐标是 VIP 值。通过上述分析获得的差异代谢物通常在生物学结果和功能上具有相似性或互补性，或由相同的代谢途径正 / 负调节，表现为不同实验组之间的表达特征相似或相反。使用层次聚类分析对具有相同表达特征的代谢物进行分类，并确定实验组之间代谢物的变异特征。使用每个样品组的差异代谢物的定量值计算欧几里得度量矩阵，并使用完全连锁法对差异代谢物进行聚类。聚类结果见图 9-1B 热图。在聚类热图中，可以观察到 G36 时期和 G120 时期之间的两组高度不同的代谢产物，具有明显分组模式。其中，G36 和 G120 时期的 VIP、FC、$\log_2$FC 以及上、下调代谢产物之间差异代谢产物的相对含量详细值参见 Chu 等（2020）文中的补充资料（Supplementary data）。

9.3.2 中国菰米发芽过程中差异代谢物的 KEGG 注释与分类

中国菰米在 G36 和 G120 时期差异代谢物 KEGG 注释结果参见 Chu 等（2020）文中的补充资料（Supplementary data）。KEGG 代谢途径分类结果如图 9-2 所示，纵坐标表示 KEGG 代谢途径的名称，横坐标表示注释到给定途径的代谢物数量占注释代谢物总数的比例。由图可知，在"组织系统"中，"蛋白质消化和吸收"（18，8.7%）占总注释代谢产物的 5% 以上。在"代谢"中，"氨基酸生物合成"（23，11.11%）、"抗生素生物合成"（26，12.56%）、"植物次生代谢产物的生物合成"（28，13.53%）、"次生代谢产物的生物合成"（58，28.02%）、"代谢途径"（106，51.21%）和"不同环境中的微生物代谢"（21，10.14%）占总注释代谢物的 10% 以上。在"人类疾病"下，"癌症的中心碳代谢"（16，7.73%）占总注释代谢产物的 5% 以上。在"遗传信息处理"下，"氨酰 tRNA 生物合成"（11，5.31%）占总注释代谢产物的 5% 以上。在"环境信息处理"中，"ABC 转运体"（21，10.14%）占总注释代谢产物的 5% 以上。在"药物开发"和"细胞过程"中，并无代谢途径占总注释代谢产物的 5% 以上。KEGG 分类结果表明，G36 与 G120 时期的差异代谢物主要与"代谢途径"（106，51.21%）和"次生代谢产物的生物合成"（58，28.02%）有关。

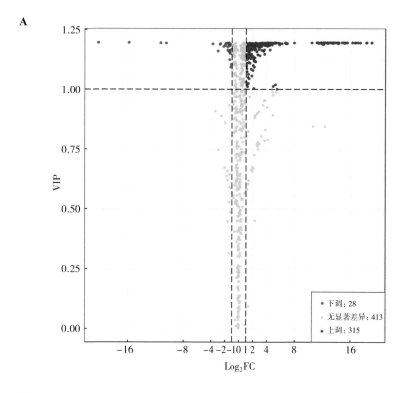

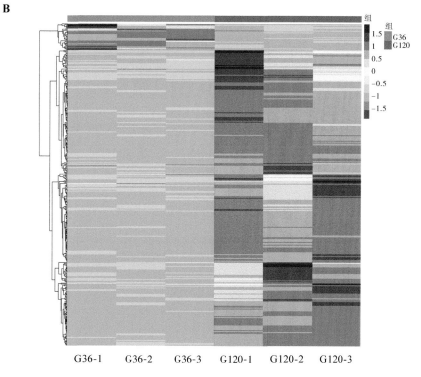

图 9-1　中国菰米种子发芽 G36 时期和 G120 时期差异代谢物分析

A. 差异代谢物火山图；B. 差异代谢物聚类热图

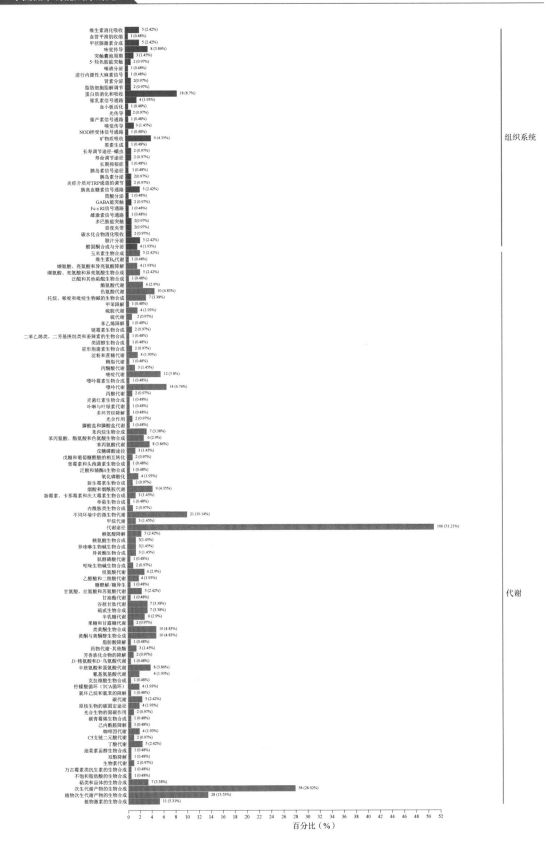

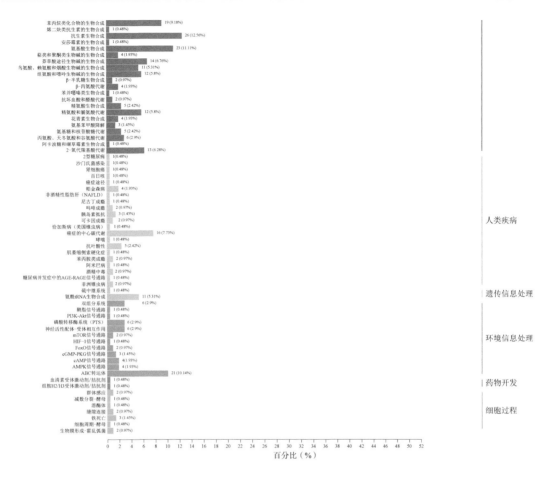

图 9-2　中国菰米 G36 时期和 G120 时期差异代谢物的 KEGG 分类

9.3.3　中国菰米发芽过程中酚酸及其衍生物含量的变化

通过分析中国菰米发芽过程中酚酸及其衍生物含量的变化（表 9-1）可知，对于对羟基苯甲醛和对羟基苯甲酸而言，其含量均在 G0～G12 时期短暂降低后逐渐升高；对羟基苯甲醛在发芽 G48 时期含量出现显著增加，其在 G48 至 G120 时期的含量分别是 G0 时期的 30.45 倍、68.02 倍、95.94 倍、114.24 倍、112.26 倍、57.20 倍和 53.94 倍；而对羟基苯甲酸则于 G60 时期含量出现显著性增加，其在 G60 至 G120 时期的含量分别是 G0 时期的 1.43 倍、2.20 倍、2.23 倍、2.49 倍、2.96 倍和 5.59 倍。

对于香草醛和香草酸而言，香草醛含量从 G0 至 G24 时期先部分升高，后于 G36 时期短暂降低之后又逐渐增加，其于 G84 时期含量出现显著变化，在 G84 至 G120 时期的含量分别是 G0 时期的 1.69 倍、2.00 倍、3.26 倍和 3.68 倍；而香草酸则在 G96 时期的含量与 G0 时期有显著差异，其在 G96 至 G120 时期的含量分别是 G0 时期的 1.22 倍、1.32 倍和 1.79 倍。值得注意的是，G120 时期对羟基苯甲醛和香草醛水平显著高于 G36

时期，这与代谢组学数据一致。

在中国菰米种子发芽过程中，原儿茶酸随发芽时间的增加呈现上下波动的趋势，其在G12、G24、G48 和 G60 时期的原儿茶酸含量分别是 G0 时期的 1.05 倍、1.38 倍、1.28倍和 1.34 倍（$P<0.05$）；而对香豆酸含量在经历上下波动后于 G72 时期显著增加，其在 G72 至 G120 时期的含量分别是 G0 时期的 1.59 倍、2.44 倍、3.51 倍、4.57 倍和 7.21倍。原儿茶酸乙酯含量在 G12 至 G120 时期显著低于 G0 时期。G72 至 G120 时期的阿魏酸含量显著高于 G0 时期，分别是 G0 时期的 1.81 倍、2.78 倍、3.64 倍、4.12 倍和 5.35倍。丁香酸在 G12 和 G24 时期的含量显著高于 G0 时期，其含量分别是 G0 时期的 1.27和 1.22 倍。芥子酸在 G96 至 G120 时期的含量显著高于 G0 时期，其含量分别是 G0 时期的 1.25 倍、1.29 倍和 1.60 倍。

综上可见，在各种酚酸及其衍生物中，对羟基苯甲醛在中国菰米发芽过程中含量增加最为强烈，其次是对香豆酸、对羟基苯甲酸、阿魏酸、香草醛、香草酸和芥子酸。

表 9-1　中国菰米发芽过程中酚酸及其衍生物含量的变化　　　　　　　　单位：μg/g

发芽阶段	对羟基苯甲醛	对羟基苯甲酸	香草醛	香草酸	对香豆酸
G0	2.17±0.03f	3.85±0.11f	1.31±0.01d	3.39±0.01d	14.51±0.08fg
G12	2.07±0.20f	3.39±0.04f	1.45±0.08d	3.34±0.02d	11.42±0.43g
G24	2.20±0.13f	3.80±0.09f	1.53±0.01d	3.33±0.12d	15.57±0.67f
G36	11.79±0.26f	3.87±0.17f	1.32±0.09d	2.90±0.13e	12.29±0.41fg
G48	66.08±2.14e	4.17±0.17f	1.69±0.13cd	2.83±0.10e	12.53±0.22fg
G60	147.61±4.79c	5.50±0.38e	1.76±0.02cd	2.90±0.04e	14.97±0.35fg
G72	208.20±9.59b	8.46±0.62d	1.85±0.04cd	2.91±0.32d	23.08±2.71e
G84	247.90±9.85a	8.60±0.68d	2.21±0.07bc	3.35±0.06d	35.39±1.90d
G96	243.60±5.10a	9.58±0.11c	2.62±0.18b	4.12±0.16c	51.00±1.93c
G108	124.12±0.98d	11.39±0.35b	4.27±0.45a	4.48±0.06b	66.33±1.97b
G120	117.05±2.92d	21.51±0.36a	4.82±0.88a	6.08±0.26a	104.65±3.58a
发芽阶段	原儿茶酸	原儿茶酸乙酯	阿魏酸	丁香酸	芥子酸
G0	5.63±0.10e	0.10±0.00a	74.80±0.96f	2.91±0.06b	21.67±1.76c
G12	5.92±0.01d	0.06±0.01c	63.48±2.02f	3.71±0.24a	20.97±0.32c
G24	7.77±0.00a	0.06±0.00c	66.42±0.25f	3.55±0.14a	23.22±0.95c
G36	4.88±0.12f	0.05±0.00d	49.25±0.02fg	2.72±0.04bc	16.21±0.64d
G48	7.20±0.17c	0.04±0.00f	61.31±2.32g	2.23±0.06d	15.08±0.80d
G60	7.52±0.12b	0.04±0.00ef	65.42±1.93f	2.37±0.13cd	16.99±0.75d
G72	2.64±0.12i	0.04±0.00def	135.07±9.03e	2.56±0.20bcd	21.32±0.52c
G84	3.12±0.08h	0.05±0.00de	207.92±2.18d	2.59±0.17bcd	21.63±1.31c
G96	3.42±0.04g	0.08±0.00b	272.05±3.44c	2.67±0.10bc	27.19±1.60b

（续表）

发芽阶段	对羟基苯甲醛	对羟基苯甲酸	香草醛	香草酸	对香豆酸
G108	2.98±0.06h	0.07±0.01c	308.44±12.91b	2.68±0.20bc	27.90±1.68b
G120	3.07±0.04h	0.07±0.00c	400.09±9.04a	2.73±0.25bc	34.64±0.48a

注：不同字母表示差异性达到显著。

9.3.4　中国菰米发芽过程中类黄酮化合物及其衍生物含量的变化

中国菰米发芽过程中类黄酮化合物及其衍生物含量的变化如表 9-2 所示。其中儿茶素在 G24 至 G120 时期的含量显著低于 G0 时期。表儿茶素在 G12 至 G108 时期的含量略低于 G0 时期，而在 G120 时期的含量略高于 G0 时期，但并无显著性差异。表没食子酸儿茶素在 G24 时期和 G48 至 G120 时期的含量显著高于 G0 时期，其含量分别是 G0 时期的 1.39 倍、1.42 倍、1.42 倍、1.42 倍、1.46 倍、1.47 倍、1.69 倍和 1.75 倍。槲皮素在 G12 至 G120 时期的含量显著低于 G0 时期。芦丁在 G96 至 G120 时期的含量显著高于 G0 时期，其含量分别是 G0 时期的 1.03 倍、1.06 倍和 1.13 倍。

值得注意的是，G120 时期的芦丁含量显著高于 G36 时期，这与代谢组学数据一致。同时，测定的部分原花青素含量只在游离态中检测到，其中原花青素 B1 含量在 G12 至 G120 时期显著低于 G0 时期。G24 至 G120 时期原花青素 B2 含量显著低于 G0 时期。

综上可见，在各种类黄酮化合物及其衍生物中，表没食子酸儿茶素在中国菰米种子发芽过程中含量增加最为强烈，其次是芦丁。

表 9-2　中国菰米发芽过程中类黄酮化合物及其衍生物含量的变化　　　　　单位：μg/g

发芽阶段	儿茶素	表儿茶素	表没食子酸儿茶素	槲皮素	芦丁	原花青素B1	原花青素B2
G0	32.07±2.25a	0.59±0.05ab	6.58±0.38d	0.62±0.06a	3.20±0.02de	39.42±0.79a	7.40±0.45a
G12	30.21±2.14ab	0.59±0.02b	7.46±0.08d	0.20±0.01b	3.14±0.03ef	36.52±1.73b	7.22±0.02a
G24	28.15±0.91bc	0.57±0.01b	9.15±1.72c	0.06±0.01ef	3.02±0.02g	30.23±0.61c	6.02±0.25b
G36	25.55±2.06c	0.55±0.01b	7.01±0.07d	0.05±0.00f	2.92±0.00h	25.04±0.24d	4.55±0.01c
G48	25.21±0.62c	0.56±0.00b	9.34±0.10c	0.10±0.00ef	3.08±0.02fg	23.43±1.71d	4.43±0.18c
G60	25.15±1.28c	0.56±0.01b	9.34±0.16c	0.09±0.00ef	3.12±0.02ef	20.02±0.85e	3.23±0.16d
G72	25.12±0.51c	0.56±0.01b	9.35±0.89c	0.11±0.01de	3.15±0.03ef	14.52±1.11f	2.33±0.17e
G84	25.10±0.68c	0.56±0.03b	9.58±0.39bc	0.11±0.01de	3.25±0.01cd	11.24±0.25g	1.79±0.09f
G96	24.35±1.71cd	0.57±0.03b	9.64±0.08bc	0.15±0.00ed	3.29±0.08c	7.68±0.13h	1.33±0.07g
G108	22.01±0.80de	0.57±0.03b	11.13±0.16ab	0.15±0.01cd	3.40±0.07b	6.79±0.40h	1.25±0.00g
G120	21.34±0.33e	0.64±0.03a	11.53±0.26a	0.16±0.01c	3.63±0.12a	6.19±0.17h	1.22±0.01g

注：不同字母表示差异性达到显著。

9.3.5 中国菰米发芽过程中酚类化合物单体含量与抗氧化活性的相关性分析

为了评估中国菰米发芽过程中酚类化合物单体对发芽菰米抗氧化活性的贡献，将检测到的酚类化合物单体含量与抗氧化活性（总 DPPH 自由基清除能力与总 ABTS[·+] 自由基吸收能力）进行相关性分析。结果如表 9–3 所示，对羟基苯甲酸、对羟基苯甲醛、香草醛、香草酸、对香豆酸、阿魏酸、芥子酸、表没食子酸儿茶素和芦丁含量与抗氧化活性（总 DPPH 自由基清除能力与总 ABTS[·+] 自由基吸收能力）之间存在极显著的正相关关系（$R=0.604\,0\sim0.967\,7$，$P<0.01$）。因此，这些酚类化合物单体含量的变化是影响中国菰米发芽过程中抗氧化活性变化的主要因素。

表 9–3 中国菰米发芽过程中酚类化合物含量与抗氧化活性的相关性分析

酚类化合物含量	抗氧化活性	
	总 DPPH 自由基清除能力 Total DPPH value	总 ABTS[·+] 自由基吸收能力 Total ABTS value
对羟基苯甲酸 p-hydroxybenzoic acid	Total DPPH value=22.81×p-hydroxybenzoic acid+582.12 $R=0.863\,4$，$P<0.01$	Total ABTS value=180.12×p-hydroxy-benzoic acid+905.80 $R=0.890\,1$，$P<0.01$
对羟基苯甲醛 p-hydroxybenzalde-hyde	Total DPPH value=0.88×p-hydroxybenz-aldehyde+662.31 $R=0.604\,0$，$P<0.01$	Total ABTS value=7.63×p-hydroxybenz-aldehyde+147\,0.00 $R=0.680\,4$，$P<0.01$
香草醛 vanillin	Total DPPH value=99.00×vanillin +534.15 $R=0.857\,2$，$P<0.01$	Total ABTS value=787.03×vanillin +515.12 $R=0.889\,8$，$P<0.01$
原儿茶酸 protocatechuic acid	Total DPPH value=−57.67×protocate-chuic acid+1040.40 $R=-0.804\,9$，$P<0.01$	Total ABTS value=−424.85×protocate-chuic acid+4\,374.60 $R=-0.774\,2$，$P<0.01$
对香豆酸 p-coumaric acid	Total DPPH value=4.26×p-coumaric acid+616.47 $R=0.896\,2$，$P<0.01$	Total ABTS value=33.09×p-coumaric acid+1\,195.00 $R=0.908\,9$，$P<0.01$
香草酸 vanillic acid	Total DPPH value=117.83×vanillic acid +332.01 $R=0.812\,0$，$P<0.01$	Total ABTS value=871.86×vanillic acid −858.21 $R=0.784\,5$，$P<0.01$
原儿茶酸乙酯 protocatechuic acid ethyl ester	Total DPPH value=2\,307.30×protocate-chuic acid ethyl ester+618.81 $R=0.307\,5$，$P>0.01$	Total ABTS value=5\,873.00×protocate-chuic acid ethyl ester+1\,932.50 $R=0.102\,2$，$P>0.01$

（续表）

酚类化合物含量	抗氧化活性	
	总 DPPH 自由基清除能力 Total DPPH value	总 ABTS $^+$ 自由基吸收能力 Total ABTS value
阿魏酸 ferulic acid	Total DPPH value＝1.11×ferulic acid ＋584.37 $R=0.961\ 1$，$P<0.01$	Total ABTS value＝8.57×ferulic acid ＋955.10 $R=0.967\ 7$，$P<0.01$
丁香酸 syringic acid	Total DPPH value＝−54.07×syringic acid＋907.49 $R=-0.178\ 0$，$P>0.01$	Total ABTS value＝−786.41×syringic acid＋4 478.70 $R=-0.338\ 0$，$P>0.01$
芥子酸 sinapic acid	Total DPPH value＝21.09×sinapic acid ＋283.67 $R=0.861\ 3$，$P<0.01$	Total ABTS value＝147.90×sinapic acid −1 033.40 $R=0.788\ 7$，$P<0.01$
儿茶素 catechin	Total DPPH value＝−22.80×catechin ＋1 346.00 $R=-0.562\ 3$，$P<0.01$	Total ABTS value＝−211.30×catechin ＋7746.70 $R=-0.680\ 5$，$P<0.01$
表儿茶素 epicatechin	Total DPPH value＝1 759.20×epicatechin −256.71 $R=0.421\ 1$，$P>0.01$	Total ABTS value＝11 339.00×epicatechin−4 248.10 $R=0.354\ 4$，$P>0.01$
表没食子酸儿茶素 epigallocatechin	Total DPPH value＝58.63×epigallocatechin＋225.31 $R=0.692\ 0$，$P<0.01$	Total ABTS value＝518.84×epigallocatechin−2 418.00 $R=0.799\ 5$，$P<0.01$
槲皮素 quercetin	Total DPPH value＝56.78×quercetin ＋747.18 $R=0.064\ 4$，$P>0.01$	Total ABTS value＝−655.52×quercetin ＋2 391.20 $R=-0.097\ 0$，$P>0.01$
芦丁 rutin	Total DPPH value＝596.86×rutin −1 155.40 $R=0.876\ 8$，$P<0.01$	Total ABTS value＝4 591.00×rutin −12 424.00 $R=0.880\ 5$，$P<0.01$
原花青素 B1 procyanidin B1	Total DPPH value＝−9.25×procyanidin B1 ＋942.17 $R=-0.771\ 1$，$P<0.01$	Total ABTS value＝−80.74×procyanidin B1 ＋3 903.90 $R=-0.879\ 2$，$P<0.01$
原花青素 B2 procyanidin B2	Total DPPH value＝−43.73×procyanidin B2 ＋918.78 $R=-0.733\ 7$，$P<0.01$	Total ABTS value＝−387.16×procyanidin B2 ＋3 719.40 $R=-0.848\ 1$，$P<0.01$

9.3.6　中国菰米发芽过程中酚酸单体及其衍生物含量与 PAL 酶活性的相关性分析

通过进行中国菰米发芽过程中酚酸单体及其衍生物含量与 PAL 酶活性的相关性分析（表 9-4），结果发现，菰米发芽过程中 PAL 酶活性与对羟基苯甲酸、香草醛、香草酸、对香豆酸、阿魏酸、芥子酸含量呈极显著正相关关系（$R=0.833\,8\sim0.862\,2$，$P<0.01$），而与对羟基苯甲醛、原儿茶酸、原儿茶酸乙酯、丁香酸无显著性正相关关系。因此，中国菰米种子发芽过程中对羟基苯甲酸、香草醛、香草酸、对香豆酸、阿魏酸、芥子酸含量的变化与 PAL 活性的变化有关。

表 9-4　中国菰米发芽过程中酚酸单体及其衍生物含量与 PAL 酶活性的相关性分析

酚酸单体及其衍生物含量	PAL 活性 PAL activity
对羟基苯甲酸 *p*-hydroxybenzoic acid	*p*-hydroxybenzoic acid$=1.38\times$PAL activity-27.73 $R=0.833\,8$，$P<0.01$
对羟基苯甲醛 *p*-hydroxybenzaldehyde	*p*-hydroxybenzaldehyde$=9.80\times$PAL activity-145.22 $R=0.328\,8$，$P>0.01$
香草醛 vanillin	vanillin$=0.31\times$PAL activity-5.60 $R=0.848\,0$，$P<0.01$
原儿茶酸 protocatechuic acid	protocatechuic acid$=-0.34\times$PAL activity$+13.62$ $R=-0.549\,4$，$P<0.01$
对香豆酸 *p*-coumaric acid	*p*-coumaric acid$=7.78\times$PAL activity-167.18 $R=0.848\,8$，$P<0.01$
香草酸 vanillic acid	vanillic acid$=0.26\times$PAL activity-3.06 $R=0.862\,2$，$P<0.01$
原儿茶酸乙酯 protocatechuic acid ethyl ester	protocatechuic acid ethyl ester$=0.002\times$PAL activity$+0.01$ $R=0.335\,0$，$P>0.01$
阿魏酸 ferulic acid	ferulic acid$=31.49\times$PAL activity-654.42 $R=0.836\,4$，$P<0.01$
丁香酸 syringic acid	syringic acid$=-0.001\,8\times$PAL activity$+2.84$ $R=-0.012\,6$，$P>0.01$
芥子酸 sinapic acid	sinapic acid$=1.51\times$PAL activity-16.46 $R=0.856\,9$，$P<0.01$

9.3.7 中国菰米发芽过程中类黄酮化合物及其衍生物含量与 CHS、CHI 酶活性的相关性分析

通过进行中国菰米发芽过程中类黄酮化合物及其衍生物含量与 CHS、CHI 酶活性的相关性分析，由表 9-5 结果可知，菰米发芽过程中 CHS、CHI 酶活性与表儿茶素、表没食子酸儿茶素、芦丁含量呈极显著正相关关系（$R=0.5169\sim0.8680$，$P<0.01$），而与儿茶素、槲皮素、原花青素 B1、原花青素 B2 含量无显著性正相关关系。因此，中国菰米种子发芽过程中表儿茶素、表没食子酸儿茶素、芦丁含量的变化与 CHS、CHI 活性的变化有关。

表 9-5 中国菰米发芽过程中黄酮单体及其衍生物含量与 CHS、CHI 酶活性的相关性分析

黄酮单体及其衍生物含量	CHS 活性 CHS activity	CHI 活性 CHI activity
儿茶素 catechin	catechin$=-3.53\times$CHS activity$+31.06$ $R=-0.4083$，$P>0.01$	catechin$=-0.24\times$CHI activity$+32.81$ $R=-0.6160$，$P<0.01$
表儿茶素 epicatechin	epicatechin$=0.06\times$CHS activity$+0.49$ $R=0.6680$，$P<0.01$	epicatechin$=0.002\times$CHI activity$+0.53$ $R=0.5169$，$P<0.01$
表没食子酸儿茶素 epigallocatechin	epigallocatechin$=2.52\times$CHS activity$+5.31$ $R=0.5976$，$P<0.01$	epigallocatechin$=0.13\times$CHI activity$+5.59$ $R=0.7099$，$P<0.01$
槲皮素 quercetin	quercetin$=0.09\times$CHS activity$+0.03$ $R=0.2178$，$P>0.01$	quercetin$=0.0015\times$CHI activity$+0.12$ $R=0.0838$，$P>0.01$
芦丁 rutin	rutin$=0.46\times$CHS activity$+2.52$ $R=0.8680$，$P<0.01$	rutin$=0.02\times$CHI activity$+2.65$ $R=0.8680$，$P<0.01$
原花青素 B1 procyanidin B1	procyanidin B1$=-17.08\times$CHS activity$+45.56$ $R=-0.5214$，$P>0.01$	procyanidin B1$=-1.01\times$CHI activity$+48.85$ $R=-0.7565$，$P<0.01$
原花青素 B2 procyanidin B2	procyanidin B2$=-3.12\times$CHS activity$+8.36$ $R=-0.4784$，$P>0.01$	procyanidin B2$=-0.18\times$CHI activity$+8.88$ $R=-0.7054$，$P<0.01$

9.4 讨论

近年来的大量研究表明，酚酸对食品质量和人体健康有重要的影响。Chu 等（2018）研究发现，中国菰米中的主要酚酸及其衍生物是对羟基苯甲酸、对羟基苯甲醛、香草醛、

原儿茶酸、对香豆酸、香草醛、原儿茶酸乙酯、阿魏酸、丁香酸和芥子酸。在本章的研究中，对羟基苯甲酸、对羟基苯甲醛、香草醛、香草酸、对香豆酸、阿魏酸和芥子酸的含量在中国菰米发芽过程中显著增加，而原儿茶酸、原儿茶酸乙酯和丁香酸的含量没有显著增加。据报道，糙米发芽过程中，咖啡酸、丁香酸、对香豆酸和阿魏酸的含量显著增加。荞麦发芽过程中，没食子酸、对羟基苯甲酸、香草酸、丁香酸、对香豆酸和阿魏酸含量显著增加。金丝雀虉草种子发芽过程中，没食子酸、对羟基苯甲酸和阿魏酸含量显著增加。绿豆种子发芽过程中，没食子酸、阿魏酸和对香豆酸的含量显著增加。因此，对羟基苯甲酸、对香豆酸和阿魏酸在中国菰米和其他的 2～4 种作物种子发芽过程中均得到积累。然而，只有发芽的中国菰米种子积累了对羟基苯甲醛和香草醛。据推测，不同作物种子发芽过程中不同酚酸含量的动态变化规律可能与不同作物种子的遗传背景、发芽条件或酚类化合物的提取检测方法有关。

Chu 等（2018）研究发现，中国菰米中的主要类黄酮化合物和衍生物是儿茶素、表儿茶素、表没食子酸儿茶素、槲皮素、芦丁、原花青素 B1 和原花青素 B2。在本章研究中，中国菰米种子在发芽过程中儿茶素、表儿茶素、槲皮素、原花青素 B1 和原花青素 B2 的含量没有增加且部分含量逐渐下降，其原因可能与种子在发芽培养中浸泡、换水等原因部分水溶性黄酮单体含量受到损失以及发芽条件（如光照、温度、pH 值等）的变化导致了部分黄酮单体的相互转化与降解。从第 7 章结论中可知，总原花青素含量是呈现先降低后升高的变化趋势，说明原花青素 B1 和原花青素 B2 含量不是导致总原花青素含量升高的原因。而表没食子酸儿茶素和芦丁的含量显著增加，参考前人的研究，Zhang 等（2015）发现荞麦发芽过程中，芦丁和槲皮素含量显著增加；Gan 等（2016）发现在绿豆发芽过程中，芦丁和儿茶素含量显著增加。虽然不同种子在发芽过程中增加的黄酮单体种类不同，但是，发芽可作为一种提高种子黄酮含量的生物加工技术，应当进行更深入的研究与探索。

9.5 结论

本章应用 UHPLC-QqQ-MS 代谢组学研究了中国菰米发芽过程中 G36 和 G120 时期的代谢产物变化，共鉴定出 343 种差异代谢物，其中 315 种上调和 28 种下调的代谢产物，KEGG 分类结果表明，发芽中国菰米 G36 和 G120 时期差异代谢物主要与"代谢途径"和"次生代谢产物生物合成"有关。通过 UPLC-QqQ-MS/MS 分别鉴定和定量了酚酸和类黄酮化合物及其衍生物。结果表明，对羟基苯甲醛、对羟基苯甲酸、对香豆酸、香草醛、香草酸、阿魏酸、芥子酸和表没食子酸儿茶素、芦丁含量在中国菰米发芽过程中含量显著增加；同时，对羟基苯甲醛、表没食子酸儿茶素含量在发芽过程中增加最为强烈。相关性分析表明，中国菰米种子发芽过程中 PAL 酶活性与对羟基苯甲醛、香草醛、香草酸、对香豆酸、阿魏酸、芥子酸含量呈极显著正相关关系（$R = 0.833\,8 \sim 0.862\,2$，$P < 0.01$），

CHS、CHI 酶活性与表儿茶素、表没食子酸儿茶素、芦丁含量呈极显著正相关关系（$R=$ 0.516 9～0.868 0，$P<0.01$）。同时，对羟基苯甲酸、对羟基苯甲醛、香草醛、香草酸、对香豆酸、阿魏酸、芥子酸、表没食子酸儿茶素和芦丁含量的变化是影响中国菰米发芽过程中抗氧化活性变化的主要因素。

参考文献

陈志杰，吴嘉琪，马燕，等，2018. 植物食品原料中酚酸的生物合成与调控及其生物活性研究进展 [J]. 食品科学，39(7)：321–328.

甘人友，隋中泉，杨琼琼，等，2017. 发芽提高黑小麦可溶性和结合性提取物的抗氧化活性和多酚含量（英文）[J]. 上海交通大学学报（农业科学版），35(3)：1–10, 16.

王艳，徐非非，柴立红，等，2016. 有色发芽糙米抗氧化活性的动态变化 [J]. 农产品加工：学刊，403(3)：11–14.

CHEN Z J, YU L L, WANG X K, et al., 2016. Changes of phenolic profiles and antioxidant activity in canaryseed (*Phalaris canariensis* L.) during germination[J]. Food Chemistry，194：608–618.

CHONG J, SOUFAN O, LI C, et al., 2018. MetaboAnalyst 4.0: towards more transparent and integrative metabolomics analysis[J]. Nucleic Acids Research，46(W1)：486–494.

CHU C, DU Y, YU X, et al., 2020. Dynamics of antioxidant activities, metabolites, phenolic acids, flavonoids, and phenolic biosynthetic genes in germinating Chinese wild rice (*Zizania latifolia*)[J]. Food Chemistry，318：126483.

CHU M J, LIU X M, YAN N, et al., 2018. Partial purification, identification, and quantitation of antioxidants from wild rice (*Zizania latifolia*)[J]. Molecules，23(11)：2 782.

GAN R Y, WANG M F, LUI W Y, et al., 2016. Dynamic changes in phytochemical composition and antioxidant capacity in green and black mung bean (*Vigna radiata*) sprouts[J]. International Journal of Food Science and Technology. 51(9)：2 090–2 098.

HUNG P V, HATCHER D W, BARKER W, 2011. Phenolic acid composition of sprouted wheats by ultra-performance liquid chromatography (UPLC) and their antioxidant activities[J]. Food Chemistry，126(4)：1 896–1 901.

IRAKLI M N, SAMANIDOU V F, BILIADERIS C G, et al., 2012. Development and validation of an HPLC-method for determination of free and bound phenolic acids in cereals after solid-phase extraction[J]. Food Chemistry 134(3)：1 624–1 632.

JOHANNINGSMEIER S D, HARRIS G K, KLEVORN C M, 2016. Metabolomic technologies for improving the quality of food：practice and promise[J]. Annual Review of Food Science and Technology,

7(1)：413–438.

MAIS E，ALOLGA R N，WANG S L，et al.，2018. A comparative UPLC-Q/TOF-MS-basedv metabolomics approach for distinguishing *Zingiber officinale* Roscoe of two geographical origins[J]. Food Chemistry，240：239–244.

PAJAK P，SOCHA R，GALKOWSKA D，et al.，2014. Phenolic profile and antioxidant activity in selected seeds and sprouts[J]. Food Chemistry，143：300–306.

QIU Y，LIU Q，BETA T，2009. Antioxidant activity of commercial wild rice and identification of flavonoid compounds in active fractions[J]. Journal of Agricultural and Food Chemistry，57(16)：7 543–7 551.

QIU Y，LIU Q，BETA T，2010. Antioxidant properties of commercial wild rice and analysis of soluble and insoluble phenolic acids[J]. Food Chemistry，121(1)：140–147.

RIZZATO G，SCALABRIN E，RADAELLI M，et al.，2017. A new exploration of licorice metabolome[J]. Food Chemistry，221：959–968.

SCOLLO E，NEVILLE D C，ORUNA-CONCHA M J，et al.，2020. UHPLC–MS/MS analysis of cocoa bean proteomes from four different genotypes[J]. Food Chemistry，303：125244.

SHUN K，HIROAKI T，MORIFUMI H，2018. Xylosylated detoxification of the rice flavonoid phytoalexin sakuranetin by the rice sheath blight fungus *Rhizoctonia solani*[J]. Molecules，23(2)：276.

SUMCZYNSKI D，KOTÁSKOVÁ E，ORSAVOVÁ J，et al.，2017. Contribution of individual phenolics to antioxidant activity and in vitro digestibility of wild rices (*Zizania aquatica* L.)[J]. Food Chemistry，218：107–115.

TI H H，ZHANG R F，ZHANG M W，et al.，2014. Dynamic changes in the free and bound phenolic compounds and antioxidant activity of brown rice at different germination stages[J]. Food Chemistry，161：337–344.

WANG S，TU H，WAN J，et al.，2016. Spatio-temporal distribution and natural variation of metabolites in citrus fruits[J]. Food Chemistry，199：8–17.

WU Z Y，SONG L X，FENG S B，et al.，2012. Germination dramatically increases isoflavonoid content and diversity in chickpea (*Cicer arietinum* L.) seeds[J]. Journal of Agricultural and Food Chemistry，60(35)：8 606–8 615.

YAN N，DU Y M，LIU X M，et al.，2019. A comparative UHPLC-QqQ-MS-based metabolomics approach for evaluating Chinese and North American wild rice[J]. Food Chemistry，275：618–627.

ZHANG G，XU Z C，GAO Y Y，et al.，2015. Effects of germination on the nutritional properties，phenolic profiles，and antioxidant activities of buckwheat[J]. Journal of Food Science. 80(5)：H1111–H1119.

ZHANG L，LI Y，LIANG Y，et al.，2019. Determination of phenolic acid profiles by HPLC-MS in vegetables commonly consumed in China[J]. Food Chemistry，276：538–546.

10

中国菰米调节肠道菌群和预防代谢性脂肪肝作用的研究

由体重和肥胖引起的代谢相关脂肪肝疾病（metabolic associated fatty liver disease, MAFLD）威胁着全世界的公共健康。肠道菌群失调是导致肥胖和相关疾病的重要原因，并进一步加大患脂肪肝疾病的风险。已有研究表明，菰米具有降低胆固醇、抗炎和抗氧化的作用，但其对肠道菌群的有益作用尚不清楚。本章以高脂膳食（high-fat-diet, HFD）小鼠模型为研究对象，实验结果表明菰米（wild rice, WR）可以降低高脂膳食（HFD）小鼠的体重，减轻肝脏脂肪变性和轻度炎症，并改善胰岛素抵抗。16S rRNA 高通量测序表明，在饮食中添加菰米可显著改变高脂膳食小鼠的肠道菌群组成。食用菰米后，小鼠肠道菌群的丰富性和多样性显著降低。与正常饮食（normal chew, NC）相比，高脂膳食小鼠肠道菌群中 117 个操作分类单元（operational taxonomic unit, OTU）发生了改变，在高脂膳食饲料中添加菰米使小鼠肠道中 90 个 OTU 发生逆转。总之，本章的结果表明，菰米可作为益生菌制剂，通过调节肠道菌群来逆转高脂膳食诱导的脂肪肝疾病。

10.1 前言

随着社会生活水平的提高，人们的日常饮食结构发生了巨大变化，逐渐从植物性食品过渡到高脂肪和高碳水化合物类食品。长期过量的高脂肪摄入可能导致肥胖，而肥胖与主要的退行性疾病以及代谢相关性脂肪肝疾病（MAFLD）的发展有关。代谢相关性脂肪肝疾病曾被称为非酒精性脂肪肝疾病（non-alcoholic fatty liver disease, NAFLD）。据统计，全球约 25% 的人口受 MAFLD 影响，该疾病与代谢紊乱有关，常见症状如内脏肥胖、空腹血糖升高、血脂异常和高血压等。在此类人群中，肥胖患者与非肥胖占总患病人数的60% 与 40%。此外，MAFLD 的发病率在全球范围内各不相同。MAFLD 在欧美等发达国家的发病率相对发展中国家更高，尽管如此，在发展中国家中，该疾病的发病率也已达

15%，尤其在肥胖患者中该发病率高达 50%。已有研究表明 MAFLD 与肝脏相关疾病无关，但是与各种慢性疾病有关。例如，MAFLD 会增加罹患高血压、2 型糖尿病、氧化应激、慢性肾脏疾病等的风险，这些慢性疾病已严重威胁人类健康。MAFLD 及其相关的代谢综合征已成为全球关注的问题。

众多证据表明，MAFLD 及其相关的代谢综合征受肠道菌群组成的影响。肠道菌群是由细菌、古细菌、真菌和病毒组成的多样化生态系统。现有研究发现，肥胖和非肥胖 MAFLD 患者出现了肠道菌群失衡症状。例如，非肥胖 MAFLD 患者中多尔氏菌属（*Dorea* sp.）的丰度增加，而包括 *Marvinbryantia* 和 *Christensellenaceae* R7 菌属在内的许多菌种的相对丰度降低。与高蔗糖喂养小鼠相比，高胆固醇饮食使小鼠体内拟杆菌门（Bacteroidetes）的相对丰度增加，而厚壁菌门（Firmicutes）的相对丰度降低，这表明肥胖和非肥胖的 MAFLD 患者的肠道菌群存在显著差异。最近的报道显示，肠道菌群可能通过肠—肝轴心通路影响 MAFLD 的发展进程。例如，肠道菌群中细菌多样性的改变可引起肠道通透性增加，使肠道微生物和代谢产物到达肝脏，从而影响胆汁酸的代谢，最终引起肠道运动障碍和全身性炎症。此外，肠道菌群可通过调节能量代谢平衡、增加短链脂肪酸（short-chain fatty acids，SCA）和甘油三酯的合成、调节胆碱代谢和胆汁酸平衡、产生内源性乙醇和细菌衍生毒素等，影响肝脏中促炎性细胞因子的释放，从而促进 MAFLD 的发生和发展。

尽管 MAFLD 的发病机理研究已经取得了一定的进展，但目前对其尚未有一种积极有效的治疗方法。大量研究表明，饮食结构的改变有助于改善患有非酒精性脂肪肝疾病患者的病情。菰米是禾本科（Poaceae）菰属（*Zizania* spp.）植物的颖果。目前，属于 *Zizania* 属的菰米共有 4 种，分别为原产于北美的水生菰（*Zizania aquatica*）、沼生菰（*Zizania palustris*）、得克萨斯菰（*Zizania texana*），以及原产于中国、日本和越南等地的中国菰（*Zatania latifolia*）。菰米具有降低胆固醇、抗炎、抗氧化等功效，已被美国食品和药物管理局（Food and Drug Administration，FDA）认定为一种功能性食品，且于北美的商场和超市中广泛售卖。此外，由于菰米经烹饪后，其深色外层仍具有嚼劲，因此还常被用于蒸制混合谷物食品和制作沙拉。菰米中酚酸、类黄酮、蛋白质、膳食纤维、维生素 B_1、维生素 B_2、维生素 E、矿物质等营养物质的含量要高于普通白米。基于体内和体外模型的大量研究表明，原花青素等酚类化合物在改变肠道菌群的组成及其代谢产物的生物活性方面发挥着关键的作用。但是，目前尚未有关于日常饮食中添加菰米可调节肠道菌群从而预防 MAFLD 的报道。本章节中的研究探究了菰米对高脂膳食诱导的非酒精性脂肪肝疾病的影响，研究发现菰米可引起肠道菌群组成发生实质性变化。这表明菰米减弱了许多与 HFD 相关的不良健康后果，并改善了肠道菌群。

10.2　材料与方法

10.2.1　饮食准备

菰米（*Z. latifolia*）于 2017 年 9 月 20 日从江苏省淮安市金湖县前丰镇白马湖村（33°11′9″N；119°9′37″E）收获备用。将收获的种子进行风干处理，随后筛选出完整且饱满的种子，在磨粉机中研磨成细粉后，过 0.45mm 筛，种子和试验饲粮均在 10kgy 条件下用极低温辐照灭菌，并在保存在干燥器中备用。小鼠普通饲料和小鼠高脂饲料均购自北京 HFK 生物科学有限公司。实验饲料组成见表 10-1。

表 10-1　实验饲料组成一览　　　　单位：g

组分	正常饮食组饲料	高脂膳食组饲料	低剂量菰米组饲料	高剂量菰米组饲料
酪蛋白	230	215	215	215
蔗糖	310	265	0	0
玉米淀粉	295	258	0	0
纤维素，BW200	50	50	50	50
猪油	0	100	100	100
大豆油	70	0	0	0
吉士粉	0	50	50	50
胆固醇	0	15	15	15
胆碱盐	0	2	2	2
复合维生素	10	10	10	10
复合微量元素	30	30	30	30
DL- 甲硫氨酸	3	3	3	3
氯化胆碱	2	2	2	2
菰米	0	0	261.5	523
合计	1 000	1 000	1 000	1 000

10.2.2　营养成分分析

根据中华人民共和国国家标准 GB 5009.5—2016、GB5009.6—2016、GB 5009.3—2016、GB 5009.4—2016、GB 5009.91—2016、GB/Z 21922—2008 2.2.8、GB 28050—2011、GB 5009.88—2014 和 NY/T 2638—2014 对所有样品的粗蛋白、总脂质、水分、总灰分、

钠、膳食纤维和抗性淀粉等营养成分进行分析。

10.2.3　实验动物准备

SPF 级雄性 CS7BL/6 小鼠，体重为（20±2）g，共 60 只，每组 10 只，购置于斯贝福生物技术有限公司。在适应性喂养阶段，所有小鼠置于温度（25±2）℃和相对湿度（55±5）%的房间中进行常规饮食，每日昼夜各 12h，持续 2 周。

10.2.4　非酒精性脂肪肝模型的建立及分组给药

将 CS7BL/6 小鼠适应性喂养两周后，称重并随机分为 4 组，即正常饮食组（NC）、高脂膳食组（HFD）、低剂量菰米组（low wild rice，LWR）、高剂量菰米组（high wild rice，HWR），用耳标钳分别进行标号，每组 10 只。除空白组给予普通饲料喂养外，其余动物均给予高脂饲料喂养 11 周，饲料组成详见表 10-1。连续给药 11 周后，小鼠禁食 12h，进行眼球取血后，立即处死小鼠，留取肝脏及回肠组织标本进行相应检测。

10.2.5　实验动物情况观察

每周对各组小鼠体重进行测量，记录每周摄食量，并计算每只小鼠的平均摄食量。同时观察小鼠的行为、精神状态及外形（如体态大小、毛发色泽等）状态。

10.2.6　血清中生化指标分析

第 11 周末，各组小鼠禁食 12h 后，分别自眼眶取血，血液置于 2mL EP 管中静置 2h 后，于 2 000g 条件下离心 15min，分离血清，4℃冷藏备用。采用全自动生化分析仪检测血清中的生化指标，包括甘油三酯（TG）、血清总胆固醇（TC）、低密度脂蛋白（low-density lipoprotein，LDL）、高密度脂蛋白（high-density lipoprotein，HDL）。用酶标仪（Multiskan GO，Thermo Fisher Scientific）测量紫外吸光值，实验方法按照试剂盒说明书进行。每个指标至少 3 次重复。

10.2.7　肝脏中生化指标分析

采血后立即脱颈椎处死小鼠，解剖后完整分离肝脏。将肝脏切碎后在液氮中速冻 2h，保存在 −80℃冰箱中备用。在匀浆阶段，使用匀浆器（Biospec Products）将 0.1g 的肝组织与 0.9mL 的生理盐水匀浆。将肝匀浆在 4℃、1 800g 下离心 15min 后取上清。采用 10.2.6 方法对上清液的胰岛素、甘油三酯、总胆固醇、低密度脂蛋白和高密度脂蛋白含量进行分析。

10.2.8 组织病理学观察

各组小鼠另取同一部位的肝组织经多聚甲醛中固定后，尽快脱水，然后用冷冻切片机切成 6μm 厚薄片。冰冻肝切片用伊红染色 25min，苏木精染色 5min，于光镜下观察肝切片细胞内呈红色的脂滴。

10.2.9 肝组织炎症因子的检测

将分离出来的肝脏组织用预冷的 PBS 溶液洗净，并用滤纸吸干水分，取相同重量的小鼠肝右叶相同部位组织，用生理盐水制成 10% 肝匀浆，用 ELISA 试剂盒测定肝匀浆肿瘤坏死因子（TNF-α）、白细胞介素 -6（IL-6）、白细胞介素 -8（IL-8），实验过程按照说明书进行。

10.2.10 肝组织抗氧化水平的检测

将分离出来的肝脏组织用预冷的 PBS 溶液洗净，并用滤纸吸干水分，取相同重量的小鼠肝右叶相同部位组织，用生理盐水制成 10% 肝匀浆，用 ELISA 试剂盒测定肝匀浆中超氧化物歧化酶（superoxide dismutase，SOD），丙二醛（malondialdehyde，MDA）和谷胱甘肽过氧化物酶（glutathione peroxidase，GSX-px）的水平，实验过程按照说明书进行。

10.2.11 口服葡萄糖耐量试验

在实验的第 8 周，小鼠禁食 12h。随后每只小鼠腹腔注射 400mg/mL 的葡萄糖溶液（1.5g/kg）。腹腔注射 15min 后，尾静脉采血使用血糖仪（Johnson & Johnson）测量胰岛素浓度，并 30min 和 120min 后，再次进行尾静脉采血，测量血糖浓度。

10.2.12 肝超微结构检查

肝脏收集方法如 10.2.9 所述，向肝脏样品中加入 1.5mL 3.5% 戊二醛（含 0.1mol/L 蔗糖和 0.2mol/L 二甲胂酸钠）在 4℃ 条件下初固定，肝脏组织与戊二醛的比例约为 1∶20 或以上，以确保初固定的效果；样品于 3 000g 离心 3min，用 PBS 缓冲液清洗 5 次，每次 5min；加入 1% 锇酸处理 2~3h 至样品变黑；3 000g 离心 3min，PBS 缓冲液清洗 5 次，每次 5min。乙醇浓度梯度脱水：45% 乙醇（0.5h）—55%（0.5h）—70%（24h）—85%（0.5h）—95%（0.5h）—脱脂无水乙醇（2.5h）—脱脂无水乙醇（3.5h）—脱脂无水乙醇（2.5h）；环氧丙烷（2h）—环氧丙烷（2h）—环氧丙烷∶树脂＝1∶1（24h）；用牙签将渗透好的样品挑到包埋板中，45℃ 聚合 12h，60℃ 聚合 36~48h；用 LKB 超薄切片机进行超薄切片，超薄切片的切片面积最大不能超过 0.5mm×0.3mm；超薄切片先用柠檬酸铅染色 10min，去二氧化碳的 ddH$_2$O 清洗 3 次，

再用醋酸双氧铀染色 30min，ddH$_2$O 清洗 3 次；超薄切片干燥后，即可用 JEM-1200EX 透射电子显微镜观察并拍照。

10.2.13　免疫印迹分析

将少量肝脏组织置于 1～2mL 匀浆器中球状部位，并用干净剪刀将组织块尽量剪碎。加 400μL 单去污剂裂解液（含 PMSF）于匀浆器中匀浆，然后置于冰上。几分钟后再次碾磨继续置于冰上，重复碾磨几次尽量碾碎组织。裂解 30min 后，用移液器将裂解液移至 1.5mL 离心管中，在 4℃ 下 12 000r/min 离心 5min，取上清液分装于 0.5mL 离心管中并置于 –20℃ 保存备用。

采用放射免疫沉淀分析（radio immunoprecipitation assay，RIPA）裂解提取肝蛋白。所提取的蛋白浓度用 BCA 蛋白测定试剂盒（Pierce，Rockford，IL，USA）进行定量。根据蛋白定量结果，加入相应体积的总蛋白样品与 5× 蛋白质凝胶电泳上样缓冲液混匀，进行 SDS-PAGE 凝胶电泳。将电泳后的蛋白转移到 PVDF 膜上，置于摇床室温下摇动封闭 1 h。封闭后，将膜与 NF-κB 的一抗（1：2 000；Cell Signaling Technology）、IκB-α（1：1 000；Cell Signaling Technology）和 β- 肌动蛋白（1：6 000；Cell Signaling Technology）在 4℃ 下孵育 12h。孵育后用 1×TBST（Tris buffered saline Tween）缓冲液洗涤 3 次，放入辣根过氧化物酶标记的二抗中孵育 60min，再用 1×TBST 洗涤 3 次。在膜上加入适量超敏 ECL 发光底液，室温反应 4min。抖掉膜上液体，将其放入化学发光成像系统成像拍照，并用 Image J 软件（http://imagej.nih.gov/ij/）定量蛋白质条带的强度，以 β-actin 的表达量进行标准化处理，计算不同蛋白的相对表达量。

10.2.14　基因表达分析

按上述方法将肝脏组织样品用液氮研磨碎，使用 RNAprep Pure 组织试剂盒分离组织总 RNA 后，使用 oligdT-18 和 M-MLV 转录酶（Promega）进行反转录。根据目的基因分别设计合成引物，引物序列见表 10-2，每个样本分别用待检测基因和内参基因引物扩增，建立扩增体系，并在 ABI 7500 实时 PCR 系统（Applied Biosystems）上进行实时荧光定量 PCR，以对照甘油醛 -3- 磷酸脱氢酶（glyceraldehyde-3-phosphate dehydrogenase，GAPDH）将值标准化。假定内参和目的基因的扩增效率相同，使用 Ct 法计算目的基因的相对表达量，具体计算方法如下：首先通过软件分析得出各组 Ct（荧光达到阈值的循环数）值，再按照如下公式进行计算：

$$\triangle Ct = 目的基因 Ct - 内参 Ct$$

$$\triangle\triangle Ct = 实验组 \triangle Ct - 对照组 \triangle Ct$$

相对表达量为 $2^{-\triangle\triangle Ct}$。

表 10-2 引物序列

基因名称	序列（5'-3'）	产物长度（bp）	解链温度（℃）
细菌 16S rRNA gene			
V3 region	F：NNNNNNNCCTACGGGAGGCAGCAG R：NNNNNNNNATTACCGCGGCTGCT	约 200	65～55 降落 PCR （touch down PCR）
小鼠基因			
β-actin	F：CCTAGACTTCGAGCAAGAGA R：GGAAGGAAGGCTGGAAGA	140	140
IκB-α	F：ATGGAAGTGATTGGTCAGGTGA R：AGGCAAGATGGAGAGGGGTATT	184	184
NF-κB-P65	F：TCTGTTTCCCCTCATCTTT R：TGGTATCTGTGCTTCTCTC	165	165

10.2.15 肠道菌群分析

收集各组小鼠的粪便，置于液氮速冻后，按照总 DNA 提取试剂盒的使用说明提取总 DNA。使用 Nanodrop 8000 分光光度计（Thermo Fisher Scientific）测量 DNA 浓度，随后用无菌水将 DNA 样品稀释至 20ng/L。根据 Illumina 提供的指南，设计通用细菌引物（表 10-2），并通过 PCR 构建 DNA 样品中细菌 16S rRNA 基因 V3-V4 区的测序文库。原始数据首先与 FLASH 合并，然后根据其标志序列进行分离。合并所有高质量的测序序列，并在除去完全相同的序列后获得有效序列。根据有效序列的序列相似性（97% 以上）将它们归类为可操作的分类单位（OTU）。基于 QIIME（Quantum Insight IntoMicrobial Ecology，v1.8.0）平台，对 α 和 β 多样性分析进行了分析。通过对总 OTU 数、香农多样性指数（Shannon's diversity index）、Faith's 系统发育多样性（Faith's phylogenetic diversity）PD whole tree 的分析结果，比较每个样本的 α 多样性，并在 GraphPad Prism 7 软件中使用 Mann-Whitney U 检验来分析每组数据差异。随后，通过 OTU 等级曲线、OTU 秩曲线（rank curves）、香农多样性指数、Chao 1 指数（Chao1 indexes）、PD whole tree index 和 goods coverage 指数等方法计算其 alpha 多样性。同时，基于非度量多维尺度分析（nonmetric multidimensional scaling，NMDS）、非加权距离矩阵主坐标分析（unifrac distance-based principal coordinate analysis，PCoA）、主成分分析（principal component analysis，PCA）、RDA-identified key OTUs 等指标分析样本的 β 多样性。

其中，总 OTU 数、香农多样性指数、和 Faith's 系统发育多样性（PD Whole tree）用于指示不同处理组的 α 多样性差异，GraphPad Prism 7 软件采用 Mann-Whitney U 检验分析各组差异的显著性。β 多样性分析主要基于 Bray-Curtis 距离分析和归一化样本 OTU 丰度矩阵的主坐标分析（principal coordinate analysis，PCoA）。获得的 PCoA 评分图可以直观显示菰米干预下高脂膳食小鼠肠道菌群的改变的动态轨迹。LDA（latent Dirichlet allocation）效应大小（LDA effect size，LEfSe）分析用于定量分析每组的生物标志物。

10.2.16　统计分析

实验结果以平均值 ± 标准差（SE）表示。使用 SPSS 版本 20（IBM）进行统计分析。使用方差分析，LSD 多重比较检验和非配对 t 检验对两组之间的差异进行统计学分析，$P<$ 0.05 水平时分析具有统计学意义。

10.2.17　登记号

本文中的序列信息已提交到 GenBank 序列读取档案数据库，登录号为 SRP020353。

10.3　结果分析

10.3.1　菰米、白米和红米营养成分分析

菰米样品的蛋白质含量[（15.6±0.21）g/100g]明显高于白米[（10.19±0.29）g/100g]和红米[（11.78±0.11）g/100g]（表 10-3）。菰米的平均脂肪含量和灰分含量类与红米相似，但显著高于白米，分别为白米的 1.67 倍和 4.36 倍。菰米和红米的含水量约为 10%，略低于白米的含水量。菰米中的钠、膳食纤维、抗性淀粉、总酚含量均高于白米和红米。众多研究表明，菰米是一种带有种皮的颖果，富含多种矿物质和膳食纤维，被认为是可供糖尿病患者选择的食物，本研究的研究结果与先前研究结果一致。

表 10-3　本研究所用白米、红米和菰米营养成分比较　　　　　单位：g/100g

组成	白米	红米	菰米
粗蛋白	10.19±0.29a	11.78±0.11a	15.6±0.21b
总脂肪	0.67±0.01a	1.36±0.05b	1.12±0.01b
水分	11.76±0.10a	10.61±0.17a	10.16±0.12a
总灰分	0.30±0.02a	1.38±0.02b	1.31±0.25b
钠	11.8±0.87a	84.5±4.55b	5.21±0.61c
食用纤维	0.42±0.01a	2.68±0.01b	6.83±0.11c
抗性淀粉	1.41±0.04a	0.95±0.01b	10.87±0.15b

注：实验结果表示为平均值 ± 标准误差（SD）；Tukey's post-hoc 检验方差分析中，具有相同字母的值之间没有显著差异；$n=5$。

10.3.2 饲喂菰米减轻高脂饲料喂养小鼠肝脏的脂质积累

在非酒精性脂肪肝的发病过程中，脂质过度积累是引起肝脏损伤的重要诱因。为了确定菰米对小鼠肝脏脂肪堆积的改善作用，本研究对 C57BL/6 小鼠进行了长达 11 周的高脂饲料喂养，随后分别用不同剂量菰米进行治疗。空白组用普通饲料喂养，用生理盐水代替药物灌胃处理。结果显示，高脂膳食组与正常饮食组小鼠体重存在显著性差异（图 10-1 A），并且发展出了高脂血症的标志性特征，如血清和肝脏脂质谱中胆固醇、甘油三酯、低密度脂蛋白含量升高，高密度脂蛋白降低（图 10-1 B~I）。除此之外，口服葡萄糖耐量试

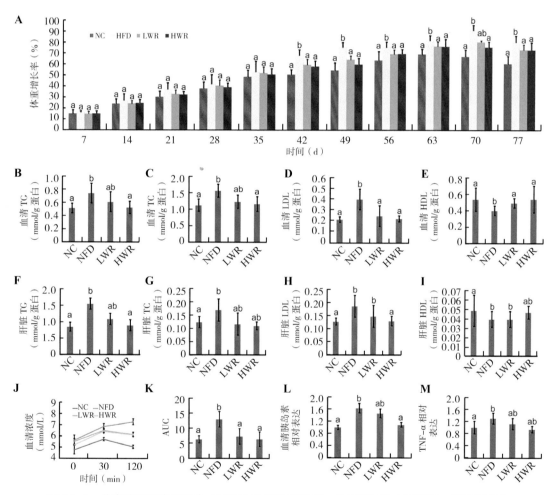

图 10-1　菰米减弱了高脂膳食（HFD）引起的肥胖症，并恢复了体内葡萄糖－胰岛素稳态

A. 每只小鼠的体重增加量为基线体重的百分比；B. 血清甘油三酯（TG）浓度；C. 血清总胆固醇（TC）浓度；D. 血清低密度脂蛋白（LDL）浓度；E. 血清高密度脂蛋白（HDL）浓度；F. 肝脏甘油三酯（TG）浓度；G. 肝脏总胆固醇（TC）浓度；H. 肝脏低密度脂蛋白（LDL）浓度；I. 肝脏高密度脂蛋白（HDL）浓度；J. 口服葡萄糖耐量试验（OGTT）曲线；K. OGTT 的曲线下面积（AUC）；L. 血清胰岛素相对表达；M. 肝脏肿瘤坏死因子-α（TNF-α）的相对表达

注：NC，正常饮食组；HFD，高脂膳食组；LWR，低剂量菰米组；HWR，高剂量菰米组；a、ab、b，进行 Tukey's post-hoc 检验（每组 8 只小鼠）的方差分析中，具有相同字母的每组的值之间没有显著差异。

验（oral glucose tolerance test，OGTT）中模型组小鼠也出现了葡萄糖清除率降低（图 10-1 J、K）和胰岛素抵抗（图 10-1 L、M）的症状。在高脂膳食中添加茭米后，小鼠口服葡萄糖耐量试验中葡萄糖清除率升高，且高脂膳食引起非酒精性脂肪肝所导致的胰岛素抵抗得到改善（图 10-1 J、K）。因此，茭米通过减轻高脂膳食引起的非酒精性脂肪肝增强了葡萄糖 - 胰岛素稳态。

10.3.3 饲喂茭米预防高脂膳食引起的肝脂肪变性、氧化应激和全身性轻度炎症

先前的研究表明，肥胖和肝脂肪变性与肝脏氧化应激有关。本章节的研究通过苏木精 - 伊红染色法（Hematoxylin-eosin staining，HE）染色和透射电子显微镜评价肝脏脂肪变性。高脂膳食小鼠的肝脏中显示出肝脂肪变性的代表性特征（图 10-2 A、B），如肝脏细胞中存在大量的脂滴液泡、细胞不规则排列、细胞质稀疏等，而茭米的摄入改善了这种症状（图 10-2 A、B）。随后，研究检测了肝脏中超氧化物歧化酶（SOD）、谷胱甘肽过氧化物酶（GSH-Px）和丙二醛（MDA）的水平，以评估茭米对肝脏氧化应激的影响。结果显示，高脂膳食小鼠中的 SOD（图 10-2 C）和 GSH-Px（图 10-2 D）水平显著低于对照组小鼠，MDA 含量（图 10-2 E）显著高于对照组。与高脂膳食小鼠相比，补充了茭米的高脂膳食使小鼠肝脏中的 SOD 和 GSH-Px 含量显著增加（图 10-2 C、D），且 MDA 含量显著降低（图 10-2 E）。肝氧化应激与轻度慢性炎症有关。本研究探究了茭米对血清炎症细胞因子白介素 -1（IL-1）、白介素 -6（IL-6）、白介素 -8（IL-8）水平的影响。结果表明，茭米的摄入减轻了由高脂饲料喂养所导致的小鼠全身性轻度炎症（图 10-2 F～H）。NF-κB 是炎症反应的关键因素，而高脂饲料喂养显著上调了 NF-κB 的 mRNA 和蛋白水平（图 10-2 I、K），并下调了 IκB-α 的 mRNA 水平（图 10-2 J、K），饮食中加入茭米使两者的水平恢复正常（图 10-2 I～K）。

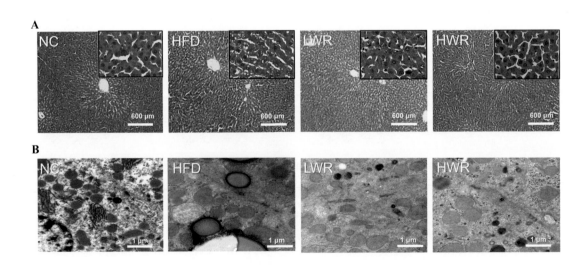

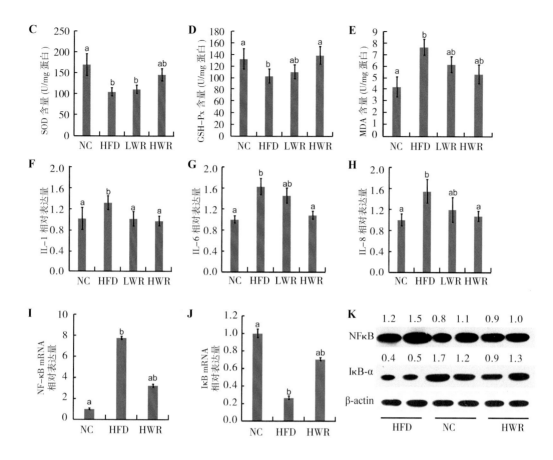

图 10-2　菰米对高脂膳食引起的肝脂肪变性氧化应激和全身性轻度炎症的改善作用

A. 肝脏切片的苏木精和伊红（HE）染色的照片；B. 透射电镜观察；C. 肝脏中超氧化物歧化酶（SOD）含量；D.GSH-Px 含量；E. 丙二醛（MDA）含量；F. 肝脏中 IL-1 表达量；G. 肝脏中 IL-6 表达量；H. 肝脏中 IL-8 表达量；I. 肝脏中 NFκB 的基因表达水平；J. 肝脏中 IκB-α 的基因表达水平；K. 肝脏 NFκB 和 IκB-α 蛋白的相对表达量

注：NC，正常饮食组；HFD，高脂膳食组；LWR，低剂量菰米组；HWR，高剂量菰米组；a、ab、b，进行 Tukey's post-hoc 检验（每组 8 只小鼠）的方差分析中，具有相同字母的每组的值之间没有显著差异。

10.3.4　饲喂菰米改变高脂膳食诱导的小鼠肠道菌群的组成

　　为了研究菰米对 HFD 诱导小鼠的肠道菌群组成的影响，本研究对每个样品 16S rRNA 的 V3＋V4 区进行了扩增和测序，最终获得了 1 188 756 个有效 OTU，用于以下分析（表 10-4）。

表 10-4　各组的测序和数据质量控制

样品编号	双端测序读长	有效标签	平均长度（bp）	Q30 比率（%）	GC 比率（%）	有效比率（%）	OTU（个）
NC1	60 501	54 427	417	0.919 6	0.532 6	89.960 496 52	637

（续表）

样品编号	双端测序读长	有效标签	平均长度（bp）	Q30比率（%）	GC比率（%）	有效比率（%）	OTU（个）
NC2	62 916	54 645	412	0.926 5	0.535 8	86.853 900 44	648
NC3	57 175	48 489	417	0.929 2	0.528 7	84.808 045 47	611
NC4	61 565	53 400	416	0.923 2	0.531 9	86.737 594 41	599
NC5	58 515	48 059	418	0.929 6	0.527 5	82.131 077 50	601
NC6	58 552	49 573	418	0.934 9	0.528 0	84.664 913 24	583
NC7	63 272	56 537	417	0.931 8	0.531 4	89.355 481 10	642
NC8	58 657	47 183	415	0.929 7	0.538 6	80.438 822 31	640
HFD1	57 206	45 230	418	0.936 8	0.522 0	79.065 133 03	692
HFD2	56 232	45 199	415	0.933 2	0.530 5	80.379 499 22	636
HFD3	55 677	46 657	420	0.931 1	0.527 9	83.799 414 48	581
HFD4	57 833	47 111	418	0.932 8	0.530 8	81.460 411 88	553
HFD5	58 844	48 166	410	0.939 5	0.534 0	81.853 714 91	656
HFD6	60 581	50 337	416	0.935 0	0.528 8	83.090 407 88	688
HFD7	55 674	44 608	414	0.932 6	0.536 2	80.123 57653	698
HFD8	55 406	49 685	417	0.933 5	0.526 0	89.674 403 49	563
HWR1	61 522	53 922	417	0.916 4	0.530 9	87.646 695 49	560
HWR2	61 879	52 823	417	0.927 9	0.528 8	85.364 986 51	566
HWR3	64 012	55 409	419	0.931 9	0.530 9	86.560 332 44	569
HWR4	49 505	41 401	418	0.906 9	0.531 6	83.629 936 37	546
HWR5	61 510	50 496	417	0.925 2	0.527 3	82.093 968 46	596
HWR6	63 577	53 021	417	0.930 6	0.529 2	83.396 511 32	619
HWR7	56 852	50 166	421	0.912 2	0.523 4	88.239 639 77	511
HWR8	50 113	42 212	419	0.929 7	0.530 6	84.233 631 99	606
平均	58 649	49 531.5	416.791 666 7	0.928 3	0.530 1	84.398 441 45	608.375
总计	1 407 576	1 188 756	10 003	22.28	12.723	2 025.562 595	14 601

注：NC，正常饮食组；HFD，高脂膳食组；HWR，高剂量蒟米组。

在 α 多样性分析中，高脂饲料中添加蒟米的小鼠的 OTU 数量（图 10-3 A）、稀疏曲线（图 10-3 B）、Chao1 曲线（图 10-3 C）、Chao1 指数（图 10-3 D）、Observed species 指数（图 10-3 E）、PD whole tree 指数（图 10-3 F）和 goods coverage 指数（图 10-3 G）显示其肠道菌群的丰富度和多样性显著降低。此外，HFD 饲喂可显著降低拟杆菌门（Bacteroidetes）的丰度，同时增加厚壁菌门（Firmicutes）的丰度。相反，蒟米可以恢复这些水平，并逆转了模型组小鼠 Firmicutes 和 Bacteroidetes 相对丰度下降（图 10-3 H）。此外，我们发现属水平的分析结果与门水平一致，例如，蒟米可以显著增加 HFD 喂养的小鼠中乳酸杆菌属（Lactobacillus）的相对丰度（图 10-3 I）。在 β 多样性分析中，根据非度量多维尺度分析（NMDS）、非加权距离矩阵主坐标分析（PCoA）和主成分分析（PCA）的分析结果，与高脂模型组比较，蒟米治疗组丰度和多样性组成与对照组相似（图 10-3 J～L）。

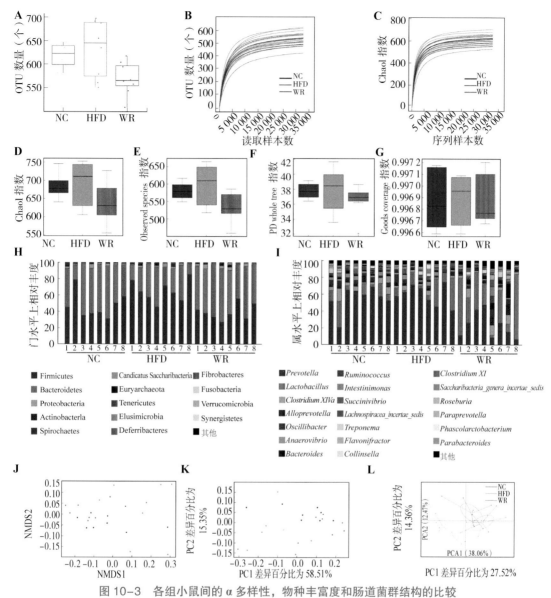

图 10-3　各组小鼠间的 α 多样性，物种丰富度和肠道菌群结构的比较

A. OTU 的数量；B. 稀疏曲线；C. Chao1 曲线；D. Chao1 指数；E. Observed species 指数；F. PD whole tree；G. goods coverage 指数；H. 门水平相对丰度；I. 属水平相对丰度；J. 非度量多维尺度分析（NMDS）；K. 非加权距离矩阵主坐标分析（PCoA）；L. 主成分分析（PCA）

注：NC，正常饮食组；HFD，高脂膳食组；WR，菰米饮食组。

10.3.5　饲喂菰米调节高脂膳食小鼠肠道菌群的系统发育型

　　为了探索菰米对高脂膳食小鼠体内微生物群落的干预作用，本研究通过冗余分析（RDA）分析了它们的有效序列。共预测 136 个 OTU（图 10-4 A、B，表 10-5）。与正常组相比，高脂膳食改变了 117 个 OTU，其中 50 个上调、67 个下调。菰米处理改变了 90 个 OTU，其中 70 个上调、20 个下调。菰米处理组中的 90 个 OTU 中，与高脂膳食组相

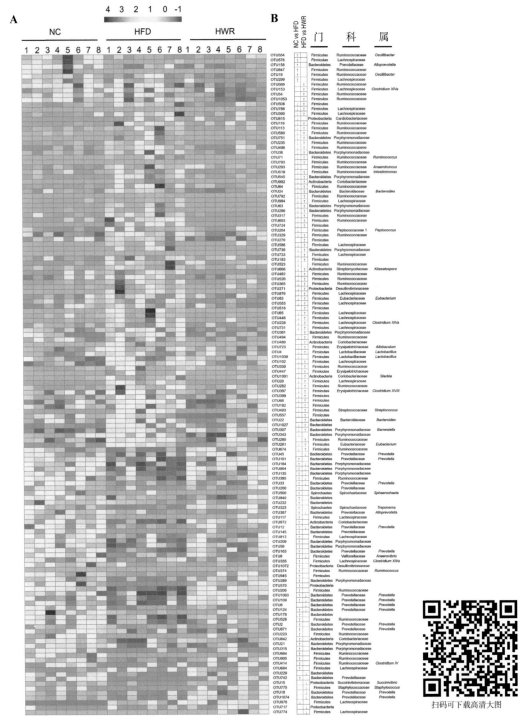

图 10-4　正常饮食组、高脂膳食组和高剂量菰米组不同分类单元 OTUs、LefSe 冗余分析（RDA）热图及代表性细菌统计

A. RDA 鉴定的关键 136 个 OTU 的相对丰度热图；B. 根据 OTU 在属、科和门水平上有代表性细菌分类单元统计结果

注：红色和蓝色箭头表示正常饮食组（NC）和高剂量菰米组（HWR）相对于高脂膳食组（HFD）OTU 的增加或减少（$P<0.01$）。

比，菰米的添加引起 71 个 OTU 向对照组逆转，例如，与菰米添加负相关的瘤胃球菌科
（Ruminococcaceae）、脱硫弧菌科（Desulfovibrionaceae）、拟杆菌属（*Bacteroides*）和紫单
胞菌科（Porphyromonadaceae）。通过 LEfSe 分析确定了与菰米处理相关的特定细菌类群。
LEfSe 分析表明，菰米处理增加了乳杆菌属（*Lactobacillus*）的相对丰度（图 10-4，图
10-5 A）。作为一种益生菌，乳杆菌属可减轻高脂膳食引起的肥胖、糖尿病和炎症反应。
值得注意的是，本研究发现用菰米处理高脂膳食小鼠后，可以观察到一些已知致病细菌，
如普雷沃菌属（*Prevotella*）、拟杆菌属（*Bacteroides*）和葡萄球菌属（*Staphylococcus*）等
的相对丰度呈下降趋势（图 10-4，图 10-5 B~D）。总之，饲喂菰米逆转了由高脂膳食引
起的肠道菌群的紊乱。

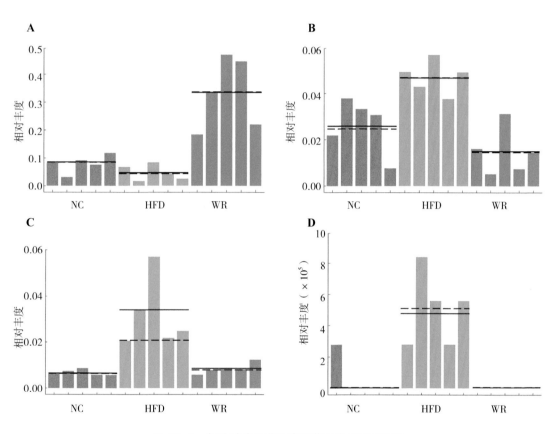

图 10-5　部分致病细菌在粪便菌群中的相对丰度

A. 乳杆菌；B. 普氏菌；C. 厌氧菌；D. 葡萄球菌

注：实线和虚线分别表示平均值和中位数；NC，正常饮食组；HFD，高脂膳食组；WR，菰米饮食组。

表10-5 各组小鼠肠道菌群中OTUs的系统发育和相对丰度，以及用LSD检验评价各组OTUs丰度差异的P值

#OTU ID	相对丰度（%）			P值（LSD检验）		分类地位				
	正常饮食组（平均值）	高脂膳食组（平均值）	高剂量茭米组（平均值）	正常饮食组 vs 高脂膳食组	高脂膳食组 vs 高剂量茭米组	门	纲	目	科	属
OTU554	1.68×10^{-4}	2.10×10^{-5}	3.15×10^{-5}	1.70×10^{-2}	8.55×10^{-1}	Firmicutes	Clostridia	Clostridiales	Ruminococcaceae	*Oscillibacter*
OTU576	9.11×10^{-5}	3.50×10^{-6}	0	1.06×10^{-2}	9.12×10^{-1}	Firmicutes	Clostridia	Clostridiales	Lachnospiraceae	
OTU158	5.92×10^{-4}	1.65×10^{-4}	9.81×10^{-5}	2.68×10^{-3}	6.02×10^{-1}	Bacteroidetes	Bacteroidia	Bacteroidales	Prevotellaceae	*Alloprevotella*
OTU847	1.40×10^{-5}	0	0	3.24×10^{-2}	1.00	Firmicutes	Clostridia	Clostridiales	Ruminococcaceae	
OTU19	9.98×10^{-3}	3.60×10^{-3}	2.15×10^{-3}	3.08×10^{-3}	4.54×10^{-1}	Firmicutes	Clostridia	Clostridiales	Ruminococcaceae	*Oscillibacter*
OTU299	6.13×10^{-4}	1.89×10^{-4}	1.58×10^{-4}	2.87×10^{-2}	8.63×10^{-1}	Firmicutes	Clostridia	Clostridiales	Lachnospiraceae	
OTU569	4.77×10^{-4}	4.38×10^{-4}	1.65×10^{-4}	7.61×10^{-1}	4.07×10^{-2}	Firmicutes	Clostridia	Clostridiales	Ruminococcaceae	
OTU153	2.50×10^{-3}	4.69×10^{-3}	1.44×10^{-3}	8.34×10^{-2}	1.35×10^{-2}	Firmicutes	Clostridia	Clostridiales	Lachnospiraceae	*Clostridium XIVa*
OTU54	1.24×10^{-2}	1.28×10^{-2}	5.58×10^{-3}	8.88×10^{-1}	2.60×10^{-2}	Firmicutes	Clostridia	Clostridiales	Ruminococcaceae	
OTU1053	3.42×10^{-3}	3.64×10^{-3}	1.30×10^{-3}	8.14×10^{-1}	1.97×10^{-2}	Firmicutes	Clostridia	Clostridiales	Ruminococcaceae	
OTU508	2.80×10^{-5}	1.72×10^{-4}	3.86×10^{-5}	1.42×10^{-1}	2.18×10^{-2}	Firmicutes	Clostridia	Clostridiales	Lachnospiraceae	
OTU788	0	1.05×10^{-5}	0	2.03×10^{-2}	2.03×10^{-1}	Firmicutes	Clostridia	Clostridiales	Lachnospiraceae	
OTU390	8.41×10^{-5}	4.59×10^{-4}	8.76×10^{-5}	2.63×10^{-2}	2.75×10^{-2}	Firmicutes	Clostridia	Clostridiales	Lachnospiraceae	
OTU815	0	2.10×10^{-5}	7.01×10^{-6}	1.68×10^{-2}	9.79×10^{-2}	Proteobacteria	Gammaproteobacteria	Cardiobacteriales	Cardiobacteriaceae	
OTU119	1.65×10^{-4}	4.27×10^{-3}	1.15×10^{-3}	9.89×10^{-3}	4.29×10^{-2}	Firmicutes	Clostridia	Clostridiales	Ruminococcaceae	
OTU113	6.55×10^{-4}	4.71×10^{-3}	5.05×10^{-4}	2.24×10^{-2}	1.84×10^{-2}	Firmicutes	Clostridia	Clostridiales	Ruminococcaceae	
OTU580	7.01×10^{-6}	9.11×10^{-5}	0	3.29×10^{-2}	2.20×10^{-2}	Firmicutes	Clostridia	Clostridiales	Ruminococcaceae	
OTU751	0	1.75×10^{-5}	0	2.78×10^{-2}	2.78×10^{-3}	Bacteroidetes	Bacteroidia	Bacteroidales	Porphyromonadaceae	
OTU235	6.66×10^{-5}	1.07×10^{-3}	7.01×10^{-5}	2.61×10^{-3}	2.68×10^{-3}	Firmicutes	Clostridia	Clostridiales	Ruminococcaceae	
OTU496	1.75×10^{-4}	1.68×10^{-4}	4.56×10^{-5}	1.86×10^{-3}	8.65×10^{-3}	Firmicutes	Clostridia	Clostridiales	Ruminococcaceae	
OTU38	8.24×10^{-4}	3.31×10^{-3}	9.25×10^{-4}	7.00×10^{-3}	9.24×10^{-3}	Bacteroidetes	Bacteroidia	Bacteroidales	Porphyromonadaceae	
OTU71	0	2.08×10^{-3}	3.50×10^{-6}	1.98×10^{-2}	2.00×10^{-2}	Firmicutes	Clostridia	Clostridiales	Ruminococcaceae	*Ruminococcus*
OTU793	0	2.10×10^{-5}	0	2.03×10^{-2}	2.03×10^{-2}	Firmicutes	Clostridia	Clostridiales	Ruminococcaceae	
OTU293	4.21×10^{-5}	3.79×10^{-4}	1.40×10^{-4}	1.38×10^{-2}	7.07×10^{-2}	Firmicutes	Clostridia	Clostridiales	Ruminococcaceae	*Anaerotruncus*
OTU519	5.26×10^{-5}	2.66×10^{-4}	1.05×10^{-5}	1.14×10^{-2}	3.26×10^{-3}	Firmicutes	Clostridia	Clostridiales	Ruminococcaceae	*Intestinimonas*

（续表）

#OTU ID	相对丰度（%） 正常饮食组（平均值）	高脂膳食组（平均值）	高剂量菰米组（平均值）	P值（LSD检验） 正常饮食组 vs 高脂膳食组	高脂膳食组 vs 高剂量菰米组	门	纲	目	科	属
OTU545	3.50×10^{-6}	9.81×10^{-5}	7.01×10^{-6}	2.16×10^{-3}	2.93×10^{-3}	Bacteroidetes	Bacteroidia	Bacteroidales	Porphyromonadaceae	
OTU992	0	1.75×10^{-5}	0	2.78×10^{-2}	2.78×10^{-2}	Actinobacteria	Actinobacteria	Coriobacteriales	Coriobacteriaceae	
OTU64	1.72×10^{-4}	4.89×10^{-3}	1.02×10^{-3}	6.53×10^{-3}	2.17×10^{-2}	Firmicutes	Clostridia	Clostridiales	Ruminococcaceae	
OTU24	2.92×10^{-3}	7.99×10^{-3}	1.73×10^{-3}	1.10×10^{-2}	2.43×10^{-2}	Bacteroidetes	Bacteroidia	Bacteroidales	Bacteroidaceae	*Bacteroides*
OTU792	0	1.05×10^{-5}	0	2.03×10^{-2}	2.03×10^{-2}	Firmicutes	Clostridia	Clostridiales	Ruminococcaceae	
OTU984	1.19×10^{-4}	1.83×10^{-3}	4.21×10^{-5}	1.21×10^{-2}	9.16×10^{-3}	Firmicutes	Clostridia	Clostridiales	Lachnospiraceae	
OTU63	0	5.93×10^{-3}	0	6.32×10^{-3}	6.32×10^{-3}	Bacteroidetes	Bacteroidia	Bacteroidales	Porphyromonadaceae	
OTU290	3.50×10^{-4}	2.42×10^{-4}	0	1.22×10^{-2}	1.11×10^{-2}	Bacteroidetes	Bacteroidia	Bacteroidales	Porphyromonadaceae	
OTU317	5.96×10^{-5}	5.05×10^{-4}	1.05×10^{-5}	4.35×10^{-3}	1.90×10^{-3}	Firmicutes	Clostridia	Clostridiales	Ruminococcaceae	
OTU693	7.01×10^{-6}	5.96×10^{-5}	0	2.23×10^{-3}	7.41×10^{-4}	Firmicutes	Clostridia	Clostridiales	Ruminococcaceae	
OTU724	0	2.10×10^{-5}	0	1.41×10^{-3}	1.41×10^{-3}	Firmicutes	Clostridia	Clostridiales	Ruminococcaceae	
OTU204	2.70×10^{-4}	1.38×10^{-3}	6.31×10^{-4}	9.13×10^{-3}	6.65×10^{-3}	Firmicutes	Clostridia	Clostridiales	Peptococcaceae 1	*Peptococcus*
OTU329	1.09×10^{-4}	2.77×10^{-4}	1.26×10^{-4}	1.65×10^{-2}	2.97×10^{-2}	Firmicutes	Clostridia	Clostridiales	Ruminococcaceae	
OTU270	2.17×10^{-4}	3.96×10^{-4}	1.09×10^{-4}	6.60×10^{-2}	5.19×10^{-3}	Firmicutes	Clostridia	Clostridiales	Lachnospiraceae	
OTU586	0	3.86×10^{-6}	3.50×10^{-6}	1.16×10^{-2}	2.01×10^{-2}	Firmicutes	Clostridia	Clostridiales	Lachnospiraceae	
OTU736	0	1.75×10^{-5}	0	8.37×10^{-3}	8.37×10^{-3}	Bacteroidetes	Bacteroidia	Bacteroidales	Porphyromonadaceae	
OTU733	0	2.10×10^{-5}	0	2.03×10^{-2}	2.03×10^{-2}	Firmicutes	Clostridia	Clostridiales	Lachnospiraceae	
OTU183	1.72×10^{-4}	7.82×10^{-4}	2.31×10^{-4}	2.30×10^{-2}	3.81×10^{-2}	Firmicutes	Clostridia	Clostridiales	Ruminococcaceae	
OTU523	3.50×10^{-6}	1.12×10^{-4}	4.91×10^{-5}	1.37×10^{-2}	1.33×10^{-1}	Firmicutes	Clostridia	Clostridiales	Ruminococcaceae	
OTU666	7.01×10^{-6}	7.01×10^{-4}	7.01×10^{-6}	2.86×10^{-2}	2.86×10^{-2}	Actinobacteria	Actinobacteria	Actinomycetales	Streptomycetaceae	*Kitasatospora*
OTU482	4.21×10^{-4}	1.37×10^{-4}	0	4.70×10^{-3}	6.11×10^{-3}	Firmicutes	Clostridia	Clostridiales	Ruminococcaceae	
OTU520	4.56×10^{-5}	1.51×10^{-4}	3.15×10^{-5}	7.81×10^{-3}	3.16×10^{-3}	Firmicutes	Clostridia	Clostridiales	Ruminococcaceae	
OTU365	4.21×10^{-5}	5.50×10^{-4}	8.41×10^{-5}	8.83×10^{-3}	1.51×10^{-2}	Firmicutes	Clostridia	Clostridiales	Ruminococcaceae	
OTU271	9.46×10^{-5}	9.57×10^{-4}	1.44×10^{-4}	2.84×10^{-2}	3.76×10^{-2}	Proteobacteria	Deltaproteobacteria	Desulfovibrionales	Desulfovibrionaceae	

（续表）

#OTU ID	相对丰度（%）			P值（LSD 检验）		分类地位				
	正常饮食组（平均值）	高脂膳食组（平均值）	高剂量菰米组（平均值）	正常饮食组 vs 高脂膳食组	高脂膳食组 vs 高剂量菰米组	门	纲	目	科	属
OTU876	0	4.56×10^{-5}	0	1.27×10^{-2}	1.27×10^{-2}	Firmicutes	Clostridia	Clostridiales	Lachnospiraceae	
OTU83	1.19×10^{-3}	4.67×10^{-3}	1.26×10^{-3}	6.47×10^{-3}	7.43×10^{-3}	Firmicutes	Clostridia	Clostridiales	Eubacteriaceae	*Eubacterium*
OTU553	2.45×10^{-5}	9.11×10^{-5}	3.50×10^{-6}	1.48×10^{-2}	2.17×10^{-3}	Firmicutes	Clostridia	Clostridiales	Lachnospiraceae	
OTU516	4.56×10^{-5}	1.05×10^{-4}	2.10×10^{-5}	8.35×10^{-2}	1.80×10^{-2}	Firmicutes	Clostridia	Clostridiales	Lachnospiraceae	
OTU65	5.26×10^{5}	3.33×10^{-3}	3.50×10^{-6}	1.73×10^{-2}	1.59×10^{-2}	Firmicutes	Clostridia	Clostridiales	Lachnospiraceae	
OTU446	2.03×10^{-4}	9.85×10^{-4}	3.15×10^{-5}	4.71×10^{-2}	1.77×10^{-2}	Firmicutes	Clostridia	Clostridiales	Lachnospiraceae	
OTU228	3.15×10^{-5}	1.30×10^{-3}	1.05×10^{-4}	3.75×10^{-3}	5.81×10^{-3}	Firmicutes	Clostridia	Clostridiales	Lachnospiraceae	*Clostridium XlVa*
OTU731	2.80×10^{-5}	1.58×10^{-4}	1.75×10^{5}	8.06×10^{-3}	4.68×10^{-3}	Firmicutes	Clostridia	Clostridiales	Lachnospiraceae	
OTU361	2.77×10^{-4}	5.43×10^{-4}	7.36×10^{-5}	7.79×10^{-2}	3.67×10^{-3}	Bacteroidetes	Bacteroidia	Bacteroidales	Porphyromonadaceae	
OTU494	2.45×10^{-5}	8.06×10^{-5}	1.05×10^{-5}	4.71×10^{-3}	7.30×10^{-4}	Firmicutes	Clostridia	Clostridiales	Ruminococcaceae	
OTU480	5.61×10^{-5}	1.23×10^{-4}	2.45×10^{-5}	9.08×10^{-2}	1.63×10^{-2}	Actinobacteria	Actinobacteria	Coriobacteriales	Coriobacteriaceae	
OTU723	0	4.56×10^{-5}	0	1.27×10^{-2}	1.27×10^{-2}	Firmicutes	Erysipelotrichia	Erysipelotrichales	Erysipelotrichaceae	*Allobaculum*
OTU4	1.65×10^{-2}	4.64×10^{-2}	2.14×10^{-2}	1.84×10^{-2}	4.48×10^{-2}	Firmicutes	Bacilli	Lactobacillales	Lactobacillaceae	*Lactobacillus*
OTU1039	1.19×10^{-4}	4.59×10^{-4}	1.82×10^{-4}	2.10×10^{-2}	5.50×10^{-2}	Firmicutes	Bacilli	Lactobacillales	Lactobacillaceae	*Lactobacillus*
OTU102	7.29×10^{-4}	1.93×10^{-3}	9.92×10^{-4}	9.77×10^{-3}	3.77×10^{-2}	Firmicutes	Clostridia	Clostridiales	Lachnospiraceae	
OTU330	1.16×10^{-4}	6.66×10^{-4}	2.63×10^{-4}	2.13×10^{-4}	3.65×10^{-3}	Firmicutes	Clostridia	Clostridiales	Ruminococcaceae	
OTU447	2.80×10^{-5}	2.70×10^{-4}	5.96×10^{-5}	1.82×10^{-2}	3.70×10^{-2}	Firmicutes	Erysipelotrichia	Erysipelotrichales	Erysipelotrichaceae	
OTU1001	0	2.10×10^{-5}	0	7.98×10^{-3}	7.98×10^{-3}	Actinobacteria	Actinobacteria	Coriobacteriales	Coriobacteriaceae	*Slackia*
OTU20	3.50×10^{-5}	6.41×10^{-4}	5.96×10^{-5}	1.45×10^{-2}	1.84×10^{-2}	Firmicutes	Clostridia	Clostridiales	Lachnospiraceae	
OTU282	0	8.94×10^{-4}	0	1.16×10^{-4}	1.16×10^{-4}	Firmicutes	Clostridia	Clostridiales	Ruminococcaceae	
OTU397	2.10×10^{-5}	2.91×10^{-4}	6.31×10^{-5}	9.49×10^{-5}	2.52×10^{-2}	Firmicutes	Erysipelotrichia	Erysipelotrichales	Erysipelotrichaceae	
OTU399	8.76×10^{-5}	2.14×10^{-4}	7.36×10^{-4}	3.06×10^{-2}	1.76×10^{-2}	Firmicutes	Clostridia	Clostridiales		*Clostridium XVIII*
OTU68	2.58×10^{-3}	6.51×10^{-3}	3.05×10^{-3}	1.55×10^{-2}	3.05×10^{-2}	Firmicutes	Clostridia	Clostridiales		
OTU182	3.89×10^{-4}	1.30×10^{-3}	3.65×10^{-4}	1.17×10^{-4}	8.63×10^{-5}	Firmicutes				

（续表）

#OTU ID	相对丰度（%）			P值（LSD检验）		分类地位				
	正常饮食组（平均值）	高脂膳食组（平均值）	高剂量菰米组（平均值）	正常饮食组 vs 高脂膳食组	高脂膳食组 vs 高剂量菰米组	门	纲	目	科	属
OTU493	1.33×10^{-4}	2.59×10^{-4}	9.11×10^{-5}	4.66×10^{-2}	1.03×10^{-2}	Firmicutes	Bacilli	Lactobacillales	Streptococcaceae	Streptococcus
OTU557	0	3.15×10^{-5}	3.50×10^{-6}	1.32×10^{-3}	3.47×10^{-3}	Firmicutes	Clostridia	Clostridiales		
OTU22	4.32×10^{-3}	8.86×10^{-3}	1.78×10^{-3}	5.60×10^{-2}	4.75×10^{-3}	Bacteroidetes	Bacteroidia	Bacteroidales	Bacteroidaceae	Bacteroides
OTU1027	4.21×10^{-5}	1.05×10^{-4}	1.40×10^{-5}	4.49×10^{-2}	5.67×10^{-3}	Bacteroidetes	Bacteroidia	Bacteroidales	Bacteroidaceae	
OTU307	3.50×10^{-5}	4.59×10^{-4}	1.79×10^{-4}	4.25×10^{-4}	1.17×10^{-2}	Bacteroidetes	Bacteroidia	Bacteroidales	Porphyromonadaceae	Barnesiella
OTU343	2.45×10^{-4}	8.62×10^{-4}	7.75×10^{-4}	1.13×10^{-3}	5.98×10^{-1}	Bacteroidetes	Bacteroidia	Bacteroidales	Porphyromonadaceae	
OTU260	3.26×10^{-4}	4.84×10^{-4}	1.96×10^{-4}	1.39×10^{-1}	1.06×10^{-2}	Firmicutes	Clostridia	Clostridiales	Ruminococcaceae	
OTU261	2.17×10^{-4}	6.13×10^{-4}	2.70×10^{-4}	4.20×10^{-4}	1.58×10^{-3}	Firmicutes	Clostridia	Clostridiales	Eubacteriaceae	Eubacterium
OTU674	3.50×10^{-6}	6.31×10^{-5}	2.10×10^{-5}	1.36×10^{-2}	1.66×10^{-2}	Firmicutes	Clostridia	Clostridiales	Ruminococcaceae	
OTU45	6.19×10^{-3}	1.33×10^{-3}	1.10×10^{-2}	1.05×10^{-1}	2.87×10^{-3}	Bacteroidetes	Bacteroidia	Bacteroidales	Prevotellaceae	Prevotella
OTU101	4.61×10^{-3}	2.04×10^{-3}	3.71×10^{-3}	1.02×10^{-2}	8.10×10^{-1}	Bacteroidetes	Bacteroidia	Bacteroidales	Prevotellaceae	Prevotella
OTU194	1.27×10^{-3}	3.82×10^{-4}	9.08×10^{-4}	1.83×10^{-3}	4.75×10^{-2}	Bacteroidetes	Bacteroidia	Bacteroidales	Porphyromonadaceae	
OTU804	8.13×10^{-4}	2.56×10^{-4}	8.94×10^{-4}	4.66×10^{-3}	1.59×10^{-3}	Bacteroidetes	Bacteroidia	Bacteroidales	Porphyromonadaceae	
OTU135	8.03×10^{-4}	2.80×10^{-4}	1.16×10^{-3}	4.14×10^{-2}	1.41×10^{-3}	Bacteroidetes	Bacteroidia	Bacteroidales	Porphyromonadaceae	
OTU395	2.31×10^{-4}	4.91×10^{-5}	1.93×10^{-3}	1.37×10^{-2}	4.59×10^{-2}	Firmicutes	Clostridia	Clostridiales	Ruminococcaceae	
OTU33	7.59×10^{-3}	2.72×10^{-3}	6.56×10^{-3}	1.34×10^{-2}	4.50×10^{-2}	Bacteroidetes	Bacteroidia	Bacteroidales	Prevotellaceae	Prevotella
OTU200	1.17×10^{-3}	3.43×10^{-4}	6.31×10^{-4}	5.00×10^{-3}	2.88×10^{-1}	Bacteroidetes	Bacteroidia	Bacteroidales	Prevotellaceae	
OTU500	1.30×10^{-3}	1.05×10^{-5}	3.86×10^{-5}	6.97×10^{-3}	4.89×10^{-1}	Spirochaetes	Spirochaetia	Spirochaetales	Spirochaetaceae	Sphaerochaeta
OTU840	1.75×10^{-5}	3.50×10^{-6}	0	4.77×10^{-2}	6.05×10^{-1}	Bacteroidetes				
OTU232	5.26×10^{-4}	1.72×10^{-4}	1.86×10^{-4}	1.00×10^{-3}	8.81×10^{-1}	Spirochaetes	Spirochaetia	Spirochaetales		
OTU323	4.63×10^{-4}	1.19×10^{-4}	9.46×10^{-5}	3.49×10^{-1}	8.74×10^{-1}	Spirochaetes	Spirochaetia	Spirochaetales	Spirochaetaceae	Treponema
OTU387	4.35×10^{-4}	1.75×10^{-4}	5.33×10^{-5}	2.49×10^{-2}	7.08×10^{-3}	Bacteroidetes	Bacteroidia	Bacteroidales	Prevotellaceae	Alloprevotella
OTU117	4.68×10^{-3}	1.08×10^{-3}	9.85×10^{-4}	1.03×10^{-2}	9.42×10^{-1}	Firmicutes	Clostridia	Clostridiales	Lachnospiraceae	
OTU972	1.40×10^{-5}	0	3.50×10^{-6}	1.33×10^{-2}	5.07×10^{-1}	Actinobacteria	Actinobacteria	Coriobacteriales	Coriobacteriaceae	

（续表）

| #OTU ID | 相对丰度（%） | | | P值（LSD 检验） | | 分类地位 | | | | |
	正常饮食组（平均值）	高脂膳食组（平均值）	高剂量菰米组（平均值）	正常饮食组 vs 高脂膳食组	高脂膳食组 vs 高剂量菰米组	门	纲	目	科	属
OTU12	1.55×10^{-2}	2.90×10^{-3}	1.08×10^{-2}	2.56×10^{-4}	1.18×10^{-2}	Bacteroidetes	Bacteroidia	Bacteroidales	Prevotellaceae	*Prevotella*
OTU145	1.73×10^{-3}	2.98×10^{-4}	6.41×10^{-4}	5.04×10^{-3}	4.60×10^{-1}	Bacteroidetes	Bacteroidia	Bacteroidales	Prevotellaceae	
OTU812	3.15×10^{-5}	0	7.01×10^{-6}	1.84×10^{-3}	4.37×10^{-1}	Firmicutes	Clostridia	Clostridiales	Lachnospiraceae	
OTU209	1.00×10^{-3}	2.94×10^{-4}	4.66×10^{-4}	1.30×10^{-2}	5.18×10^{-1}	Bacteroidetes	Bacteroidia	Bacteroidales	Porphyromonadaceae	
OTU59	3.51×10^{-3}	1.21×10^{-3}	2.31×10^{-3}	3.84×10^{-3}	1.36×10^{-1}	Bacteroidetes	Bacteroidia	Bacteroidales	Porphyromonadaceae	
OTU163	9.53×10^{-4}	3.68×10^{-4}	6.17×10^{-4}	7.03×10^{-3}	2.18×10^{-1}	Bacteroidetes	Bacteroidia	Bacteroidales	Prevotellaceae	*Prevotella*
OTU8	2.13×10^{-2}	4.11×10^{-3}	1.70×10^{-2}	2.42×10^{-3}	1.70×10^{-2}	Firmicutes	Negativicutes	Selenomonadales	Veillonellaceae	*Anaerovibrio*
OTU335	1.29×10^{-3}	2.66×10^{-3}	4.61×10^{-3}	2.55×10^{-3}	5.22×10^{-1}	Firmicutes	Clostridia	Clostridiales	Lachnospiraceae	*Clostridium XlVa*
OTU1072	2.27×10^{-3}	7.57×10^{-4}	5.82×10^{-4}	1.48×10^{-2}	7.61×10^{-1}	Proteobacteria	Deltaproteobacteria	Desulfovibrionales	Desulfovibrionaceae	
OTU374	5.19×10^{-4}	8.76×10^{-5}	3.15×10^{-5}	1.70×10^{-2}	7.39×10^{-1}	Firmicutes	Clostridia	Clostridiales	Ruminococcaceae	*Ruminococcus*
OTU945	1.05×10^{-5}	0	0	2.03×10^{-2}	1.00	Firmicutes	Clostridia	Clostridiales		
OTU289	6.10×10^{-4}	4.21×10^{-5}	1.75×10^{-4}	1.13×10^{-2}	5.22×10^{-1}	Bacteroidetes	Bacteroidia	Bacteroidales	Porphyromonadaceae	
OTU570	1.72×10^{-4}	1.75×10^{-5}	9.81×10^{-5}	7.02×10^{-3}	1.33×10^{-1}	Proteobacteria	Betaproteobacteria	Burkholderiales		
OTU206	8.06×10^{-4}	0	3.75×10^{-4}	2.81×10^{-3}	1.31×10^{-1}	Firmicutes	Clostridia	Clostridiales	Ruminococcaceae	
OTU1063	1.91×10^{-3}	2.63×10^{-5}	1.41×10^{-3}	1.37×10^{-5}	8.12×10^{-4}	Bacteroidetes	Bacteroidia	Bacteroidales	Prevotellaceae	*Prevotella*
OTU109	3.68×10^{-3}	1.48×10^{-3}	5.13×10^{-3}	2.03×10^{-2}	4.36×10^{-4}	Bacteroidetes	Bacteroidia	Bacteroidales	Prevotellaceae	*Prevotella*
OTU6	5.15×10^{-2}	1.89×10^{-2}	8.58×10^{-2}	8.26×10^{-2}	1.19×10^{-3}	Bacteroidetes	Bacteroidia	Bacteroidales	Prevotellaceae	*Prevotella*
OTU124	2.11×10^{-3}	7.36×10^{-4}	2.15×10^{-3}	3.24×10^{-2}	2.76×10^{-2}	Bacteroidetes	Bacteroidia	Bacteroidales	Prevotellaceae	*Prevotella*
OTU178	1.16×10^{-3}	1.51×10^{-4}	5.85×10^{-4}	4.72×10^{-4}	1.90×10^{-1}	Bacteroidetes				

（续表）

#OTU ID	相对丰度（%）			P值（LSD检验）		分类地位				
	正常饮食组（平均值）	高脂膳食组（平均值）	高剂量菰米组（平均值）	正常饮食组 vs 高脂膳食组	高脂膳食组 vs 高剂量菰米组	门	纲	目	科	属
OTU528	$9.46×10^{-5}$	$1.05×10^{-5}$	$7.01×10^{-6}$	$2.48×10^{-2}$	$9.21×10^{-1}$	Firmicutes	Clostridia	Clostridiales	Ruminococcaceae	
OTU2	$1.11×10^{-1}$	$3.51×10^{-2}$	$6.33×10^{-2}$	$2.21×10^{-4}$	$1.14×10^{-1}$	Bacteroidetes	Bacteroidia	Bacteroidales	Prevotellaceae	*Prevotella*
OTU871	$1.55×10^{-2}$	$4.07×10^{-3}$	$7.12×10^{-3}$	$7.69×10^{-4}$	$3.04×10^{-1}$	Bacteroidetes	Bacteroidia	Bacteroidales	Prevotellaceae	*Prevotella*
OTU223	$1.99×10^{-3}$	$8.90×10^{-4}$	$6.97×10^{-4}$	$3.70×10^{-2}$	$6.99×10^{-1}$	Firmicutes	Clostridia	Clostridiales	Ruminococcaceae	
OTU842	$1.75×10^{-5}$	0	$3.50×10^{-6}$	$1.57×10^{-2}$	$6.05×10^{-1}$	Actinobacteria	Actinobacteria	Coriobacteriales	Coriobacteriaceae	
OTU21	$6.03×10^{-3}$	$2.18×10^{-3}$	$2.60×10^{-3}$	$4.74×10^{-4}$	$6.57×10^{-1}$	Bacteroidetes	Bacteroidia	Bacteroidales	Porphyromonadaceae	
OTU315	$5.54×10^{-4}$	$1.89×10^{-4}$	$1.86×10^{-4}$	$1.22×10^{-2}$	$9.79×10^{-1}$	Bacteroidetes	Bacteroidia	Bacteroidales	Porphyromonadaceae	
OTU664	$5.61×10^{-5}$	$3.50×10^{-6}$	$1.40×10^{-5}$	$7.23×10^{-4}$	$4.38×10^{-1}$	Firmicutes	Clostridia	Clostridiales	Ruminococcaceae	
OTU905	$1.75×10^{-5}$	0	$3.50×10^{-6}$	$1.57×10^{-2}$	$6.05×10^{-1}$	Firmicutes	Clostridia	Clostridiales	Ruminococcaceae	
OTU414	$2.45×10^{-4}$	$2.80×10^{-5}$	$1.58×10^{-4}$	$9.31×10^{-3}$	$1.02×10^{-1}$	Firmicutes	Clostridia	Clostridiales	Ruminococcaceae	*Clostridium IV*
OTU684	$3.86×10^{-5}$	$7.01×10^{-6}$	$1.05×10^{-5}$	$1.53×10^{-2}$	$7.72×10^{-1}$	Firmicutes	Clostridia	Clostridiales	Lachnospiraceae	
OTU229	$1.44×10^{-3}$	$1.58×10^{-3}$	$1.86×10^{-3}$	$6.43×10^{-1}$	$1.69×10^{-2}$	Bacteroidetes	Bacteroidia	Bacteroidales		
OTU742	$3.50×10^{-5}$	0	$2.80×10^{-5}$	$1.69×10^{-2}$	$5.04×10^{-2}$	Bacteroidetes	Bacteroidia	Bacteroidales	Prevotellaceae	
OTU15	$8.28×10^{-4}$	$7.82×10^{-4}$	$1.50×10^{-4}$	$1.75×10^{-1}$	$1.48×10^{-2}$	Proteobacteria	Gammaproteobacteria	Aeromonadales	Succinivibrionaceae	*Succinivibrio*
OTU775	$1.05×10^{-5}$	0	$3.15×10^{-5}$	$3.06×10^{-1}$	$4.89×10^{-3}$	Firmicutes	Bacilli	Bacillales	Staphylococcaceae	*Staphylococcus*
OTU18	$1.76×10^{-2}$	$1.04×10^{-2}$	$5.83×10^{-2}$	$6.38×10^{-1}$	$4.36×10^{-3}$	Bacteroidetes	Bacteroidia	Bacteroidales	Prevotellaceae	*Prevotella*
OTU1074	$2.62×10^{-2}$	$1.32×10^{-2}$	$9.21×10^{-2}$	$5.10×10^{-3}$	$5.73×10^{-4}$	Bacteroidetes	Bacteroidia	Bacteroidales	Prevotellaceae	*Prevotella*
OTU976	0	$6.31×10^{-5}$	$7.36×10^{-5}$	$4.24×10^{-3}$	$5.99×10^{-1}$	Firmicutes	Clostridia	Clostridiales	Lachnospiraceae	
OTU717	$7.01×10^{-6}$	$1.40×10^{-5}$	$6.31×10^{-5}$	$6.85×10^{-1}$	$8.95×10^{-3}$	Proteobacteria	Deltaproteobacteria			
OTU774	0	0	$4.56×10^{-5}$	1.00	$2.14×10^{-2}$	Firmicutes	Clostridia	Clostridiales	Lachnospiraceae	

10.4　讨论

　　肠道菌群与非酒精性脂肪肝和炎症密切相关。尽管多项研究表明菰米在不同的动物模型中均具有抗非酒精性脂肪肝活性和抗炎活性，但尚未有报道研究菰米对肠道菌群的影响。本章节中的研究结果表明，口服菰米11周可通过调节肠道菌群改善高脂膳食引起的 NAFLD、胰岛素抵抗、肝脂肪变性和轻度炎症。先前的研究表明，非酒精性脂肪肝疾病患者或啮齿动物模型的肠道菌群中，拟杆菌门丰度降低，厚壁菌门的丰度增加。本章的研究结果表明，在高脂膳食小鼠中，菰米的添加显著增加了拟杆菌门的丰度，并降低了厚壁菌门的丰度（图10-3E、F），这可能要归因于菰米富含膳食纤维、抗性淀粉及酚类化合物。此外，在高脂膳食小鼠的肠道生态系统中，革兰阴性细菌（如普雷沃氏菌科）的丰度增加，而在菰米饮食小鼠中则减少。这可能与菰米中富含的酚类化合物相关。众多研究表明不同来源的原花青素对肠道菌群均产生不同程度的影响，其中就包括普雷沃菌属。许多报道还表明普雷沃氏菌科及其下游属与轻度炎症有关。

　　结果还表明，菰米显著提高了乳杆菌属的水平（图10-3 I、图10-4、表10-5）。乳杆菌科是属于乳杆菌属的益生菌，与营养代谢有关。最近的研究显示，乳酸杆菌可通过调节肠道代谢，对小鼠模型的非酒精性脂肪肝、糖尿病、炎症均具有改善作用。在研究 α- 环糊精对高脂膳食小鼠肠道菌群的影响时发现 α- 环糊精使乳酸菌属相对丰度呈下降趋势。同样，对高脂膳食小鼠肠道微生物进行分析时发现，其乳酸菌的丰度降低，而用露兜树果实提取物和异麦芽低聚糖处理时，乳酸杆菌的丰度呈上升趋势。拟杆菌属（*Bacteroides*）作为拟杆菌门（Bacteroidetes）中的一个属，与肠道中乙酸和丙酸含量的升高有关。本研究发现，在高脂饲料中添加菰米可有效恢复小鼠肠道中的丙酸水平及拟杆菌属（*Bacteroides*）的相对丰度（图10-4）。这一研究结果与先前研究结论一致。普雷沃菌属（*Prevotella*）主要刺激细胞产生 IL-1、IL-6、IL-8，从而导致代谢紊乱和轻度全身性炎症。在本研究中，菰米降低了饲喂高脂饲料小鼠体内的普雷沃菌属（*Prevotella*）的相对丰度（图10-4 和图10-5 B）。

　　最近的研究表明，人类和啮齿动物的氧化应激与轻度炎症之间存在相互关系。本章中的研究表明，向饲料中加入菰米可以显著改善高脂膳食小鼠的抗氧化状态，例如 MDA 含量增加、GSH-Px 和 SOD 活性降低（图10-2 C～E），与先前的研究一致。先前研究也报道了肥胖与轻度炎症之间存在关联。我们的研究显示了与先前研究相似的结果，即菰米组中由高脂膳食诱导的肝脂质蓄积显著减少（图10-1F～I 和图10-2A、B）。除了生理指标的改变外，NF-κB 信号通路参与了炎症和糖尿病的发生。在菰米组中，系统性轻度炎症的所有标志物，如 TNF-α、IL-1、IL-6、IL-8 和 NF-κB 均表达下调，而 IκB-α 的表达上调（图10-1M，图10-2 F～K）。此外，高脂膳食小鼠的总胆固醇、总甘油三酯、血糖和胰岛素水平增加，而菰米通过降低上述指标降减轻胰岛素抵抗的症状（图 10-1）。该研究揭示了菰米对肠道菌群和 NF-κB 信号通路的潜在影响，为了阐明其机制，还需要进一步的研究。

10.5　结论

总之，本章的研究结果显示摄入菰米可以调节肠道菌群，降低厚壁菌门与拟杆菌门的比例，并增加乳酸杆菌的相对丰度，同时使普雷沃菌属（*Prevotella*）、拟普雷沃菌属（*Alloprevotella*）、厌氧弧菌属（*Anaerovibrio*）和葡萄球菌属（*Staphylococcus*）的相对丰度恢复正常水平，从而改善非酒精性脂肪肝小鼠的肥胖、胰岛素抵抗、肝脂肪变性和轻度炎症症状。

参考文献

郭宏波，2008.菰属食物营养研究与发展前景 [J].中国食物与营养，6：13-15.

金增辉，2016.菰米的营养化学与开发利用 [J].粮食加工，41(1)：58-61.

翟成凯，殷泰安，姚修仁，等，1992.菰米的营养成分分析 [J].营养学报，2：210-214.

翟成凯，张小强，孙桂菊，等，2000.中国菰米的营养成分及其蛋白质特性的研究 [J].卫生研究，29(6)：375-378.

赵军红，翟成凯，2013.中国菰米及其营养保健价值 [J].扬州大学烹饪学报，30(1)：34-38.

ANWAR F，ZENGIN G，ALKHARFY K M，et al.，2017. Wild rice (*Zizania* sp.)：A potential source of valuable ingredients for nutraceuticals and functional foods[J]. Rivista Italiana Delle Sostanze Grasse，94(2)：81-89.

BŁAŻEJEWSKI A J，THIEMANN S，SCHENK A，et al.，2017. Microbiota normalization reveals that canonical caspase-1 activation exacerbates chemically induced intestinal inflammation[J]. Cell Reports，19(11)：2 319-2 330.

CHANG C J，LIN C S，LU C C，et al.，2017. Corrigendum: ganoderma lucidum reduces obesity in mice by modulating the composition of the gut microbiota[J]. Nature Communications，8(1)：16 130.

CHEN F，ESMAILI S，ROGERS G B，et al.，2020. Lean NAFLD: a distinct entity shaped by differential metabolic adaptation[J]. Hepatology，71(4)：1 213-1 227.

CHU M J，DU Y M，LIU X M，et al.，2019. Extraction of proanthocyanidins from chinese wild rice (*Zizania latifolia*) and analyses of structural composition and potential bioactivities of different fractions[J]. Molecules，24(9)：1 681.

CHU M J, LIU X M, YAN N, et al., 2018. Partial purification, identification, and quantitation of antioxidants from Wild Rice (*Zizania latifolia*)[J]. Molecules, 23(11): 2 782.

COOKE A A, CONNAUGHTON R M, LYONS C L, et al., 2016. Fatty acids and chronic low grade inflammation associated with obesity and the metabolic syndrome[J]. European Journal of Pharmacology, 785: 207–214.

DE PALMA G, LYNCH M D, LU J, et al., 2017. Transplantation of fecal microbiota from patients with irritable bowel syndrome alters gut function and behavior in recipient mice[J]. Science translational medicine, 9(379): eaaf6397.

DOMINGUETI C P, DUSSE L M, CARVALHO M, et al., 2016. Diabetes mellitus: The linkage between oxidative stress, inflammation, hypercoagulability and vascular complications[J]. Journal of Diabetes and its Complications, 30(4): 738–745.

ESLAM M, NEWSOME P N, SARIN S K, et al., 2020a. A new definition for metabolic dysfunction-associated fatty liver disease: an international expert consensus statement[J]. Journal of Hepatology, 73(1): 202–209.

ESLAM M, SANYAL A J, GEORGE J, 2020b. MAFLD: a consensus-driven proposed nomenclature for metabolic associated fatty liver disease[J]. Gastroenterology, 158(7): 1 999–2 014.

ESTEVE E, RICART W, FERN NDEZ-REAL J M, 2011. Gut microbiota interactions with obesity, insulin resistance and type 2 diabetes: did gut microbiote co-evolve with insulin resistance?[J]. Current Opinion in Clinical Nutrition & Metabolic Care, 14(5): 483–490.

ETXEBERRIA U, ARIAS N, BOQU N, et al., 2015. Reshaping faecal gut microbiota composition by the intake of trans-resveratrol and quercetin in high-fat sucrose diet-fed rats[J]. The Journal of Nutritional Biochemistry, 26(6): 651–660.

FLINT H J, 2012. The impact of nutrition on the human microbiome[J]. Nutrition Reviews, 70: 1 753-4 887.

Gao C, Major A, Rendon D, et al., 2015. Hhistamine H2 receptor-mediated suppression of intestinal inflammation by probiotic *Lactobacillus* Reuteri[J]. mBio, 6(6): 1 358–1 315.

HAN S, ZHANG H, QIN L, et al., 2013. Effects of dietary carbohydrate replaced with wild rice (*Zizania latifolia* (Griseb) Turcz) on insulin resistance in rats fed with a high-fat/cholesterol diet[J]. Nutrients, 5(2): 552–564.

HAN S F, ZHANG H, ZHAI C K, 2012. Protective potentials of wild rice (*Zizania latifolia* (Griseb) Turcz) against obesity and lipotoxicity induced by a high-fat/cholesterol diet in rats[J]. Food and Chemical Toxicology, 50(7): 2 263–2 269.

HJORTH M F, ROAGER H M, LARSEN T M, et al., 2018. Pre-treatment microbial Prevotella-to-Bacteroides ratio, determines body fat loss success during a 6-month randomized controlled diet intervention[J]. International Journal of Obesity, 42(3): 580–583.

HOLSCHER H D, 2017. Dietary fiber and prebiotics and the gastrointestinal microbiota[J]. Gut Microbes, 8(2): 172–184.

HOU X D, YAN N, DU Y M, et al., 2020. Consumption of wild rice (*Zizania latifolia*) prevents metabolic associated fatty liver disease through the modulation of the gut microbiota in mice model[J]. International Journal of Molecular Sciences, 21(15): 5 375.

JI Y, CHUNG Y M, PARK S, et al., 2019. Dose dependent anti-obesity effect of three different *Lactobacillus sakei* strains using a diet induced obese murine model[J]. PeerJ PrePrints, 6: e26959v1.

KHARE P, JAGTAP S, JAIN Y, et al., 2016. Cinnamaldehyde supplementation prevents fasting-induced hyperphagia, lipid accumulation, and inflammation in high-fat diet-fed mice[J]. Biofactors, 42(2): 201–211.

KIM T T, PARAJULI N, SUNG M M, et al., 2018. Fecal transplant from resveratrol-fed donors improves glycaemia and cardiovascular features of the metabolic syndrome in mice[J]. AJP Endocrinology and Metabolism, 315(4): E511–E519.

LARSEN J M, 2017. The immune response to *Prevotella* bacteria in chronic inflammatory disease[J]. Immunology, 151(4): 363–374.

LEE S S, BAEK Y S, EUN C S, et al., 2015. Tricin derivatives as anti-inflammatory and anti-allergic constituents from the aerial part of *Zizania latifolia*[J]. Journal Bioscience, Biotechnology, and Biochemistry, 79(5): 700–706.

LEUNG C, RIVERA L, FURNESS J B, et al., 2016. The role of the gut microbiota in NAFLD[J]. Nature Reviews Gastroenterology & Hepatology, 13(7): 412–425.

LOOMBA R, SANYAL A J, 2013. The global NAFLD epidemic[J]. Nature Reviews Gastroenterology & Hepatology, 10(11): 686–690.

M ÉNDEZ-SALAZAR E O, ORTIZ-LÓ PEZ M G, GRANADOS-SILVESTRE M, et al., 2018. Altered gut microbiota and compositional changes in *Firmicutes* and *Proteobacteria* in mexican undernourished and obese children[J]. Frontiers in microbiology, 9: 2 494.

MARCUCCILLI M, CHONCHOL M, 2016. NAFLD and chronic kidney disease[J]. International Journal of Molecular Sciences, 17(4): 562.

MILOSEVIC I, VUJOVIC A, BARAC A, et al., 2019. Gut-liver axis, gut microbiota, and its modulation in the management of liver diseases: a review of the literature[J]. International Journal of Molecular Sciences, 20(2): 395.

MOGHADASIAN M H, ZHAO R, GHAZAWWI N, et al., 2017. Inhibitory effects of north american wild rice on monocyte adhesion and inflammatory modulators in low-density lipoprotein receptor-knockout mice[J]. Journal of Agricultural and Food Chemistry, 65(41): 9 054–9 060.

NIHEI N, OKAMOTO H, FURUNE T, et al., 2018. Dietary α-cyclodextrin modifies gut microbiota and reduces fat accumulation in high-fat-diet-fed obese mice[J]. Biofactors, 44(4): 336–347.

QIU Y, LIU Q, BETA T, 2009. Antioxidant activity of commercial wild rice and identification of flavonoid compounds in active fractions[J]. Journal of Agricultural and Food Chemistry, 57(16): 7 543–7 551.

QIU Y, LIU Q, BETA T, 2010. Antioxidant properties of commercial wild rice and analysis of soluble and insoluble phenolic acids[J]. Food Chemistry, 121(1): 140–147.

RIOS-COVIAN D, SALAZAR N, GUEIMONDE M, et al., 2017. Shaping the metabolism of intestinal bacteroides population through diet to improve human health[J]. Frontiers in Microbiology, 8: 376.

SAFARI Z G, RARD P, 2019. The links between the gut microbiome and non-alcoholic fatty liver disease (NAFLD)[J]. Cellular and Molecular Life Sciences, 76(29): 1 541–1 558.

SINGH D P, SINGH J, BOPARAI R K, et al., 2017. Isomalto-oligosaccharides, a prebiotic, functionally augment green tea effects against high fat diet-induced metabolic alterations via preventing gut dysbacteriosis in mice[J]. Pharmacological Research, 123: 103–113.

SONNENBURG E D, SMITS S A, TIKHONOV M, et al., 2016. Diet-induced extinctions in the gut microbiota compound over generations[J]. Nature, 529(7585): 212–215.

SPAHIS S, ALVAREZ F, AHMED N, et al., 2018. Non-alcoholic fatty liver disease severity and metabolic complications in obese children: impact of omega-3 fatty acids[J]. The Journal of Nutritional Biochemistry, 58: 28–36.

STORELLI G, STRIGINI M, GRENIER T, et al., 2018. Drosophila perpetuates nutritional mutualism by promoting the fitness of its intestinal symbiont *Lactobacillus Plantarum*[J]. Cell Metabolism, 27(2): 362–377.

SUMCZYNSKI D, KOUBOV E, ŠENK ROV L, et al., 2018. Rice flakes produced from commercial wild rice: Chemical compositions, vitamin B compounds, mineral and trace element contents and their dietary intake evaluation[J]. Food Chemistry, 264: 386–392.

TILG H, MOSCHEN A R, RODEN M, 2017. NAFLD and diabetes mellitus[J]. Nature Reviews Gastroenterology & Hepatology, 14: 32–42.

WICKENS K L, BARTHOW C A, MURPHY R, et al., 2017. Early pregnancy probiotic supplementation with *Lactobacillus rhamnosus* HN001 may reduce the prevalence of gestational diabetes mellitus: a randomised controlled trial[J]. British Journal of Nutrition, 117(6): 804–813.

WU C, TIAN Y, YU J, et al., 2019. The pandanus tectorius fruit extract (PTF) modulates the gut microbiota and exerts anti-hyperlipidaemic effects[J]. Phytomedicine, 58: 152863.

YAN N, DU Y, LIU X, et al., 2019. A comparative UHPLC-QqQ-MS-based metabolomics approach for evaluating Chinese and North American wild rice[J]. Food Chemistry, 275: 618–627.

YANG J Y, LEE Y S, KIM Y, et al., 2017a. Gut commensal *Bacteroides* acidifaciens prevents obesity and improves insulin sensitivity in mice[J]. Mucosal Immunology, 10(1): 104–116.

YANG X，DARKO K O，HUANG Y，et al.，2017b. Resistant starch regulates gut microbiota: structure，biochemistry and cell signalling[J]. Cellular Physiology and Biochemistry，42(1)：306–318.

YE Q，ZOU B，YEO Y H，et al.，2020. Global prevalence, incidence, and outcomes of non-obese or lean non-alcoholic fatty liver disease：a systematic review and meta-analysis[J]. Lancet Gastroenterol Hepatol，5(8)：739–752.

YOUNOSSI Z M，BLISSETT D，BLISSETT R，et al.，2016. The economic and clinical burden of nonalcoholic fatty liver disease in the United States and Europe[J]. Hepatology，64(5)：1 577–1 586.

ZHANG H，CAO P，AGELLON L B，et al.，2009. Wild rice (*Zizania latifolia* (Griseb) Turcz) improves the serum lipid profile and antioxidant status of rats fed with a high fat/cholesterol diet[J]. The British journal of nutrition，102(12)：1 723–1 727.